超声
心动图入门

第 2 版

主编　穆玉明

编者（以姓氏笔画为序）

马　婷　王春梅　古丽齐满·霍加阿不都拉　吐尔逊娜依·阿地

刘丽云　关丽娜　李艳红　张源明　唐　琪　韩　伟

人民卫生出版社

图书在版编目（CIP）数据

超声心动图入门 / 穆玉明主编 . —2 版 . —北京：人民卫生出版社，2017

ISBN 978-7-117-25605-6

Ⅰ. ①超… Ⅱ. ①穆… Ⅲ. ①超声心动图 Ⅳ. ①R540.4

中国版本图书馆 CIP 数据核字（2017）第 290308 号

人卫智网	www.ipmph.com	医学教育、学术、考试、健康， 购书智慧智能综合服务平台
人卫官网	www.pmph.com	人卫官方资讯发布平台

超声心动图入门

第 2 版

主　　编：穆玉明
出版发行：人民卫生出版社（中继线 010-59780011）
地　　址：北京市朝阳区潘家园南里 19 号
邮　　编：100021
E - mail：pmph @ pmph.com
购书热线：010-59787592　010-59787584　010-65264830
印　　刷：北京盛通印刷股份有限公司
经　　销：新华书店
开　　本：787 × 1092　1/16　　印张：15
字　　数：365 千字
版　　次：2007 年 11 月第 1 版　　2018 年 1 月第 2 版
　　　　　2019 年 1 月第 2 版第 2 次印刷（总第 3 次印刷）
标准书号：ISBN 978-7-117-25605-6/R・25606
定　　价：120.00 元
打击盗版举报电话：010-59787491　E-mail：WQ @ pmph.com
（凡属印装质量问题请与本社市场营销中心联系退换）

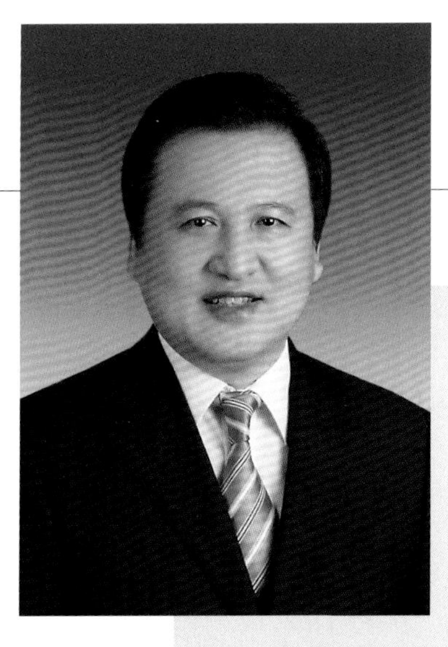

○ 主编简介

穆玉明

教授，主任医师，博士生导师，享受国务院特殊津贴专家、自治区有突出贡献专家，自治区天山英才。现任新疆医科大学第一附属医院心脏超声诊断科主任，新疆超声医学工程学会会长，新疆医学会超声专业委员会主任委员，新疆超声质控中心主任，新疆临床超声医学研究所所长；中华医学会超声医学分会常务委员，超声心动图学组副组长；中国超声医学工程学会常务理事，超声心动图专业委员会副主任委员；中国医师协会超声医师分会常务委员，超声心动图专业委员会副主任委员；中国医疗保健国际交流促进会超声医学分会副主任委员；中国医学影像技术研究会超声分会常务委员；中国博士后科学基金评审专家，担任多家核心期刊的编委，主编及参编论著7部，发表包括SCI在内的专著200余篇。主持多项国家级和省部级科研项目，多次荣获中华医学科技奖、自治区科技进步奖和新疆医学科技奖，并于2017年荣获中国医师协会超声分会颁发的“中国杰出超声医师奖”。

○ 前　言（第2版）

本书自2007年第1版问世以来，以其重点突出，开卷即释，实用、便携的特点，深受广大读者的喜爱。此次再版，根据最新的国内外指南及专家共识对本书的相应内容作了修订和补充；同时，对近几年出现的新理论、新技术和新方法等内容进行了介绍。本书作为超声心动图最基本、最浅显的心脏超声影像图书，希望能成为超声医务工作者真正的实用型临床参考书。承蒙读者厚爱，再次感谢读者对本书的再版提出的宝贵意见。

穆玉明

2017年10月

○ 前　言（第1版）

近年来，超声技术的不断发展，极大地拓宽了超声医学的临床应用范围。尤其是超声心动图，目前已是诊断许多心血管疾病的必要手段之一，也成为心血管临床医师迫切需要掌握的一项诊断技能。

笔者在长期的工作和教学过程中发现，许多超声医学初学者以及临床医师渴望尽快建立超声心动图的诊断思维，迅速提高超声心动图的操作技能，却苦恼于找不到一本浅显易懂的入门与提高教材。基于此，笔者在编辑的过程中力求使文字言简意赅，开卷即释。此外，本书在每章内容末尾增加专家指点，着重强调了各心脏疾病的超声诊断及鉴别诊断要点。本书定位于超声初学者以及心血管临床医师入门教材的同时，对有一定基础的超声医师也具有参考价值。

在本书的撰写和出版过程中，笔者得到了许多超声同仁无私、热情的支持与帮助。美国 Emery 大学孙静平教授作为本书的主审，在成书及定稿过程中给予了极大的帮助和肯定。首都医科大学附属北京安贞医院李治安教授在百忙之中审阅了书稿并为本书作序。此外，笔者还要特别感谢本科室全体工作人员的辛勤努力。

由于经验不足，本书难免存在不少缺点与不足，恳请各位读者不吝赐教，提出宝贵意见，以期再版时资鉴补正。

穆玉明

2007 年 6 月于乌鲁木齐

○ 目　录

第五篇 先天性心脏病

绪　　论

一、超声诊断仪的基本功能和检查手段

(一) 超声诊断仪的主要控制器

1. 控制键　控制键设置在仪器的操作面板上，包括仪器的增益、增强方式、M 型游标、Doppler 采样、对比度、亮度和深度等按键。这些都需要操作者根据检查的实际需要进行适当调节，以获得最佳图像效果为准。

2. 功能键　设置在面板上，包括显示格式、方式选择、冻结、左右反转、正负反转、扫描速度等按键，这些都是仪器本身具备的功能，只要按下所用键即可，操作者无须调节。

3. 操作键　设置在仪器键盘和仪器面板上，在进行心脏超声检查时，必须要熟悉仪器性能及各项功能和掌握操作基本手法与正确的调节。

(二) 心脏超声诊断仪的基本检查手段和方法

目前，心脏超声诊断仪中涉及的基本检查手段和方法，包括 M 型超声心动图、二维超声心动图(2D 型)、频谱多普勒超声心动图[包括连续波多普勒(CW)和脉冲波多普勒(PW)]以及彩色多普勒超声心动图(CDFI)。

1. M 型超声心动图　显示在一条线上的心脏各个结构活动规律的一种观察方法。目前，M 型超声心动图是将探头所接受的回声信号在荧光屏上沿扫描线依次排列，显示为一串光点。其纵坐标为扫描时间线，即超声的传播时间及被测结构的深度、位置；横坐标为光点慢扫描时间，M 型超声可显现多个心动周期的变化，故较二维超声更能清晰方便地观察收缩期及舒张期的变化、心壁与瓣膜的活动规律、测量心腔的缩短分数与射血分数等，能清晰显示局部组织结构细微快速的活动变化、准确分析测定局部活动幅度及速率等。

2. 实时二维超声心动图(2D)　通常称为 B 型超声，属于辉度调制型，即将介质中由声阻不同所形成的界面上的反射，以光点形式显示在扫描线上。可以显示心脏大血管断面的解剖结构、空间关系及其功能状态，是超声心动图最主要的检查方法之一。

3. 脉冲波多普勒(PW)　在取样线上有取样容积，可对血流进行定位检测。但若被检测的血流速度过高时，会出现信号混叠现象。而连续波多普勒在取样线上全长收集血流信号，检测高速血流时无血流信号的混叠现象，但不能定位检测。因此，在检测高速血流时，两者结合可对高速血流信号进行定量和定位检测。多普勒技术可确定血流方向，判断血流的种类、性质，测量血流速度参数及跨瓣压差、心腔和肺动脉的压力。

4. 彩色多普勒成像 以红、绿、蓝三基色调配的不同色彩和辉度代表着血流不同方向、速度和性质，并与二维灰阶图像叠加构成了彩色血流图像。通常将流向探头方向的血流以红色表示，背离探头方向的血流以蓝色表示；彩色信号的深浅（明亮与暗淡）标志血流速度，彩色信号均匀无深浅的变化为层流；血流速度较高时有色彩的倒错，而血流成湍流时色彩杂乱。在进行彩色多普勒超声检查时，要注意对速度标尺进行调节，彩色血流的速度标尺用于标示最大速度的显示范围。高速标尺适用于高速血流的检查，低速标尺适用于低速血流的检查。用低速标尺检查高速血流，信号会受到低频运动信号的干扰；而用高速标尺检查低速血流时，低速血流不被显示。彩色多普勒在心脏超声的检查中，主要用以检查瓣膜口狭窄时的射流，关闭不全时的反流，心腔间、心腔与大血管间、大血管间的分流等情况。

目前，新型的彩色多普勒超声诊断仪中，还设置有其他新型的超声技术相关的测量、分析软件，如组织多普勒速度显像、声学定量技术等，将在以下的章节中介绍。

二、检查的流程

（一）检查前的准备工作

从事该检查的医师必须是取得执业医师证的专业从职人员。检查前需对患者的一般病史及其他相关检查（如心电图等）情况进行了解，超声的诊断要与临床情况相结合。

对于需行食管超声检查的患者，嘱其在检查前 3~4 小时内禁食水。检查前，问明受检者有无牙齿的松动、假牙及有无麻醉药物的过敏反应等。在征得患者同意后，请患者签署知情同意书。知情同意书的具体内容包括：①阐明检查过程中可能出现的不适（如由食管探头置入引起的恶心、异物感等）；②可能出现的不良后果（如窒息、食管的穿孔、出血、麻醉药物过敏、严重的心律失常及其他意外情况）等。

负荷超声心动图是指以超声心动图作为检测手段，进行负荷实验的超声检查方法。通过药物增加机体负荷、心输出量、心肌耗氧量后，观察冠状动脉供血区心肌的运动，以确定冠状动脉血流灌注的储备能力。其主要的适应证包括：①有胸痛症状，但心电图正常，临床怀疑冠状动脉粥样硬化性心脏病（简称冠心病）者；②心肌梗死后心肌存活性的评价；③急性心肌梗死后的危险性分级；④冠状动脉介入治疗和搭桥术后心肌灌注的疗效评价；⑤非心脏手术患者术前危险性评价；⑥冠心病患者预后评价。同时，还需要掌握检查的禁忌证：①严重的原发性高血压（收缩压≥220mmHg，或舒张压≥120mmHg）；②主动脉夹层；③冠状动脉左主干狭窄；④不稳定型心绞痛；⑤严重梗阻性肥厚型心肌病；⑥急性心包炎、心肌炎和心内膜炎；⑦重度瓣膜狭窄；⑧严重的、威胁生命的快速性心律失常；⑨严重的充血性心力衰竭；⑩重度贫血或电解质紊乱、肝肾功能衰竭、阿托品相对禁忌证。

对于需行负荷超声心动图检查的患者，检查前至少需禁食 3 小时。检查医师向患者介绍试验的过程以及可能出现的并发症和症状，并嘱其在志愿书上签字。检查时需配备有良好、完整的心肺复苏等急救药品和器材，包括注射用具、心脏监护仪；同时，必须要有熟练掌握心肺复苏急救技术的医务人员在场。检查过程中，需严密观察受检者的表现和各项检测指标。试验的终点事件包括：①达到目标心率；②新出现的或者加重的室壁运动异常；③达到药物峰值剂量；④出现典型的心绞痛症状；⑤心电图出现典型的心肌缺血表现；⑥收缩压明显下降≥20%；⑦出现严重的心律失常；⑧患者不能忍受的症状，如头痛、呕吐；⑨严重的高血压（收缩压≥220mmHg，或舒张压≥120mmHg）。

（二）检查中的注意事项及检查步骤

检查医师嘱受检者静卧于高度适当的检查床上。在行心脏超声检查时，一般要求受检者腰部以上无衣物覆盖，尤其为胸前区。受检者体位依检查部位和状况而异，一般行常规胸骨旁和心尖部切面检查时，受检者通常取仰卧体位或者左侧卧位，左侧卧位的倾斜程度需依据检查目的进行调整。男医生检查女患者时，需有女医生或女护士在场。

一般各常规检查切面的显示顺序为：胸骨旁左室长轴切面、胸骨旁左室短轴切面（包括乳头肌水平、二尖瓣水平和心尖水平）、胸骨旁主动脉根部短轴切面、心尖部各切面（四腔心、两腔心及三腔心切面）、胸骨上窝主动脉长轴切面、剑突下各切面（剑突下四腔心、主动脉根部短轴、左室短轴、双心房切面等）。依据具体需要，有时还行非常规切面检查。各切面所观察的内容及观察重点，将在以下各论中细述。

行各切面检查的过程中，探头的位置都需要根据具体情况（如患者体形因素等）适当调整，以便得到最理想的观察切面。

行经食管超声心动图检查时，需在受检者意识清醒的状态下进行。检查前，先在医用喷壶内置入2%丁卡因行咽部喷雾麻醉，一般以受检者出现咽部麻痹感为准，对情绪紧张的患者和疑为主动脉夹层的患者可适当加入镇静剂。术中行经食管超声心动图检查时，则需在全身麻醉的状态下进行。

此后，征得患者的同意，方可进行检查。多取右侧卧位，如患者有假牙，需先将假牙移去。而后，于受检者口内置入撑口器，以防受检者牙齿损伤食管超声探头的电缆。将食管探头插至受检者咽喉部，令其做吞咽动作，缓慢送入食管。术中患者，由于气管插管给予全麻，放置食管探头通常无困难。

检查完毕后，需以软面巾纸擦拭探头表面，消除残留耦合剂。并用软皂液轻轻清洗探头及电缆，并置入中性戊二醛液内浸泡20~30分钟消毒。

三、诊断结论

检查结束后，检查医师需根据检查所见，结合受检者临床情况进行综合评价，得出尽可能合理、正确的诊断结论，以辅助临床医师进行积极的临床诊治工作。

一张完整的诊断报告单，首先应包含受检者的一般信息，如姓名、年龄、性别、民族、门诊或住院号、科室床号、临床诊断。此后，应当对各个检查切面观察测得的各量值进行描述。常规检查时，所测得的腔室及大血管测量值包括主动脉窦部内径、主动脉环部内径、左房腔内径、左心室舒张和收缩末期内径、室间隔和左室后壁舒张末期厚度、右室流出道及右心室内径、肺动脉内径等。描述左心功能的指标，一般包括反映左心室舒张功能的指标（二尖瓣口血流频谱E峰、A峰及两者的比值E/A），以及反映左心室收缩功能的指标[如左心室短轴缩短率（FS）；左心室射血分数（LVEF）；左心室收缩每搏输出量（SV），单位为ml；心输出量（CO），单位为L/min]。在反映左心室收缩功能方面，与SV相比，LVEF是一个更为稳定、可靠的指标。此外，还需要对各瓣膜口有无反流和狭窄进行较直观的分级描述（如以Ⅱ、Ⅲ分别代表二尖瓣口中度和重度的反流）。

对以上基本信息描述完毕后，即可对超声检查所见进行文字性描述。由于疾病的特点及其对心脏结构、血流动力学产生的影响各不相同，描述的过程也有所不同。但常规需要描述的重点内容，应当包括：房室腔有无大小上的异常改变，左心室室壁的情况（包括厚度及运动有无异常），各瓣膜有无形态学改变及各瓣膜口彩色和频谱多普勒观察到的血流动力学有无异常改变（如狭窄、反流等），房间隔和室间隔的情况（完整性、有无反流等），大血管的走向、连接及大血管间有无异常分流，以及心包和心包腔的情况等。

报告单的最后，应当根据上述的检查结果和描述，给出综合性的诊断。

第一篇

超声波物理学基础及心功能测定

第一章 超声波的物理性质

一、声波的物理性质

振动的传播称为波动(简称波),分为机械波和电磁波。物体在平衡位置附近来回往复运动称机械振动,机械振动在介质中的传播形成机械波。

机械波的产生首先要有引起机械振动的物体,称为波源(wave source);其次要有能传播这种机械振动的弹性介质。机械波按其传播方向,可分为横波和纵波两类。前者是指在传播过程中质点的振动方向与波的传播方向垂直的波(transverse wave),后者是指振动方向与波的传播方向一致的波(longitudinal wave)。

声波(acoustic wave)是声源所产生的振动通过弹性介质传播的一种机械波。声波频率的大小取决于声源的振动频率,单位为赫兹(Hz)。依据波的频率,可以将其分为三大类,即次声波、声(音)和超声波。频率小于 20Hz 的波动,称为次声波;20~20 000Hz 的波动称为声(音),也就是人耳所能感觉到的声波频率范围;频率在 20 000Hz 以上的波动,称为超声。

多普勒超声技术中,声源为探头。因此,探头的发射频率即为声波的频率,且探头发射频率与波长呈反比关系。医用诊断超声的声波范围在 2~10MHz($1MHz=10^6Hz$)。

人耳对声波的反应取决于两个因素:声波的强度和声波的频率。高强度的波产生响亮的声音,而低强度的波产生微弱的声音。我们可以根据声音的响度和音调,判断声波的强度和频率。在多普勒超声检查中,我们常通过听取音频信号的响度和音调,判断多普勒频移信号的强度和频率,从而判断血流的性质。

二、超声波的物理性质

超声波(ultrasonic wave)是频率高于 20kHz 的声波。在多普勒超声心动图中,超声波的频率范围一般为 1~10MHz。超声波具有声波所有的物理性质,但因其频率高且波长短,故又具有许多不同于声波的独特性质,这些性质有助于心血管系统疾病的诊断。

(一) 超声波产生的物理学基础及原理

1. 超声波产生的物理学基础 主要是利用某些非对称性晶体(如石英、酒石酸钾钠、锆钛酸铅等)具有的特殊物理性质——压电效应(piezoelectric effect)。当该类晶体受到外界压力或拉力时,其两个表面将分别出现正、负电荷,使得机械能转变为电能,称之为正压电效应；反之，当晶体受到电场的作用时出现机械性的压缩和膨胀，电能转变为机械能，称为逆压电效应。

2. 超声波产生的基本原理 使用压电晶体作为超声探头的主要部件，利用压电效应使探头同时作为超声波的发生器和接收器。当超声波在介质中传播时，将在声阻不同的界面发生反射（反射波也是一种超声波）。反射波返回探头时，声压作用于压电晶体，使晶体表面产生正、负电荷（正压电效应），并随着反射波压强的变化出现交变电压，其频率等于反射波的频率。将此电信号加以放大并显示在荧光屏上，即形成超声心动图的图像。

（二）超声波的声束

1. 由于超声波的波长和光线一样，比较短，故具有较强的方向性，从而形成超声束（ultrasonic beam），这一特点是诊断用超声的首要物理性质。

2. 超声波由探头发出进入人体后，在距探头较近的一段区域内形成一条宽度近似探头直径的超声束，此区称为近场。在近场的远侧，超声束将逐渐增宽，此区称为远场。

3. 近场长度的计算公式为 $L=r^2/\lambda$（r 为探头直径，λ 为超声波的波长）。因此，增大探头直径或减小波长（即增加探头的频率），均可增加近场的长度。超声束在远场的增宽程度由超声束的扩散角（θ）决定，其大小由公式 $\sin\theta=0.61\lambda/r$ 表示，式中 λ 和 r 的意义同前。在超声心动图技术中，超声束在远场的增宽将减低声束在单位面积上的信号强度和侧向分辨力（侧向分辨力见下所述），这对于心脏结构的显示很不利，因此需要减小扩散角，也就是要增加探头的频率和直径。但由于在实际工作条件中，探头的频率及直径都是固定不变的，因此为了减少声束的扩散，从而达到尽量清晰显示心脏结构的目的，一般可通过采用聚焦、增加远场增益等方法。

（三）超声波的分辨力

分辨力（resolution）是指超声束在人体软组织中传播时，显示器上所能区分声束中两个细小目标的最小距离或能力。按分辨方向的不同，可分为轴向（纵向）分辨力和侧向（横向）分辨力。

1. 轴向分辨力 又称纵向分辨力，指超声束所能区分的沿声束方向两点之间的最小距离。该分辨力取决于探头发射的脉冲群的宽度，并与之成反比。若以 L 代表脉冲群的宽度，λ 代表波长，n 代表脉冲波的个数，则 $L=\lambda n$。为了提高轴向分辨力，需要减少脉冲群的宽度，这需要缩短脉冲波的波长和减少脉冲波的数目。因此在超声心动图技术中，常选用频率较高的探头（波长较短）和发射较短的脉冲群（脉冲波的数目较少）提高轴向分辨力，以增加图像的清晰程度。而多普勒超声心动图技术中，由于血流速度不会在短距离内突然发生变化，所以对轴向分辨力的要求不高。相反，如果使用高频率的脉冲（波长短），将会降低脉冲多普勒的流速测值；而减小脉冲群的宽度则会使频谱增宽，从而降低频率分析的准确性。因此，为了提高脉冲式多普勒流速测值和频率分析的准确性，应选用频率较低的探头（波长较长）和发射尽可能长的脉冲群（脉冲波的数目多）。由此可见，在轴向分辨力的技术要求方面，上述两种超声心动图技术之间存在矛盾。

2. 侧向分辨力 又称横向分辨力，指超声束所能区分的沿声束横向排列的两点之间的最小距离。该分辨力取决于声束的宽度，并与之成反比，因而也就取决于探头的频率、探头的直径和聚焦深度。在超声心动图技术中，常选用频率较高的探头和较大直径的探头，提高侧向分辨力。而在多普勒超声心动图技术中，使用高频率的探头将降低流速测值；而使用较大直径的探头，将限制超声探查窗口和探头方向调整的自由度，不利于高速射流的探查。另外，在定量测定射流速度时，为了达到声束与射流方向的平行，较宽的声束常会优于较窄的声束。所以，在连续式多普勒技术中，多采用低频率、小直径和宽声束的探头。由此可见，在侧向分辨力的技术要求方面，两种超声心动图技术亦存在矛盾。

（四）超声波的反射、折射、衍射和散射

1. 超声波的反射　指超声波从一种介质传至另一种声阻抗不同的介质时，将在两种介质相交界的表面（称为声学界面）发生反射。反射波的强度首先取决于两种介质的声阻差，并与之成正比；其次，反射波的强度还受到入射角（指入射声束与反射界面的垂线之间的夹角）的影响。当入射角为零度时，入射声束和反射声束均垂直于反射界面，则大部分反射波返回探头；随入射角增大，反射角也逐渐增大，越来越多的反射波将不能返回探头；当入射角等于 90°时，入射声束平行于反射界面，此时不出现反射波。因此，在超声心动图检查时，要求声束与组织界面尽可能垂直；而在多普勒超声心动图检查时，则要求声束与血流的方向尽可能平行。

2. 超声波的衍射和散射　超声波在传播过程中遇到几何尺寸等于或小于其波长的反射物时，部分能量将绕过这一物体并继续向前传播，这种现象称为衍射（diffraction）。而剩余能量的超声波，将以这一物体为中心向空间各个方向发生散射（scattering）。散射时，由于声能向各个方向传播，返回探头的回声信号强度将明显减弱。例如，在超声心动图技术中，需要显示的是心脏的各切面结构，而不需要显示血流，故当超声束遇到直径明显小于超声波波长的血细胞时，血细胞将作为散射体（散射超声波的物体）向各个方向散射超声波，探头仅接收来自血细胞的反向散射部分[称为背向散射（backscattering）]的反射波。由于背向散射的声波能量较小且血细胞与血浆间的声阻差亦很小，反向散射波的振幅十分微弱，因此在超声技术中这些信号接近超声技术接收器的噪声水平，将被滤掉而不显像。而在多普勒超声心动图中，则恰恰需要研究来自血细胞反射的微弱信号，并由其组成多普勒频移信号。此时，血细胞常被作为反射超声波的声靶（反射信号绝大多数来自红细胞）反射超声波，并由多普勒超声接收器处理来自血细胞反射的这种低振幅信号，形成频谱。这是多普勒超声接收器区别于影像超声接收器的一个基本特点。

反向散射信号的强度取决于以下三个因素：①红细胞的数量：超声束内的红细胞数越多，探头所接收的反向散射信号的强度也就越大。②红细胞浓度的变化：取样体中红细胞浓度随时间变化的幅度越大，反向散射信号的强度越大。因此，层流状态时血细胞反向散射信号的强度较湍流状态时小。取样体越大，反向散射信号就越强。对于脉冲式多普勒超声技术来说，这意味着取样容积越大，信号/噪声比值就越大，多普勒信号就越清晰。③超声波的发射频率：体外实验研究表明，当超声波的频率增加时，散射信号强度随之上升。然而，由于超声波在人体中的吸收和衰减，使用高频率的探头探查时，反而会使来自血细胞的背向散射信号减弱。

（五）超声波的吸收和衰减

超声波在体内传播的过程中，其强度将随着传播深度的增加而进行性减弱，称为衰减（attenuation）。超声波在体内衰减，是由超声波的吸收和能量分布面积的扩大造成的。超声波的衰减效应是它的另一个特点。

超声波的吸收是因为超声波在体内传播时，部分能量用于克服介质中的黏滞性所造成的内摩擦力，从而转变为热能。

能量分布面积的扩大主要见于以下几种情况：①超声波的反射：在每一组织界面上都有部分超声波反射回来，以至于向前传播的超声波的能量降低。超声波的频率越高，波长越短，所识别的组织界面和反射的次数也就越多，超声波的衰减也就越快。因此，超声波频率的升高虽增加了分辨力，却降低了穿透力。②超声波的散射：在血液中和较小的组织界面上发生散射后，声波能量向四周传播，使向前传播的超声波的能量降低。③超声束的扩散：在超声束的远场，声束出现扩散，使单位面积上的超声波能量进一步降低。在上述三种情况下，虽然超声波的总能量没有减少，但由于能量分布面积的扩大，超声波的强度反而降低。

第二章 多普勒超声心动图的技术原理

多普勒超声心动图学(Doppler echocardiography)是利用超声波的多普勒效应来研究心腔和大血管中血流动力学的一门新兴学科。

第一节 多普勒效应

一、概 念

1842年,奥地利数学家和天文学家克约斯琴·约翰·多普勒(Christian Johann Doppler)在他的论文中首次描述了这一物理学效应。振源和接收器做相向运动时,接收体接收到的频率将高于发射频率;做反向运动时,接收到的频率则低于发射频率。发射频率和接受频率的差别与相对运动的速度有关,称此为多普勒频移,这种效应就是多普勒效应(Doppler effect)。多普勒效应适用于各种类型的振源和接收器之间的运动,是多普勒超声心动图技术的基本原理。

二、多普勒方程

多普勒超声在心脏检查时,表现为血流相对于声源的运动。脉冲超声波在人体中以恒定的速度向血流运动,而血流又以某一速度V相对于超声波运动(相向或背向),从而由探头接收回声信息。接收回波的频率与发射超声频率有一偏移,经信号处理可以检出多普勒频移。多普勒频移可用公式表达为 $f_d = f_R - f_0 = \pm 2f_0V\cos\theta/C$,此即为多普勒方程(Doppler equation),这是多普勒超声心动图学中的一个基本公式(f_d 代表多普勒频移;f_0 为入射频率;f_R 为反射频率;V为反射物体的运动速度;C为声速;θ为运动方向与入射波之间的夹角)。

由此式可以得出以下结论:

1. 发生多普勒频移的必要条件是声源和接收器之间发生相对运动,频移与运动速度V成正比。若V=0,则无多普勒频移。

2. 多普勒频移值与声束和血流方向之间的夹角的余弦函数成正比。因此,在进行多普勒超声心动图检查时，为了获得最大频移信号，应使声束与血流方向尽可能平行（因为 $\cos0°=1$）。

3. 多普勒频移 f_d 的大小与探头发射频率 f_0 成正比，与声速 C 成反比。对于一定值的 f_d，f_0 越小，所测量的流速 V 越大。因此，为了测量高速血流，应尽可能地选用低频探头。

4. 血流速度测量：$V=f_d C/\cos\theta 2f_0$。在实际检查中，探头频率 f_0 一经选定就不再改变，声速 C 亦可认为是常数，所以 $V=k\ f_d/\cos\theta$（k 为常数）。若声束平行于血流方向，则 $V=k\ f_d$。上式说明，流速的大小取决于多普勒频移的数值。当探头频率 f_0 确定后，即可计算出 k 值。在多普勒超声心动图中，k 值称为探头定标系数。

第二节 频谱多普勒

频谱多普勒包括脉冲式多普勒（pulsed-mode Doppler）、连续式多普勒（continuous-mode Doppler）及高脉冲重复频率式多普勒（high pulse repetition frequency Doppler）。

一、脉冲式多普勒

（一）脉冲式多普勒的优点

脉冲式多普勒（pulsed-mode Doppler）又称为脉冲波多普勒（pulsed-wave Doppler，PW-D），是由探头作为声源发射出一组超声脉冲波，在选择性的时间延迟（T_d）后，再作为接收器接收反射的回声信号，并利用其频移成分组成灰阶频谱。脉冲波从探头到达声靶再从声靶返回探头的总距离以公式 $C\times T_d$（C 为组织中的声速）表示，则探头与声靶之间的距离 $R=C\times T_d/2$（R 为产生反射回声的深度）。由于声速 C 为常数，因此人为地改变时间延迟（T_d）就可以得到不同深度的超声反射信号，这种沿超声束的不同深度对某一区域的多普勒信号进行定位探查的能力称为距离选通（range gating）或距离分辨（range resolution），此区域称为取样容积（sample volume）。取样容积是一个三维体积，其宽度取决于探查区域处超声束的宽度，而超声束的宽度又取决于探头频率、探头直径和聚集技术。因此，在大多数仪器中，取样容积的宽度是不可调节的。大多数多普勒超声仪取样容积长度的调节范围一般在 1~10mm。脉冲式多普勒技术的距离选通功能利于心脏疾患的定位诊断和体积血流的定量测定，是其十分重要的优点。

（二）脉冲式多普勒的缺点

脉冲式多普勒技术的主要缺点，是所测流速值受脉冲重复频率（pulse repetition frequency，PRF）（指每秒钟发射的脉冲群次数，亦称为取样频率）的限制。如前所述，脉冲式多普勒的探头在发出一组超声脉冲之后，要经过一个时间延迟（T_d）再发出下一组超声脉冲，则脉冲重复频率（PRF）为 $PRF=1/T_d$。据取样定理，脉冲重复频率必须大于多普勒频移（f_d）的 2 倍，才能准确显示频移的方向和大小，即：$f_d<1/2PRF$。脉冲重复频率的 1/2 称为尼奎斯特频率极限（Nyquist frequency limit），如果多普勒频移值超过这一极限，脉冲式多普勒所检出的频率改变就会出现大小和方向的伪差，称为频率失真（frequency aliasing）。

二、连续式多普勒

（一）连续式多普勒的优点

连续式多普勒（continuous-mode Doppler）又称为连续波多普勒（continuous wave Doppler，CW-D），使用的是双晶片探头，一个晶片连续地发射脉冲波，而另一个晶片连续地接收反射的回声。因不受时间延迟的限制，故理论上连续式多普勒的脉冲重复频率为无穷大，最大流速可测值只取决于多普勒频移值的大小而无理论的限制性。然而，在大多数仪器中多普勒所测流速值的大小要受到数字模拟转换器工作速度的限制，故最大流速实际可测值一般>7m/s，最大可达 10m/s，这一测值已可满足临床的需要。

由于连续式多普勒的探头连续地发射和接收脉冲波，多普勒超声束内的所有回声信号均被记录下来。因此，当声束与血流方向平行时，即声束内所包含的红细胞数量最多时，出现特征性的音频信号和频谱形态；反之，当声束与血流方向之间有夹角时，即声束内的红细胞数量锐减时，音频信号和频谱形态出现明显的变化。因此，连续式多普勒具有测量高速血流的能力，能够定量分析心血管系统中的狭窄、反流和分流性病变，这是其非常重要的优点。

（二）连续式多普勒的缺点

连续式多普勒的主要缺点是缺乏距离选通的能力，无法确定声束内回声信号的来源，因此不能进行定位诊断。异常血流的定位诊断可借助脉冲式多普勒或二维超声加以弥补。

连续式多普勒的另一缺点是探头的敏感性较低，这是由于使用了双晶片探头，每一晶片的直径较小，超声束在体内发生了较多衍射。

三、高脉冲重复频率式多普勒

（一）高脉冲重复频率式多普勒的优点

高脉冲重复频率式多普勒（high pulse repetition frequency Doppler）又称为扩展范围多普勒（extended range Doppler），是在脉冲式多普勒基础上的改进。前者探头在发射一组超声脉冲波之后，不等取样部位的回声信号返回探头又发射出新的超声脉冲群，不需时间延迟（T_d）。因此，在同一时刻内，沿超声束的不同深度可有一个以上的取样容积。假设同时有三组超声脉冲，第二组超声脉冲发射后接收器接收的实际上是来自第一组超声脉冲的回声，第三组超声脉冲波发射后接收器所接收的实际上是来自第二组超声脉冲的回声，依此类推。由于脉冲重复频率增加了 2 倍，实际上等于将探测深度缩小 2 倍，因而多普勒频移值的测量范围也就扩展了 2 倍。在大多数仪器中，高脉冲重复频率式多普勒的流速可测值的最大扩展范围一般为 3 倍。

（二）高脉冲重复频率式多普勒的缺点

首先，虽然高脉冲重复频率式多普勒增加了流速测值的范围，但和连续式多普勒相比，流速测值仍然较低，探查高速射流常较困难且所获频谱质量较差。其次，由于使用了多个取样容积，无法确定回声信号的来源。因此，和连续式多普勒一样，无距离选通的能力。

高脉冲重复频率式多普勒实际上是介于脉冲式多普勒和连续式多普勒之间的一种技术，它测量高速血流的能力不如连续式多普勒，而对异常血流定位能力又不如脉冲式多普勒，因此在新型的多普勒超声仪中已很少应用这种技术。

四、常用频谱多普勒技术的种类、用途和调节

（一）常用频谱多普勒技术的种类

1. 脉冲式多普勒　在其取样线上有取样容积，可定位检测血流。被检测血流速度过高（超出其 Nyquist 极限）时，可出现色彩混叠现象。

2. 连续式多普勒　在取样线的全长收集血流信号，并可检出取样线上最高速血流，无血流信号混叠现象。

（二）频谱多普勒技术的用途

1. 测量血流速度参数　可以测量收缩期速度（Vs）；平均速度（Vm）；舒张期速度（Vd）；收缩期、舒张期及全心动周期的 VTI（速度时间积分）：VTIs、VTId、VTIt；搏动指数（PI）；阻力指数（RI）；收缩期与舒张期速度之比值（S/D）。

2. 确定血流方向　基线向上的血流频谱为朝向探头的血流，基线向下的血流频谱为背离探头的血流。

3. 判断血流的种类、性质　脉动性的（即有尖峰脉冲波的）为动脉血流。呈连续不断出现的为静脉血流，但血流可因深呼吸而有速度起伏或方向倒错。层流时血流方向、速度均无变化；射流为高速血流；湍流时为方向较杂乱的血流，在频谱多普勒上表现为零位上下有杂乱的信号出现。

（三）频谱多普勒技术的调节

1. 脉冲式、连续式多普勒　高速血流（>3m/s）选用连续式多普勒，较低速血流选用脉冲式多普勒。

2. 滤波条件（从略）

3. 速度标尺（从略）

（以上 2、3 的使用可参照彩色多普勒技术）

4. 取样容积大小　取样容积应选择小于被检的血管，不能超过血管的内径。在心腔内检查时，取样容积也宜选用适当的大小，过大则不能精确地检测瓣口的血流。

5. 防止频谱多普勒信号混叠的方法　用高通滤波及高速标尺，可防止因被检测的血流速度过大而出现信号混叠。

6. 超声入射角校正　心血管系统的检查，超声入射角不能 >20°；腹部、四肢等的外周血管检查，超声入射角不能 >60°，如实际角度 >60°，必须校正到 60°或以下。

第三节　彩色多普勒血流显像

彩色多普勒血流显像（color Doppler flow imaging，CDFI）是在多点选通式多普勒技术的基础上发展起来的一种新型的多普勒超声技术，已成为一种实时分析和显示空间血流信息的实用技术。

一、CDFI 技术特点

1. 显示血流的流动方向　朝向探头方向流动的血流呈红色，背离探头方向流动的血流呈蓝色。

2. 标志流速的快慢　流速快则彩色信号明亮，流速慢则彩色信号暗淡。

3. 动、静脉血流的判断　彩色信号持续呈现的是静脉血流，彩色信号有规律地闪现的是动脉血流。

4. 层流、射流和湍流的判断　彩色信号均匀、无深浅或颜色的变化为层流，高速血流有彩色倒错的为射流，色彩杂乱的为湍流。

5. 超声束与血流方向之间的夹角　夹角为 90°时血流不能显示，流速过高超过了 Nyquist 极限会出现彩色信号混叠。

二、CDFI 的调节技术

1. 彩色图(color map)　彩色图有 2 种：①只有 2 种色彩显示血流方向，用于较低速血流（如腹部血流）的显示；②另一种有 3 种色彩（例如红、黄、绿），用于心血管检查，可显示高速血流并把血流的慢速与快速分开。

2. 滤波器(filter)　低通滤波可使低速血流显示，适用于检查低速血流；高通滤波可“切掉”低速血流，在检查高速血流时不受低速运动的干扰。

3. 速度标尺(scale)　高速标尺适用于高速血流检查，低速标尺适用于低速血流检查。用低速标尺检查高速血流，易使血流信号受到低频运动信号的干扰；用高速标尺检查低速血流，可使低速血流不显示。

4. 取样容积(sample volume)　彩色多普勒检查也有取样容积，应选择适当大小。取样容积过大，可使血流信号增粗，“溢”出到血管外（如增益也使用较高）；取样容积过小，则彩色多普勒显示血流的敏感性可能降低。

5. 基线(baseline)　零位基线下移，可增大检测的血流速度范围。

6. 消除彩色信号的闪烁(flash)　闪烁性干扰是在被显示的血流信号出现时，有闪烁出现的大片状或块状的不规律色彩信号，因此遮盖血流信号或影响血流的观察。一般可选择较高的滤波条件和较高的速度标尺，来避免闪烁干扰。因这种干扰多来自低频运动信号，如呼吸、腹肌运动等，最佳的方法是令患者屏住呼吸。

三、CDFI 技术的用途

1. 与二维超声、M 型超声、频谱多普勒并用。

2. 和超声负荷实验并用　因负荷实验时血流速度增快，血流量增大，彩色多普勒技术可提高对血流显示的敏感性。

3. 和心腔超声造影、心肌超声造影并用　心腔显影时，彩色多普勒可使心内膜的界限清晰。心肌显影时，彩色多普勒也使心肌血流更易成像。

四、CDFI在心血管系中的临床应用

1. 探察瓣膜、血管的狭窄性射流。
2. 探察瓣膜关闭不全的反流。
3. 探察缺损分流。

第四节 彩色多普勒能量图

彩色多普勒能量图(color Doppler energy,CDE)又称能量多普勒超声(power Doppler ultrasonography,PD-US),是彩色多普勒技术的一项新的发展,尚在不断完善,近期又创制了一种方向能量图(convergent color Doppler,CCD)。CDE提取和显示的,是返回多普勒信号的能量,即信号强度。它是利用血流中红细胞的密度、散射强度或能量分布(亦即单位面积下红细胞通过的数量),以及信号振幅大小进行成像。故CDE所显示的参数不是速度,而是血流中与散射体相对应的能量信号。

一、CDE的优点

1. 以彩色多普勒反射回声的能量进行成像,对超声入射角度只有相对非依赖性。
2. 能显示低流量、低流速的血流,即使血流平均速度为零,也能显示其血流。
3. 显示的信号动态范围广,不出现彩色血流信号混叠。

二、CDE的缺点

1. 不能显示血流的方向。
2. 不能标志血流的性质。
3. 对组织的运动敏感,易出现闪烁干扰而影响检查。

第五节 超 声 造 影

1980年Meltzer首先证实,微气泡是超声造影的散射回声源,造影剂内存在的微小气泡是产生造影效应的主要机制,超声造影剂通常以微粒状态存在。

一、超声造影的原理及对造影剂的要求

超声造影剂产生的散射回声强度,与超声造影剂微粒的横截面积(m^2)的大小成正比;而横截面积的大小,与发射超声频率、造影剂微粒半径大小、造影剂压缩系数高低呈正比,与造影剂的密度呈反比。气体造影剂的压缩系数明显大于固体、液体,而密度明显小于固体、液体。因此,发射超声频率、造影剂微粒半径相同,气体造影剂的横截面积明显大于固体、液体。

不同部位进行造影时，造影剂的行进路线如下所述：

1. 右心造影　造影剂→末梢静脉→腔静脉→右心房→右心室→肺动脉。因造影剂不需通过肺静脉，故可选用造影剂微气泡直径 >10μm 以上的造影剂，如过氧化氢、二氧化碳气体等均可应用。

2. 左心造影　造影剂→末梢静脉（如肘部的头静脉、贵要静脉等）→腔静脉→右心房→右心室→肺动脉→肺毛细血管网→肺静脉→左心房→左心室→主动脉→外周动脉及其末梢分支→毛细血管网。所以，造影剂微气泡的直径必须小于 10μm（红细胞直径），故过氧化氢、二氧化碳气体等造影剂不能用于左心腔及外周血管造影。新一代的造影剂，如声振白蛋白溶液（白蛋白包裹空气）、利声显（Levovist，SHU508A）等造影剂的微气泡直径小于 10μm，可以经末梢静脉达到左心腔及外周血管。

3. 心肌造影　造影剂→末梢静脉→腔静脉→右心房→右心室→肺动脉→肺毛细血管网→肺静脉→左心房→左心室→主动脉→冠状动脉→心肌的血管分支。因造影剂需进入心肌内的冠状动脉小分支，故造影剂微气泡的直径必须 <5~6μm。声振白蛋白、半乳糖吸附空气造影剂（Levovist）的微气泡直径 <10μm，但 >5~6μm，不能到达心肌。新一代造影剂中的 FSO69、SHV563A、AFO150、NC100100、Optison 和 SonoVue 等，可用于心肌超声造影。

二、超声造影剂的种类

根据超声造影剂的微气泡种类、基质（即造影剂中包裹微气泡的物质或作为核心吸附气体的物质）的种类，可以分为以下 6 种：

1. 含空气超声造影剂。
2. 含二氧化碳气体超声造影剂。
3. 含氧气超声造影剂。
4. 含氟碳气体造影剂。
5. 糖类为基质的超声造影剂。
6. 人体白蛋白为基质的超声造影剂。

三、超声造影检查方法

（一）超声造影的注射装置

超声造影可以静脉注射，也可用静脉输液设备按输液方法进行，常用带有三通连接的输液装置。

（二）弹丸注射式超声造影方法

弹丸注射式超声造影方法即一次性把造影剂注入静脉，然后给予生理盐水或 5% 葡萄糖溶液。

（三）连续注射式超声造影方法

连续注射式超声造影方法与静脉输液方法相同可有效延长静脉心肌显像时间，利于动态观察血流灌注变化，也可定量心肌毛细血管密度及血流速度。

四、增强超声造影效果的技术

（一）二次谐波成像技术

造影剂在超声作用下产生振动，其频率反应变化是非线性的，当两者频率达到一致时称为谐波，谐波产生的反射回声称为谐波反射。反射达到谐波反射状态时，造影剂（即散射体）的散射面积比实际几何面积大4倍，称之为一次谐波反射（也称基波反射）。此外，还可以产生二次、三次……谐波反射，反射回声的强度随谐波次数而逐次减低。

（二）间歇式成像技术

利用心电触发，使超声每隔若干个心动周期才发射一次（目前研究认为每隔3、5、8次心动周期发射一次超声），使造影剂在室壁成像的增强效果最佳。其原理是减少超声发射次数时，造影剂微气泡在被检测区积累的数量多。因此，一旦受到超声的作用，其反射回声比连续发射超声要明显增强。

（三）与负荷试验合并使用

负荷试验（例如运动负荷、药物负荷）可以诱发心肌缺血，心肌缺血区的冠状动脉小分支缺血，而血供正常区的冠状动脉血管扩张、血流加速。这时并用超声造影，除了可观察由负荷试验引起的节段性室壁运动异常外，还可观察运动异常室壁的心肌超声造影灌注异常（不显影或显影差），从而使心肌缺血的判断更准确，减少假阳性或假阴性的误判。

五、超声造影效果的定量评价方法

（一）目测法

是最常用的评价方法，主要通过肉眼来观察室壁超声造影的显影效果。冠状动脉正常时，超声造影可使室壁回声增强；冠状动脉供血不足时，室壁回声强度减弱或消失。

（二）灰阶强度测定

用视频强度计或视频密度计，测定室壁回声的灰阶强度。正常与异常的灰阶强度，如目测法所述，心肌缺血时灰阶强度低，心肌血供正常时灰阶强度增强。其优点是可与正常区对比，以数字表示灰阶的强度，可避免目测法的主观性。

（三）背向散射回声强度的射频测定

此法的原理与灰阶测定方法相似，但背向散射的射频测定是对探头接收回来的原始回声信号进行测定，以dB为单位，因此其准确性高于目测法及灰阶强度测定法。

六、超声造影在心血管系统疾病诊断中的临床应用

（一）左心或右心腔造影

用于房间隔缺损、室间隔缺损、动脉导管未闭、法洛四联症、残存左上腔静脉、肺动静脉瘘等先天性心脏病的诊断；可使心内膜界限清楚，提供真实的心内结构，便于确定所探查结构的解剖特性，观察室壁的运动幅度；改善多普勒的信号，有利于疾病的检出和确诊。

（二）心肌超声造影

1. 检测缺血心肌　心肌慢性缺血时，心肌超声造影显示为心肌回声强度减低，可以确定其部位及范围。

2. 检测梗死心肌　心肌梗死时，心肌超声造影显示为心肌回声强度明显减低（与正常心肌区比较）或缺乏心肌超声造影回声，造影剂的显影程度依冠状动脉血栓形成对血管堵塞的程度或原有侧支循环形成情况而定。

3. 检测存活心肌　药物负荷试验多巴酚丁胺静脉滴注剂量在 5~10μg/(kg·min)时，可以检测心肌梗死区域内是否有存活心肌。心肌超声造影与负荷试验并用，能更准确判断存活心肌。

4. 评价介入治疗疗效　急性心肌梗死用溶栓、球囊扩张、斑块旋切、超声消融、支架置入等介入治疗后，进行心肌超声造影。如心肌能显影，说明冠状动脉狭窄或闭塞已消失或已明显减轻，心肌血流灌注已明显改善或恢复正常。因此，心肌超声造影可以评价介入治疗的疗效。对冠状动脉搭桥术用心肌超声造影，也可以评价其疗效。

5. 测定冠状动脉血流储备　用能使冠状动脉扩张的药物（例如双嘧达莫、腺苷等）使冠状动脉扩张、血流加速，可在超声造影时用以测定冠脉血流储备(CFR)。首先，在静息状态(基础状态）下行心肌超声造影，测量时间 - 强度曲线下造影剂显影的面积；再从静脉注入小剂量扩张冠状动脉血管的药物行超声造影，同样地测量时间 - 强度曲线下造影剂显影的面积。后者的面积与前者的面积相比，其比值就是冠脉血流储备（CFR），正常值为 2.7~3.5。

心功能的测定和评价

第一节　左室功能的测定

心脏功能的测定对于了解病情、指导治疗、评价疗效及估测预后，均有十分重要的意义。超声心动图可实时、无创、准确地显示心脏解剖结构、室壁运动、和血流动力学信息。心脏功能可分为左、右心的收缩功能及舒张功能。

一、左室收缩功能的测定

（一）常用指标及正常值

1．每搏输出量（SV） 指左室在每次心动周期排出的血量。

（1）SV= 舒张末期容积（EDV）– 收缩末期容积（ESV）

正常值：60~120ml。

（2）计算方法

1）Simpson 方程：是目前公认的最好的计算方法之一。基本原理基于 Simpson 法则，即规则或不规则的大容积均可被分解为一系列简单形状的小容积，这些小容积的总和，即为大容积。

依此，可沿左室面的公共长轴将左室简化分为四段均匀的大致为椭圆柱体的片段，若各片段短轴切面上的面积为 A，片段的高度为 H(用左室长径除以片段数)。则其计算公式如下：

$$左室容积\ V=(A1+A2+A3)\times H+A4\times H/2+\pi/6\times H^3$$

适用于伴有室壁节段运动异常的冠心病患者，但计算复杂，需计算机辅助分析。

2）立方体法：假设左室为立方体，其长、短轴之比为 2：1，且左室各部位心肌收缩一致。计算公式如下：

$V=\pi/6\times 2D\times D^2=1.047D^3$，式中 D 为左室短轴直径（cm）。

左室舒张末期内径（D_d）和左室收缩末期内径（D_s）容积分别为 $ED_dV=1.047D_d^3$ 和 $ED_sV=1.047D_s^3$，则 $SV=1.047(D_d^3-D_s^3)$。该法适用于正常成年人中等大小心脏的测定。

3）Teichholz 校正公式：是立方体法的校正，其公式为 $V=7.0D^3/(2.4+D)$。可适用于中等大小以及心脏扩大和小心脏。

4）椭圆体法：假设左室为椭圆体，则容积计算公式为：

$V=\pi/6\times L\times D^2$（L 为椭圆体长轴，D 为室间隔至左室后壁内膜面的垂直距离）。该法误差大，现已少用。

2. 心输出量(CO)　指每分钟左室收缩排出的血流量。

计算公式：CO=SV × HR，式中 HR 为心率。

正常值：3.5~8.0L/min。

3. 心脏指数(CI)　指心输出量与体表面积的比值。

计算公式：CI=CO/BSA，式中 BSA 为体表面积。

正常值：2.2~5.0L/(min·m^2)。

4. 射血分数(EF)　指每搏输出量占左室舒张末期容积的百分比。

计算公式：EF=SV/EDV × 100 %

正常值：67% ± 8%。

5. 左室短轴缩短率(FS)　指左室舒张末期直径和左室收缩末期直径的差值与左室舒张末期直径的百分比。

计算公式：FS=ΔD%=(D_d–D_s)/D_d × 100 %

正常值：34% ± 5% 或 >25%。

6. 平均周径缩短率(MVCF)　指用左室舒张末期直径和左室收缩末期直径的差值除以左室舒张末期直径与左室射血时间两者的乘积。

计算公式：MVCF=(D_d–D_s)/(D_d × LVET)，式中 LVET 为左室射血时间。

正常值：>1.1 周 / 秒。

7. 左室后壁增厚率(ΔT%)及室间隔增厚率(ΔIVST%)　左室后壁增厚率是指收缩期左室后壁厚度与其舒张期厚度的差值与舒张期左室后壁厚度的比值，而室间隔增厚率是指收缩期室间隔厚度与其舒张期厚度的差值与舒张期室间隔厚度的比值。

(1) ΔT% 计算公式：ΔT%=(PWT_s–PWT_d)/PWT_d × 100%

式中 PWT_s 为收缩期左室后壁厚度，PWT_d 为舒张期左室后壁厚度。

正常值：74.46% ± 20.98% 或 >30%。

(2) ΔIVST% 计算公式：ΔIVST%=($IVST_s$–$IVST_d$)/$IVST_d$ × 100%

式中 $IVST_s$ 为收缩期室间隔厚度，$IVST_d$ 为舒张期室间隔厚度。

正常值：50.40% ± 17.04% 或 >30%。

(二) 收缩功能降低的表现

1. 左心室扩大。
2. 左心室整体或局部心肌收缩运动不协调。
3. FS<25%。
4. 左心室容积增大。
5. EF 降低(<50 %)。
6. SV 降低。

(三) 对左室收缩功能指标的评价

在上述反映心肌收缩功能的指标中，左室射血分数是评价左室收缩功能比较稳定的指标，临床应用最为广泛。原因如下：①对左室功能不同的患者，EF 的重叠最小；②EF 测量简便；③在心脏病的长期随访中，EF 具有较高的预后估测价值。然而 EF 受左室后负荷的影响，因此不适于左室后负荷急性改变(如动脉压急剧升高)时左室收缩功能的评价。但对绝大多数患者左室功能的动态观察和长期随访，EF 仍是首选的指标。

EF<50% 已被公认为左室收缩功能减低的诊断标准。EF：40%~50% 为轻度减低；30%~40% 为中度减低；<30% 为重度减低。

（四）左室收缩功能评价的新进展

声学定量技术（AQ）可自动显示和跟踪血液 - 组织界面，其采用单平面 Simpson 公式计算左室容量，实时显示左室容量曲线和 EF，该技术的优点：①大大减少了左室容量和 EF 测量的工作量；②避免了人工描绘心内膜轮廓的主观误差，提高了测值的重复性和可比性；③可实时观察每次心搏的 EF，这是其他测量技术所不能及的，为观察左室 EF 的动态变化和疗效反应提供了新的手段。在具有明显节段性室壁运动异常的患者，可采取声学定量技术，分别测量心尖多个切面的 EF 并加以平均，从而保证测量值的准确性。

彩色室壁动态技术（CK）结合了室壁运动幅度和时相的双重信息，对分析局部收缩功能具有良好的作用。

二、左室舒张功能的测定

左心室舒张活动包括心肌的主动扩张和被动充盈两个过程，前者由心室消耗能量完成，后者则为被动性扩张，与心室顺应性有关。左室舒张与左室的充盈并非同一概念，后者是对左室前负荷、后负荷、心率、心肌收缩力、心肌松弛性和心肌僵硬度的综合反映。只有在前四种因素固定不变时，左室的充盈变化才可能反映左室舒张特性的改变。近来的超声新技术（如 DTI、AQ、CK 等）可简便、重复地评价左室舒张功能。

（一）心脏舒张过程的四个时相（图 1-3-1）

1. 等容舒张期　是指从主动脉瓣关闭到二尖瓣开放这段时期，在这一时相中左室压力迅速下降至低于左房压水平而引起二尖瓣的开放。

2. 快速充盈期　亦称被动充盈期，此期中左室心肌松弛，血液流入左室使得左室迅速充盈，左室容量及压力随之增加。

3. 静止期　此期中左室无充盈，左室压与左房压达到平衡。

4. 晚期充盈　亦称为心房收缩期，心房收缩将其内的血液进一步挤入心室，由于心房收缩引起的左室充盈占整个心室充盈量的 10%~30%。房颤时，心房收缩消失。

（二）引起舒张功能失调的常见原因

1. 随年龄增大引起的心室松弛能力受损。
2. 可能与左室重量的增加有关。
3. 心室舒张早期充盈的减少。
4. 左房自主收缩能力的增强。
5. 大多数心脏疾病引起的左室松弛能力的受损。
6. 心室顺应性的减低。
7. 心室充盈压的增加。

（三）常用测定指标及正常值

1. 左室等容舒张时间（IVRT）　指从主动脉瓣关闭到二尖瓣开放所经历的时间，反映左室心肌的松弛速率，但受心率、主动脉压力及左房压力等因素的影响。IVRT 的长短可以

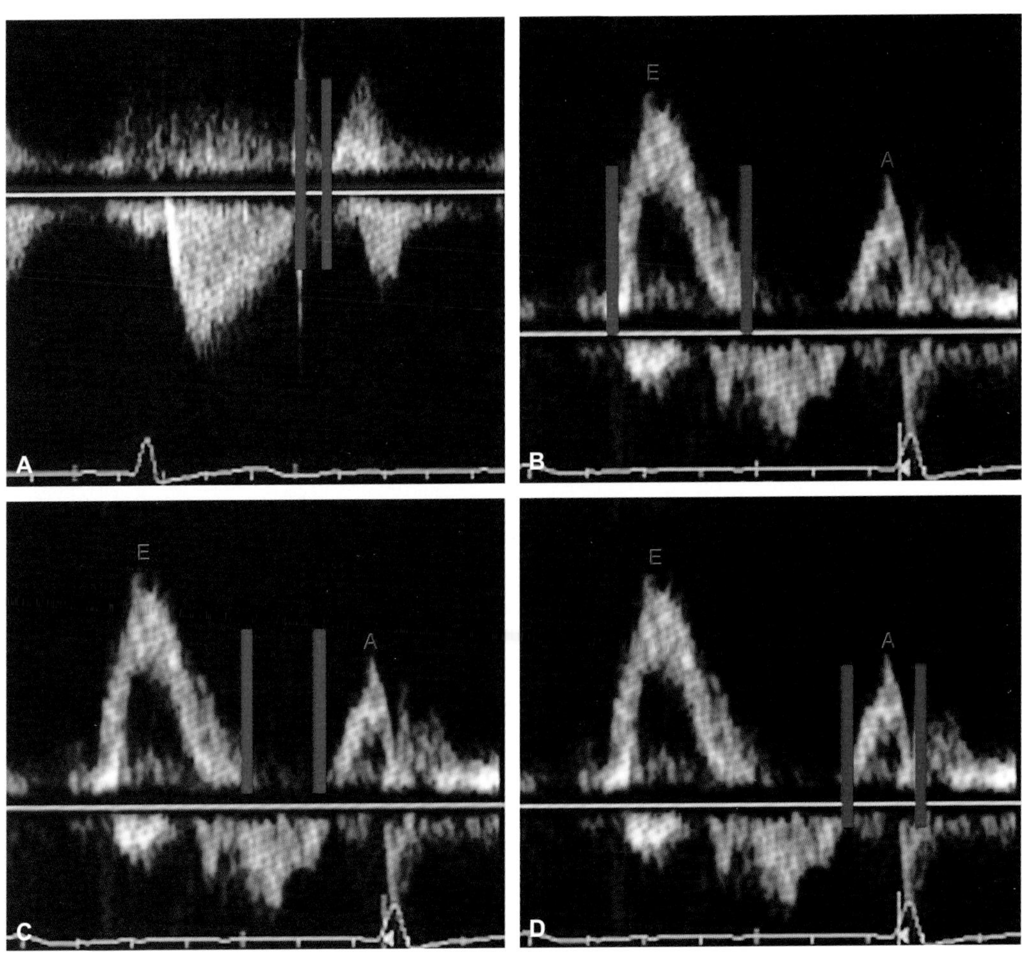

图 1-3-1 通过二尖瓣血流频谱评估左室舒张功能

反映左室的松弛性。

正常值:<40 岁,(69 ± 12)ms;>40 岁,(76 ± 13)ms。

2. 二尖瓣血流舒张早期最大流速(EV) 指左室充盈早期所产生的峰值流速。

正常值:(0.86 ± 0.16)m/s。

3. 二尖瓣血流心房收缩期最大流速(AV) 指左室舒张末期由心房收缩产生的峰值流速。

正常值:(0.56 ± 0.13)m/s。

4. E波与A波流速的比值(EV/AV) 是临床上常用的指标。在正常情况下,E峰>A峰。如A峰高于E峰,说明心房的血液向心室排出时,由于心室舒张功能欠佳,排出受限,但要排除由主动脉关闭不全引起的二尖瓣叶A峰高于E峰的因素影响。

正常值:1.6 ± 0.5。

5. E波减速时间(EDT) 指左室充盈早期减速过程(E峰下降支)所经历的时间。

正常值:(199 ± 32)ms。

6. 左房收缩期肺静脉血反流速度(AR) 正常值:<0.2m/s。

7. 二尖瓣前叶 E 峰至室间隔左室面的距离(EPSS) 正常值:0~5mm。

8. A 波时限 除反映出左室的顺应性以外,还可反映出左房自主收缩期的射血量。

9. 将脉冲多普勒(PW) 置于心尖切面测量室间隔和侧壁瓣环速度,95% 的患者可获得 TDI 波形,测量 S、e′、a、e′/a′、E/e′(图 1-3-2,图 1-3-3)。

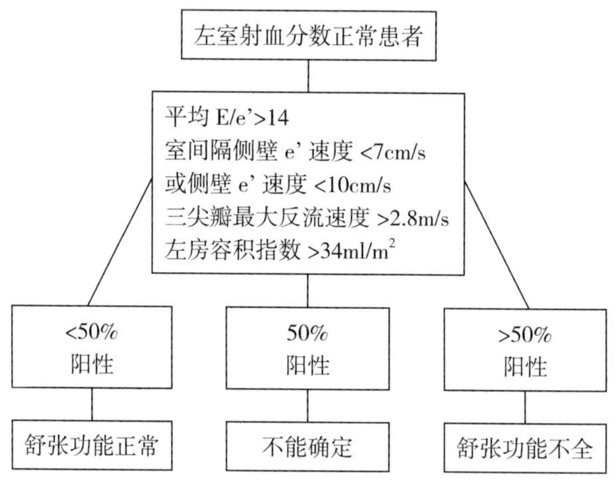

图 1-3-2 EF 正常患者充盈压的评估

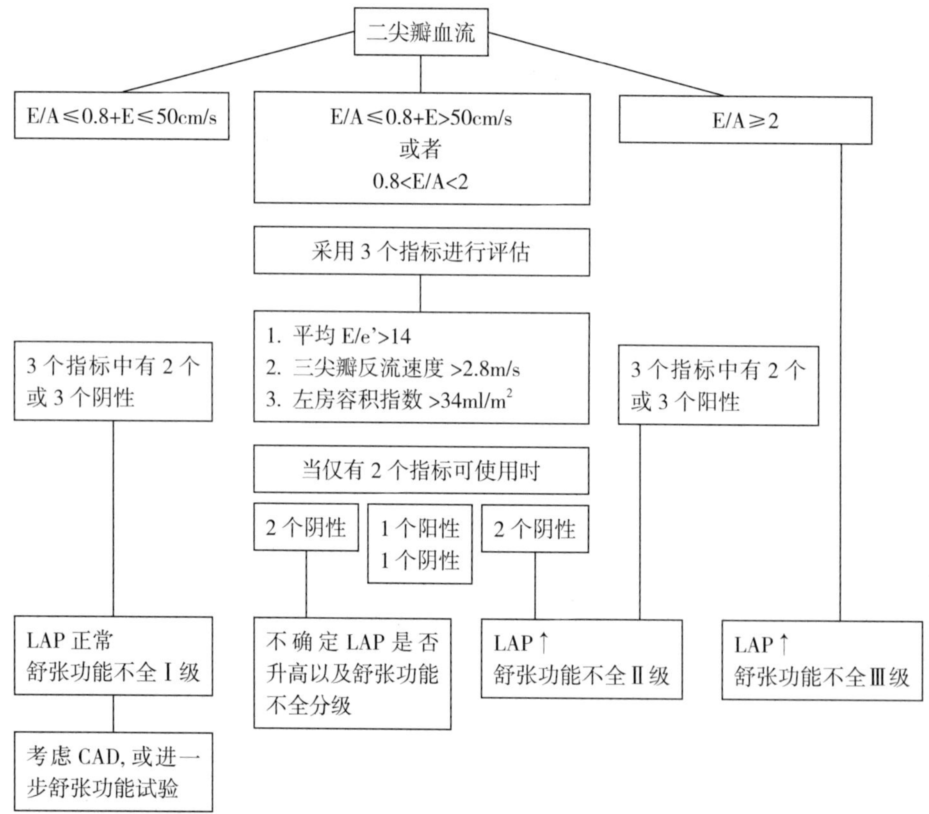

图 1-3-3 实用舒张功能异常的分级标准

血流动力学决定因素：

(1) e′：LV 松弛性、前负荷、收缩功能及 LV 最小压力。

(2) a′：LA 收缩功能和 LVEDP。

(3) E/e′：能预测 LV 充盈压。

(四) 舒张功能降低的表现

1. E/A 比值倒置。

2. IVRT 延长。

3. EDT 延长。

4. 左室僵硬度增高时，AR 增大。

将 E 波和 A 波两者结合，还可判断左室舒张充盈的模式。根据二尖瓣口血流频谱 E 波和 A 波形态的不同，左室舒张功能不全可分为以下四期（图 1-3-4，图 1-3-5）：

1. Ⅰ期　左心室松弛异常，左室早期松弛能力受损亦或舒张减慢，患者在静息状态下没有症状和体征，左室充盈压亦表现正常。二维超声表现为左房内径正常或者轻度增大，左室容量、重量以及左室射血分数均正常。二尖瓣口血流频谱表现为左室舒张早期充盈减少，

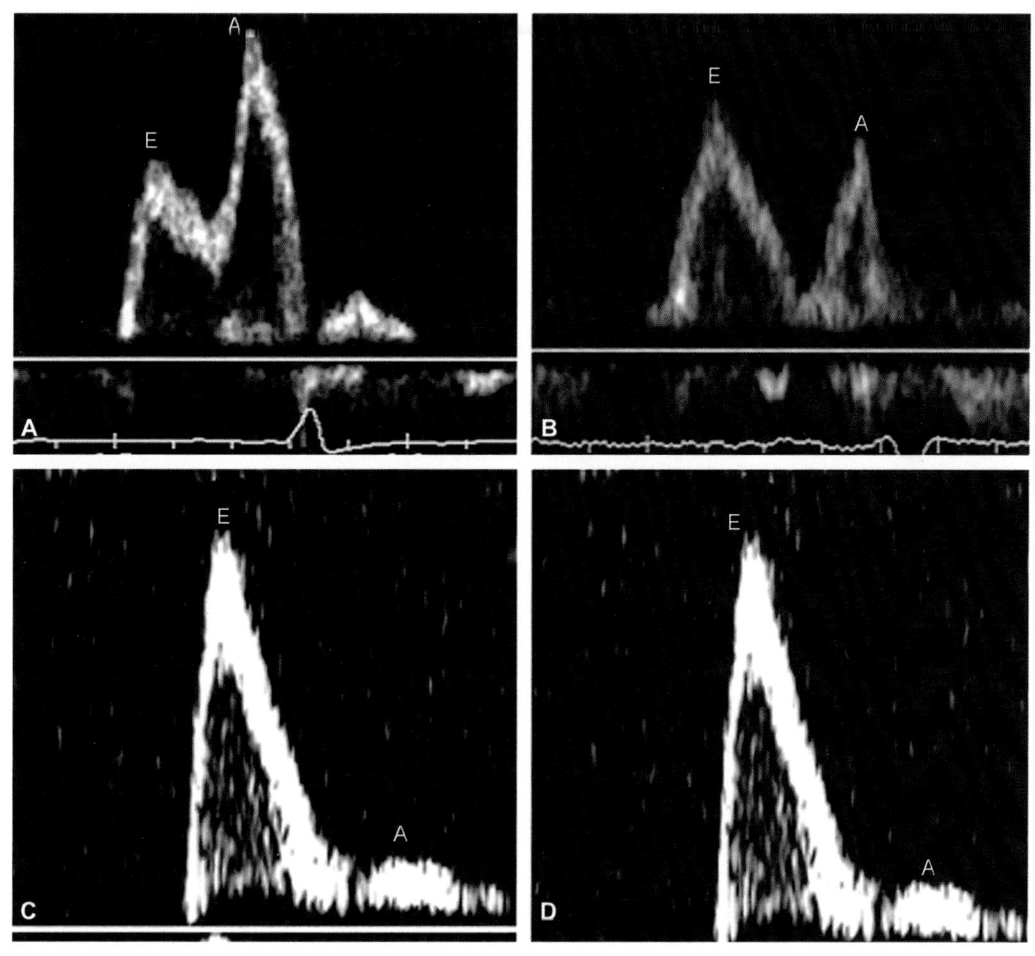

图 1-3-4　二尖瓣血流频谱示左室舒张功能不全

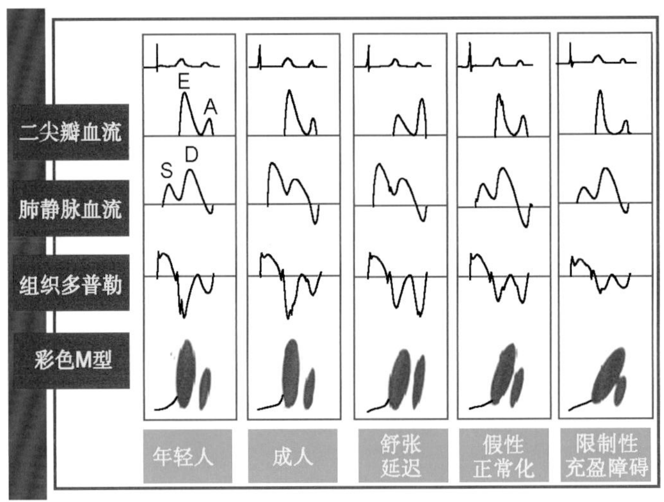

图 1-3-5 舒张功能充盈模式

E 波小于 A 波。

2. Ⅱ期 假性正常化，此期左室早期松弛能力受损亦或减缓，同时左室顺应性减低。患者表现为运动性呼吸困难，左室充盈压开始增高。二维超声表现为左房内径、左室容量及重量增大，左室射血分数正常亦或异常。二尖瓣口血流频谱表现为 E/A 值正常。

3. Ⅲ期 限制性充盈障碍，此期左室早期松弛能力受损的同时，左室顺应性严重减低。患者表现为轻度运动后呼吸困难，左室充盈压显著增高。二维超声表现为左房内径中 - 重度增大，左室收缩功能不全，二尖瓣和三尖瓣反流增加。二尖瓣口血流频谱表现为快速充盈，E 波增高，其下降支陡降（DT 变短），左房收缩期 A 波低平。

4. Ⅳ期 不可逆性限制性充盈障碍，此期左室早期松弛能力受损的同时，左室顺应性严重减低。患者表现为轻度运动后或静息状态下呼吸困难，左室充盈压异常增高。二维超声表现为左房内径中 - 重度增大，左室收缩功能不全，二尖瓣和三尖瓣反流增加（甚至出现舒张期二尖瓣反流）。二尖瓣口血流频谱形态与Ⅲ期表现相似。二尖瓣血流频谱示左室舒张功能不全。

三、左室心肌质量

20 世纪 70 年代初，有学者基于左室为椭圆体的假设，从造影容积计算公式推导出左室壁心肌质量（LV mass）计算公式，即 $LVmass=1.05\ [(D_d+IVSTd+PWTd)^3-D_d^3]$（式中：1.05 为心肌的比重）。该公式与造影结果密切相关（r=0.88）。继而又有学者推导出改良公式：$LVmass=1.04\ [(D_d+IVSTd+PWTd)^3-D_d^3]-13.6$。应用该公式时，应按 Penn 常规检测室壁厚度与心腔大小。M 型超声心动图 LVmass 公式在有严重容量负荷增加、大面积心肌梗死或室壁瘤、严重的非对称性室间隔肥厚时，其准确性会受到一定影响，但由于二维超声心动图分辨力相对低，难于标准化，目前仍主要沿用以上两个 LV mass 公式。

第二节 右室功能的测定

右心室位于左心室的右前方、胸骨的左后方，在超声近场内探查，受杂波干扰较大，且形态不规则，难于计算容量，故至今未能普及临床应用。但右心功能的测定能为临床提供重要的诊断及治疗依据，值得研究。

一、右室收缩功能

1. 室间隔运动方向 正常人室间隔运动与右室前壁同向，与左室后壁运动相反，协助左室射血。右心容量负荷增加时，室间隔与左室后壁同向，与右室前壁反向运动，以协助右室射血。

2. 右室前壁增厚率 正常人右室壁薄，仅为左室壁的 1/3~1/2，右室前壁厚 3~5mm，收缩增厚率为 50%~70%(>30%)。计算方法同左室后壁增厚率。

3. 肺动脉收缩期最大血流速度 正常值：成人为 0.6~0. 9m/s，儿童为 0.7~l.1m/s。

4. 收缩时间间期

(1) 右室射血前期(RVPEP)：心电图 QRS 波起点至 M 型超声心动图肺动脉瓣开放点或多普勒肺动脉瓣开放信号的间期。正常时，较左室射血前期短；心力衰竭或肺动脉高压时延长。

(2) 右室射血期(RVET)：M 型超声心动图肺动脉瓣曲线的开放点至关闭点，或肺动脉瓣多普勒血流频谱起点至终点的间期。正常时，较 LVET 略长。

(3) RPEP/RVET：比上述单项指标敏感，正常值为 0.16~0.30。

5. 肺动脉收缩压 肺动脉压 $=4V_{TR}^2+C$，式中 V_{TR} 代表三尖瓣收缩期反流峰值血流速度。C 为颈静脉压或者右房压，根据右房大小及 TR 程度估测的压力数为 10~15mmHg。如果右房超声测量轻度增大或少量 TR 时，则加 10mmHg；如果右房明显增大或重度 TR 时，则加 15mmHg。

正常值：肺动脉压 <20mmHg 时，平均动脉压 =-0.45PAT+79(PAT 代表肺动脉血流加速时间)。

6. 肺动脉血流量 选取肺动脉瓣环或主肺动脉内平行于声束的流速，计算流速积分，并测量与取样部位相应的肺动脉瓣环或主肺动脉的前后径，推算其截面积。按主动脉血流量计算公式，计算肺动脉血流量。

7. 右室收缩功能评价指标

(1) 整体功能

1) 右室心肌做功指数(RIMP)或 Tei 指数 =(右室等容收缩期时间 + 右室等容舒张期时间)/ 右室射血时间 ×100。组织多普勒测量 RMPI>55%，脉冲多普勒测 RMPI>40%，提示右室功能不全。

2) 二维右室面积变化分数(FAC)=(右室舒张末期面积 - 右室收缩末期面积)/ 右室舒张末期面积 ×100。FAC<35%，提示右室收缩功能减低。

3) 右室压力最大上升速率(RVdp/dt)：$RVdp/dt=[4\times(2^2-1^2)\times1000]/\Delta t$。RVdp/dt<

400mmHg/s，提示右室收缩功能减低。

4）等容收缩期心肌加速度（IVA）：IVA= 等容收缩期最大速度 / 加速时间

5）右室二维射血分数（RVEF）：RVEF=（右室舒张末期容积 – 右室收缩末期容积）/ 右室舒张末期容积 ×100%

6）右室三维射血分数（3D-RVEF）

（2）局部功能

1）三尖瓣环收缩期位移（TAPSE）：TAPSE<16mm，提示右室收缩功能减低。

2）组织多普勒三尖瓣环 S′：S′<10cm/s，提示右室收缩功能减低（尤其在年轻患者）。

3）右室局部心肌应变及应变率

4）右室局部心肌二维应变

二、右室舒张功能

1. 右室等容舒张时间（IVRT）　指从肺动脉瓣关闭到三尖瓣开放所经历的时间。当右室心肌松弛性减低时，IVRT 延长，但这一指标受到心率、肺动脉压及右房压的影响。心率增快、肺动脉压力降低和右房压升高时，IVRT 缩短；反之，IVIT 延长。正常值：40~90ms。

2. 三尖瓣血流舒张早期最大流速（EV）　当右室心肌松弛延缓时，三尖瓣开放时右房 - 右室压差减小，E 波流速减低；但当长期右室充盈异常导致右房压升高时，E 波流速反而上升。此外，这一指标还受到呼吸的明显影响，吸气时 EV 升高，呼气时 EV 减低。正常值为（0.57±0.08）m/s。

3. 三尖瓣血流心房收缩期最大流速（AV）　当右室松弛延缓时，舒张早期充盈减少，心房收缩期右房容量增大，收缩力增强，故 A 波增高；但当舒张晚期右室僵硬度升高时，右房排血阻力增大，A 波反而降低。此外，呼吸对 AV 亦有明显影响，吸气时 AV 升高，呼气时 AV 降低。正常值为（0.39±0.06）m/s。

4. E 波与 A 波流速比值（EV/AV）　正常情况下，右室舒张早期充盈量大于心房收缩期充盈量，EV/AV>1；当右室松弛性减低时，EV/AV<1；但当右室僵硬度升高时，舒张早期右房压力上升，EV/AV>1，称为“假性正常化”。由于呼吸对 EV 和 AV 具有同样的影响，故 EV/AV 变化不大。正常值为 1.50±0.30。

5. E 波减速时间（EDT）　EDT 是指 E 波减速支所占据的时间。右室松弛性降低时，EDT 延长，但这一指标受到心率的影响。心率增快时，EDT 缩短；反之，EDT 延长。正常值为（225±28）ms。

6. 心房收缩期上腔静脉反流速度（AR）　正常情况下，右房收缩时有少量血流反流入上腔静脉，但流速较低；如右房收缩时右室僵硬度较高，上腔静脉反流速度将增大。正常值为（0.15±0.05）m/s。

7. 三尖瓣血流的脉冲频谱、三尖瓣侧壁瓣环的组织多普勒频谱、肝静脉的脉冲多普勒频谱、下腔静脉内径及塌陷指数。

8. 右室舒张功能异常分级方法（还需进一步验证其敏感性和特异性）

（1）E/A<0.8，提示右室松弛功能受损。

(2) E/A 为 0.8~2.1 伴 E/e>6 或肝静脉明显的舒张期血流，提示右室舒张功能中度受损(假性正常化)。

(3) E/A>2.1 伴减速时间 <120ms，提示右室限制性充盈障碍。

第三节　多普勒超声心动图技术评价心功能的临床研究进展

近 25 年来，多普勒超声心动图作为能够真实反映心脏血流动力学的主要工具，在临床应用上做出了卓越的贡献。它已广泛应用于评价心功能，并且为不同心脏疾病的诊断、治疗方案的选择、疗效评价及预后估测提供了重要的信息。本文就超声心动图技术评价心功能的临床应用进展作一简要叙述。

一、经胸 Doppler 超声心动图技术

目前，二维超声心动图(2DE)已广泛用于各类心脏疾病的心功能估测，并可对药物治疗和手术治疗的预后进行估测。近年来，2DE 评价心功能提出了一些新的指标。Briguori 等最近用左房(LA)-M 型超声测量左房短轴缩短率、左房整体短轴缩短率、主动脉后壁运动早期的斜率及多普勒经二尖瓣所测指标 E 峰(E)、A 峰(A)、E/A、E 峰减速时间等指标。把这些指标与放射性核素血管造影所测 LA 压、主动松弛时间常数 T 和僵硬度常数 K 相对比，评价肥厚型心肌病的舒张功能。结果发现，LA-M 型超声所测指标与有创检查所测指标相关性更好，从而证明该指标可以更好地评价肥厚型心肌病患者的舒张功能。

二、经食管超声心动图技术

由于经胸 Doppler 超声心动图受到许多因素的影响，故经食管超声心动图(TEE)为心脏超声检查开辟了一个新的窗口。TEE 是在 1971 年首次由 Side 和 Gosling 应用，观察主动脉内的多普勒效应，探测血流速度，进而估计心脏的功能。

与传统的经胸超声心动图技术相比，TEE 技术对心功能的测定具有以下优点：①几乎所有的患者，经食管超声心动图检查均可获得高质量的二维图像；②对于术中和重危患者可进行心功能的连续监测；③经胸超声心动图技术难以探测的血流信号可由经食管超声心动图技术方便获得。

当然，TEE 技术本身也有一些限制性。首先，经食管超声检查也给病人带来一定的痛苦；其次，无论从哪个切面和角度探测，它的声束与肺动脉血流方向始终存在较大的夹角，难以测定肺动脉血流量。

目前，TEE 技术已广泛应用于各种心脏病的诊断和心功能的评价。近年来，左心耳的功能越来越被大家重视，TEE 则可很好地评价它的功能。虽然经食管超声已广泛用于临床，但对各种心脏疾病的疗效和预后评估还有待进一步的研究。

三、声学定量技术

声学定量技术(acustic quantification,AQ)是用声学边缘检测技术分析心脏收缩舒张时容积、面积变化的定量方法。它是一种建立在背向散射基础上,用以实时并且即刻分析心脏功能的方法。

在AQ技术中,我们常使用的是自动边缘检测技术(automatic border detection,ABD)。目前,AQ技术主要用于临床心脏在不同状态、不同负荷下的实时动态心功能监测,对心脏的收缩和舒张功能进行全面评价。AQ是评价心脏病患者的收缩和舒张功能有价值的方法。同时,Tighe的研究发现ABD技术还可无创测量右房(RA)的容量和功能。除此之外,Geva用AQ方法评价右室收缩功能也得到证实。大量的临床研究表明,AQ测量的心功能指标与X线造影、MRI、放射性核素显像和心导管检查等传统方法的测量结果均相关。随着我们对该项技术的进一步研究,它不仅可以简便准确地定量分析左室收缩和舒张功能,且作为一种工具,它在评价不同疾病患者的心功能方面有一定的价值。

四、彩色室壁动态技术

彩色室壁动态技术(color kinesis,CK)是一种利用自动边缘检测技术原理,在超声背向散射基础上建立的声学定量技术。该法可由计算机自动分析对比所分析区域内各像素的散射回声是来自组织还是来自血液,在整个心动周期内追踪组织和血液的分界面,将这些追踪所得的像素按照时间顺序进行彩色编码(图1-3-6),实时展现在屏幕上。

该方法具有很多优点:

(1) 它不仅反映了室壁运动的空间幅度,而且反映了其时相变化,它能从空间和时间两个方面定量分析室壁运动的能力。这一优点克服了室壁运动判断过程中由于操作者之间的

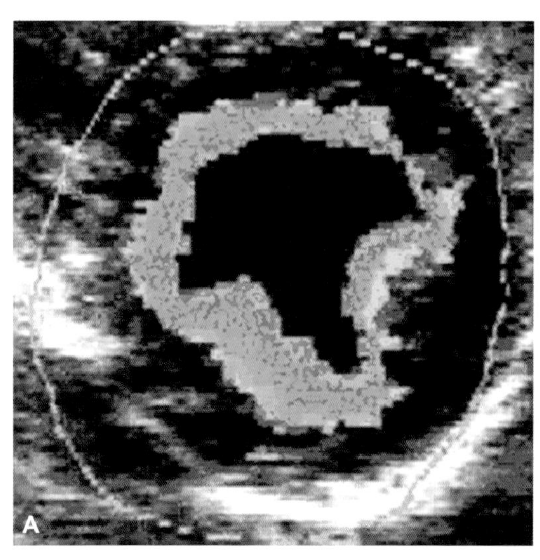

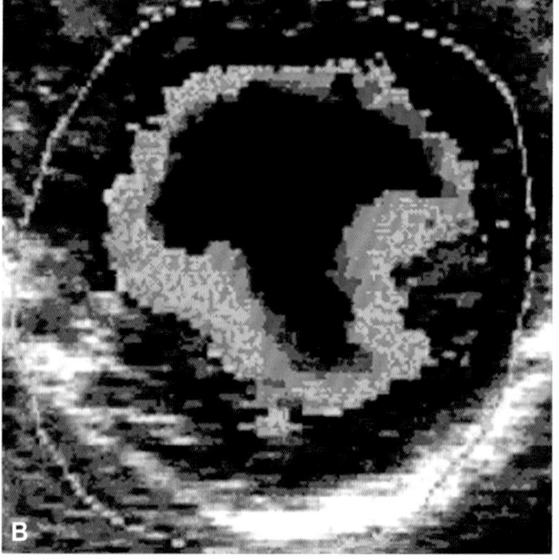

图1-3-6 彩色室壁动态技术

经验和熟练程度等主观因素的差异所造成的误差，为冠心病的诊断、负荷超声心动图的评价以及冠状动脉介入治疗前后心肌存活节段的评价均提供了客观依据。

(2) CK 图像所显示的多层色带中，每一时相的位移均以一种鲜明颜色的色带表示，各层次之间的边界清晰，易于分辨识别。

(3) 由于它能使一个心动周期中室壁运动的变化在同一幅图像上显示出来，所以不仅使室壁运动的半定量分析变得更直观，而且也使联机的室壁运动定量测量变得容易，如同 2DE 测量室壁厚度那样简单易行。

同样，CK 技术本身也有一些缺点：①CK 图像质量受到二维图像质量、仪器增益、时间增益补偿(TGC)和侧向增益补偿(LGC)、辉度压缩等技术条件以及左室腔内乳头肌、腱索、瓣膜运动的影响；②在透声窗较差的患者，CK 的彩带边缘常表现为细碎和不连续显色。

就目前研究而言，CK 不仅能够评价左室收缩功能，而且可以评价左室整体和局部的舒张功能。该方法在心肌缺血的诊断方面具有很大的潜能。它不仅可以评价心室的收缩和舒张功能，而且可节段分析室壁运动的幅度和时间，从而提高了负荷超声的敏感性，成为评价心肌存活的定量方法。对于不同心脏疾病的治疗效果以及预后评估，尚待进一步研究。

五、多普勒组织成像

根据多普勒原理，超声探测血流和心肌运动时均可产生多普勒效应。但血流中红细胞运动速度快，产生的多普勒频移大、频率高、振幅较低，可以使用常规多普勒技术探测血流。心肌组织运动速度较慢，产生的多普勒频移较小、频率较低、振幅较高，不能使用常规多普勒技术探测。

多普勒组织成像(Doppler tissue imaging，DTI)技术又称组织多普勒超声心动图(tissue Doppler imaging，TDI)，是一种新近开发的无创性室壁运动分析技术。在传统的探查心腔内血流的彩色多普勒仪器的基础上，通过改变多普勒滤波系统，除去心腔内血流产生的高速、低振幅的频移信号，保留心肌运动产生的低速、高振幅的频移信号，并经相关系统处理，以彩色编码的形式显示出来，能定量测量室壁运动速度(图 1-3-7)。

DTI 具有以下特点：①可以直接从心肌组织提取信号；②它不受组织反射回来信号幅度的影响；③不受前方组织声衰减的影响。因而其对心功能的评价不依赖对心内膜的勾画，可直接从心肌组织中提取频移信号，定量测量室壁运动速度，可以更精确、更直观地分析室壁运动。

自其问世以来，人们就不断应用该项技术来评价心功能，并取得初步成效。近几年对多普勒组织成像技术的研究发现，它不仅能定量评价冠心病节段性室壁运动异常，在左、右心室收缩和舒张功能的评估上也具有很大的优势。目前，应用 DTI 技术研究左心室功能最多的是测定二尖瓣环运动频谱，正常二尖瓣环运动频谱有 3 个主波(图 1-3-8)：Ea、Aa、Sa 波。形成机制是由左心室在心动周期的机械运动，二尖瓣环机械位移所形成，所以所受心脏的负荷影响较小。二尖瓣环的运动速度，与左室射血分数呈良好的相关性。

DTI 克服了二维超声心动图受图像质量影响较大的限制，降低了对操作者的依赖性，为定性、定量评价室壁运动提供了客观依据，在冠心病的检测和研究中具有非常重要的价值。目前，在 DTI 技术基础上开发了一些新的技术[如定量组织速度成像(TVI)、心肌超声组织定

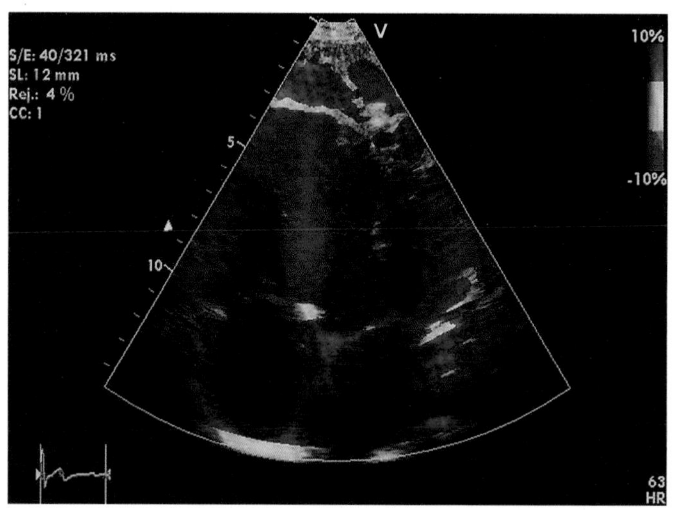

图 1-3-7　组织速度显像的二维显示

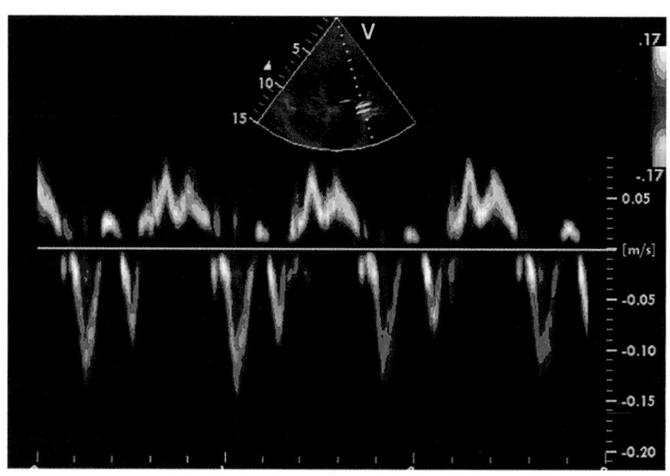

图 1-3-8　二尖瓣后叶瓣环组织速度运动频谱

征（MUTC）、组织追踪技术、应变显像、曲线解剖 M 超等技术]，进一步推动和拓宽了 DTI 技术的应用领域。

TVI 可定量分析左室内的不同步运动，电 - 机械延迟可定义为体表心电图上 QRS 波起点与 TVI 在相应的节段收缩波起点之间的延迟。通过计算心脏收缩同步指数[心脏所有基底段、中间段（共 12 节段）达到收缩峰值速度的时间的标准差]、Ts 最大差值（12 节段中任意两个节段达到收缩峰值速度的时间之差）、Te 最大差值（12 节段中任意两个节段自 Q 波至 E 波峰值的时间之差）等参数，定量评价左室内收缩及舒张的不同步性。室内不同步定义为心脏收缩同步指数 >33ms，Ts 最大差值 >100ms 定义为室内收缩不同步，Te 最大差值 >100ms 定义为室内舒张不同步。

TVI 定量分析左、右室间的不同步运动，应用 TVI 测量左室基底段和右室侧壁基底段收缩期 S 波起始之间的时间差来评价，>40ms 定义为左、右室间不同步。

由于 DTI 技术的基础仍是多普勒原理，故存在着与多普勒血流显像相似的局限性。多普勒超声束与心肌运动方向间夹角、心脏在心动周期中的整体运动、呼吸运动及仪器增益等均可影响其测量结果，在检查中必须注意并加以克服，同时也应努力研究改进的办法。

六、二次谐波

二次谐波（second harmonic imaging，SHI）是一种新的超声显像方法，它是基于微泡在声场中的非线性共振行为的原理，专门接受微泡造影剂产生的第二次共振效应，从而明显提高微泡造影剂显像的敏感性，故特别适合于心肌声学造影的研究。

该方法具有很多优点：①可以非常敏感地发现血流分布状况；②不受半衰期的限制且无放射性；③分辨力高且可将仪器推至床边。以上优点都使二次谐波成为极具吸引力的新技术。

由于二次谐波显像的探头的发射频率较低，接受频率较高，故图像的分辨力较低，加之组织结构的回声也较弱，所以总体质量不如基波显像。此外，因二次谐波对微泡特别敏感，故左室腔内的对比回声很强，致使心肌和心腔的分界线不清晰。另外，如声学造影剂剂量不当，易出现声影或显影不良。

目前，二次谐波显像可用于：①确定心肌灌注窗大小；②确定缺血心肌并测定“危险区”面积及“梗死区”范围；③了解冠状动脉的供血情况。对于心功能的评价，尚未见报道。

七、负荷超声

负荷超声心动图（stress echocardiography）是指在外加心脏负荷（运动、药物或心房调搏等）下的超声心动图检查，主要评价负荷状态下心脏室壁运动及血流动力学指标。它是通过增加心脏负荷，增加心肌氧耗量，检测冠状动脉的血流量，确定冠状动脉血流灌注的储备能力等。它可以记录运动中和运动后的超声影像，并可在每一帧图像上分析和比较室壁运动，从而对冠状动脉疾病进行诊断和预测。

最早使用负荷超声记录左室壁运动是在 1970 年，以后的报道开始使用 M 型超声测量心功能。负荷超声分为三种类型：①运动负荷：主要是指卧位蹬车试验；②药物负荷：包括多巴酚丁胺和阿托品，以及腺苷和双嘧达莫（潘生丁）等血管扩张剂；③起搏负荷：一般不常用。以前常使用的是蹬车和自行车（仰卧位或直立位）运动，目前由于部分病人不能耐受运动负荷，同时胸壁及呼吸运动有时会使获取持续的高质量影像产生困难，所以常选择药物负荷实验。

目前最常使用的是多巴酚丁胺负荷超声，可对怀疑或确诊冠心病的病人的诊断和预后进行更为精确的评估。优点是：①与其他技术相比，能反映出更多的信息；②患者对多巴酚丁胺的耐受性较好，并不引起明显的副作用；③可以在逐级递增左室负荷水平时，对左室功能及局部室壁运动进行评估，因其在每一个递增的负荷水平可随意调整病人体位。这样，其诊断价值与踏车或自行车负荷超声相比要高。该方法的缺点是：①由于它依赖于增加心肌耗氧量诱发心肌缺血来产生一个异常的结果，理论上这可能会引起长时间的心肌缺血或梗死；②它是对室壁运动的主观评价，而不是室壁运动异常的细致的量的分析，缺乏量的数据，也妨碍了室壁运动异常的精确度的评价。

负荷超声心动图常用于评价冠状动脉疾病，同时也可定量评价左右心室功能。新的超声技术与负荷超声的结合，可获得定量并且重复性更好的心功能信息。其中，最为重要的是：①AQ 和 CK 可清晰的显示心内膜；②DTI 可定量分析心肌运动速度。目前，负荷超声主要用于冠心病的诊断。

八、应变和应变率

心肌的应变（strain，ε）指心肌发生变形的能力，即 $\varepsilon=L-L_0/L_0$（L_0 表示为初始长度，L 表示形变后的长度）。红色 = 压缩（–），蓝色 = 延伸（+）。

心肌的应变率（strain rate，ε′）指心肌发生变形的速度，即局部两点之间的速度差除以两点之间的距离（$\varepsilon'=\Delta\varepsilon/\Delta t$）。应变率显像有彩色二维显像及彩色 M 型显像两种显像方式（图 1-3-9，图 1-3-10）。

斑点追踪显像（speckle tracking imaging，STI）技术是基于超声束在遇到心肌组织界面时产生反射或散射的原理，对随机选择的每一感兴趣区内心肌组织其独一无二的二维灰阶特征进行跟踪。目前，分为二维斑点追踪技术和三维斑点追踪技术。常测量指标有：纵向应变率（longitude strain rate，SrL）、径向应变率（radial strain rate，SRrad）、圆周应变率（circumferential strain rate，SRcir）、扭转率（rotation rate，RR）、收缩期 S 峰值、舒张早期 E′峰值、舒张晚期 A′峰值等等。

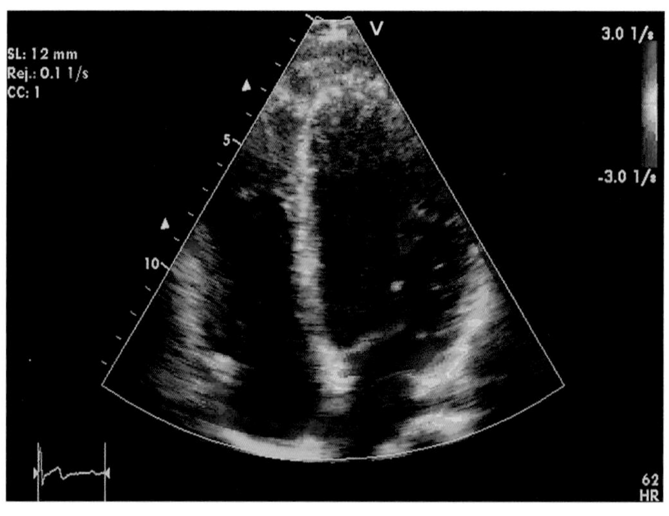

图 1-3-9　SRI 彩色二维显像

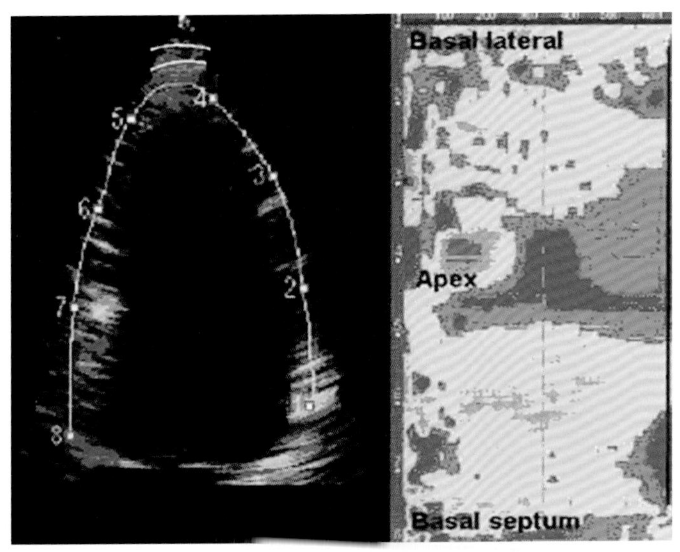

图 1-3-10 SRI 彩色 M 型显像

九、速度向量成像技术(velocity vector imaging)

该项技术提供了独特的心肌运动成像方式,具有相位与振幅信息的动态图像,能客观、精确地展现出心脏收缩与扭转运动,更完整地表达心脏的射血动力,准确定量心脏的容积及射血功能,为心血管疾病的诊断及治疗开辟了最新途径。它可通过分析心尖部的运动向量、量化心肌的扭转角度及显示心肌的扭转速度,研究心脏的扭转运动;无多普勒角度依赖性,可任意选择取样部位,评价局部的心肌运动及整体的运动(图 1-3-11)。

综上所述,超声心动图技术已广泛用于评价各种心脏疾病的心功能,而且已取得了显著的成效。新技术的发展为我们的进一步研究提供了一个极为广阔的前景,多种超声技术的联合应用已成为新的发展趋势。William 等用 DTI 与多巴酚丁胺负荷实验相结合定量评价局部左室功能,还有 CK 和 AQ 与负荷超声的结合以及 AQ 和 DTI 与食管超声的结合。多种超声心动图技术相结合可以充分发挥每一种技术的优越性,从而为我们提供更多、更有价值的信息。

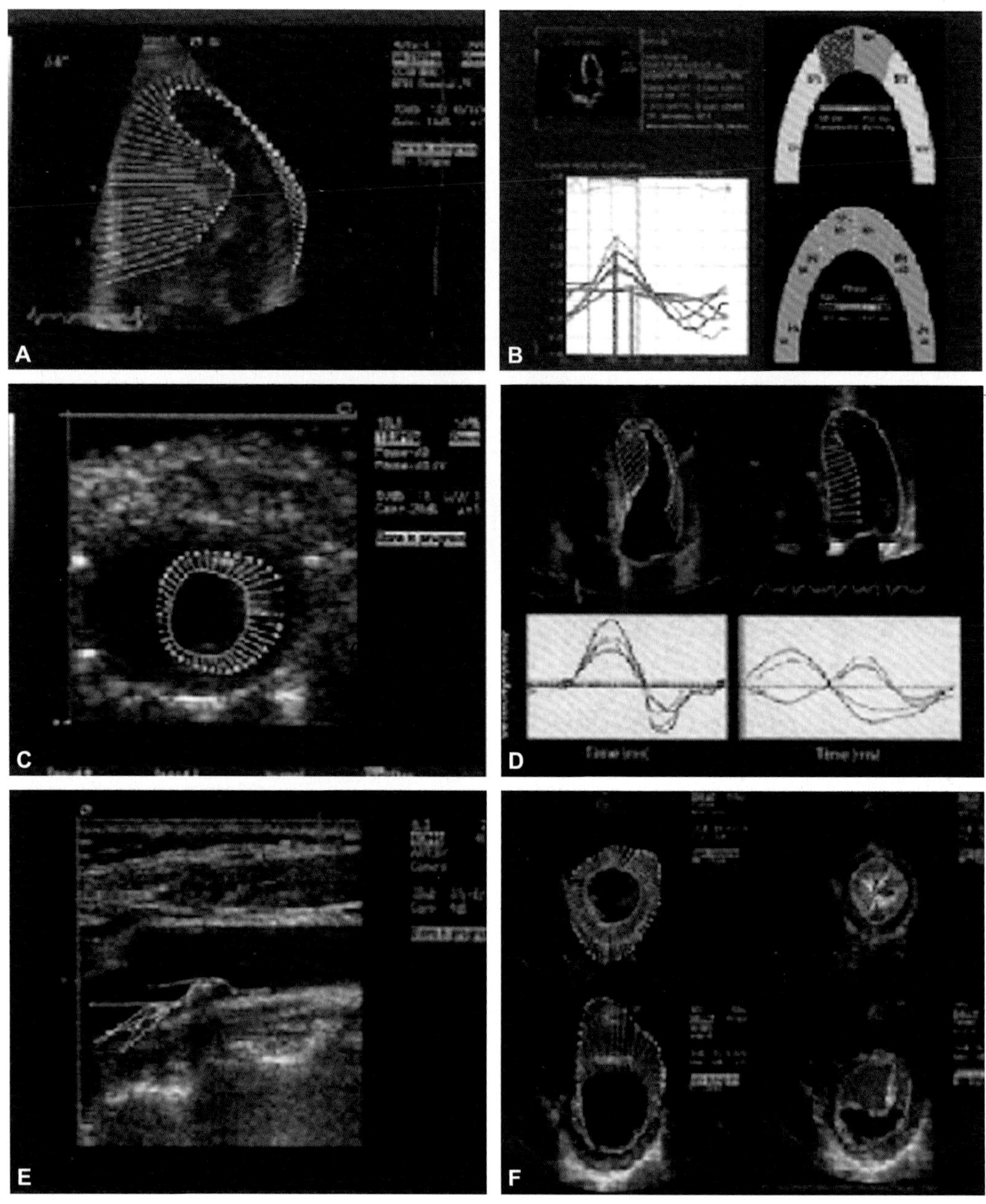

图 1-3-11　速度向量成像技术

第二篇

正常心脏超声图像

第一章　常规经胸心脏超声的切面

第二章　正常 M 型超声心动图

第三章　正常各瓣口彩色血流多普勒

第四章　血流频谱特点

第五章　超声心动图测值的正常范围

常规经胸心脏超声的切面

一、心脏超声探测窗的选择

心脏位于胸腔内,从体表检测心脏时会遇到很多影响超声波透入的组织和器官,如肋骨、胸骨等。因此需要选择某些特定的体表部位,尽可能避开这些组织,使得超声波能直接透入心脏,获得较为真实、清晰的超声图像。有关心脏超声探测窗的体表位置选择,见示意图(图 2-1-1)。

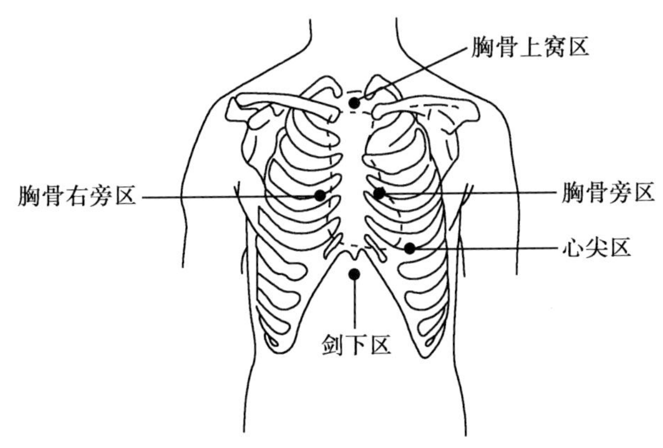

图 2-1-1　心脏超声探测窗的体表位置

二、常规的经胸超声切面

(一) 胸骨旁切面图像

1. 胸骨旁左室长轴切面(the left parasternal long axis view)　因绝大多数人的心脏位于胸骨后、左侧胸腔内,因而探头位置多放于胸骨旁左缘第 2~5 肋间隙,多在第 3、4 肋间隙,但因个体差异,探头位置应因人而异。

该切面能够观察到的解剖结构包括:右心室前壁(RVAW)、右心室(RV)和右室流出道(RVOT)、室间隔(IVS)、左心室(LV)、左室流出道(LVOT)、二尖瓣(MV)及其相关结构[如腱索(TC)和乳头肌(PM)]、左室后壁(LVPW)、主动脉(AO)及主动脉瓣(AV)、左心房(LA)及降主动脉(DAO)(图 2-1-2)。

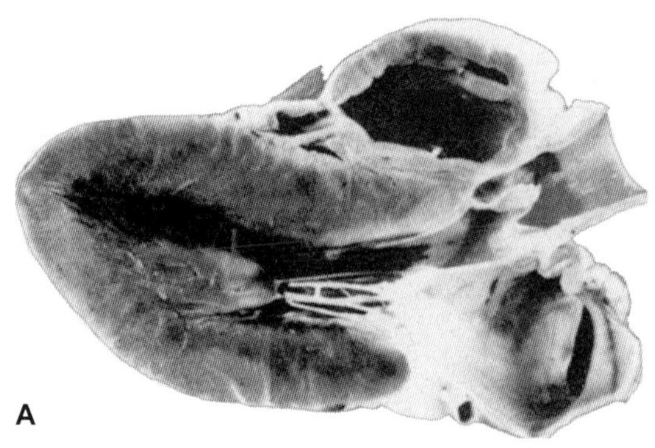

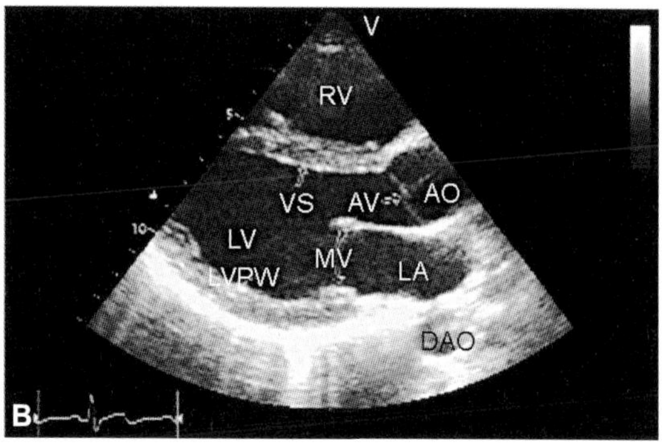

图 2-1-2 左心室长轴切面示意图

A. 左心室长轴切面解剖示意图；B. 左心室长轴超声切面图。RV：右心室；LV：左心室；VS：室间隔；LVPW：左室后壁；AV：主动脉瓣；AO：主动脉；MV：二尖瓣；LA：左心房；DAO：降主动脉

该切面是常用的二维测量切面，标准切面为：主动脉与室间隔的结合点位于图像中线上，同时主动脉瓣右冠瓣与无冠瓣关闭线位于主动脉窦中间。

（1）主动脉瓣环径：主动脉瓣叶于主动脉壁附着点处，内缘到内缘，收缩期测量。

（2）主动脉窦内径：主动脉窦膨出最顶点内缘到内缘之间的距离，收缩期测量。

（3）升主动脉内径：在主动脉窦终止点以远的 2cm 处，收缩期测量。

（4）左房前后径：从主动脉后壁后面的左房前壁内膜面至左房后壁中部心内膜面，内缘到内缘，收缩期测量。

（5）右室前后径：右室游离壁内缘至室间隔右室面的垂直距离，舒张期测量。

（6）右室壁厚度：右室前壁心外膜至右室前壁心内膜之间，舒张期测量。

（7）冠状静脉窦内径：左室长轴冠状静脉窦横径内缘至内缘，即前后径。

2. 左室短轴切面 左室短轴切面是在左室长轴切面的基础上，顺时针将探头旋转 90°，即为左室短轴切面。一般可显示 3 个水平切面，为二尖瓣口水平、乳头肌水平和心尖水平（图 2-1-3~ 图 2-1-5）。探测时，应尽量使声束与左室腔垂直，以保证左室腔的切面尽可能呈圆形。

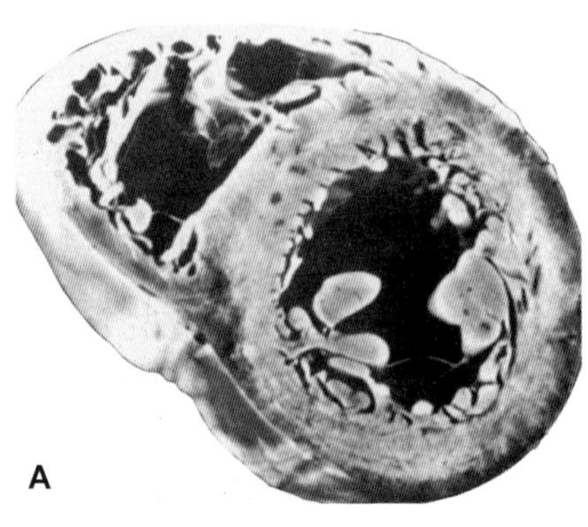

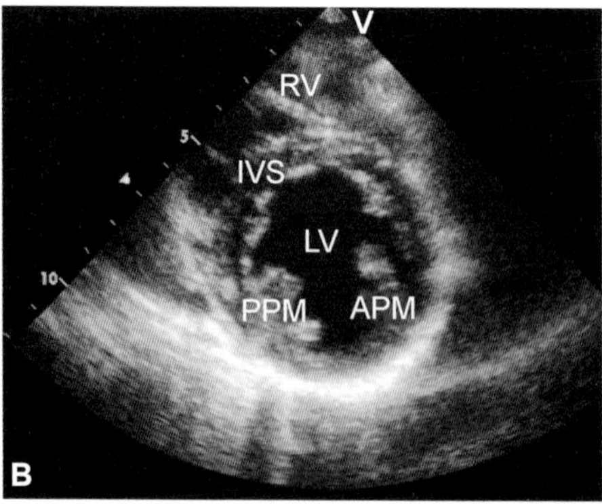

图 2-1-3 左室短轴切面乳头肌水平示意图

A. 左室短轴切面乳头肌水平解剖示意图；B. 左室短轴切面乳头肌水平超声切面图。IVS：室间隔；APM：前外侧乳头肌；PPM：后内侧乳头肌

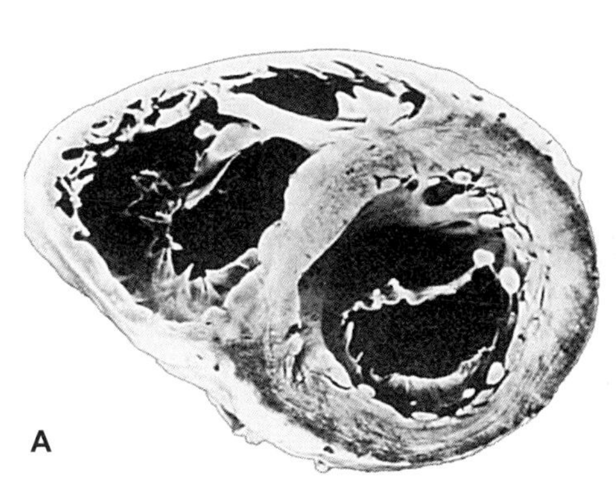

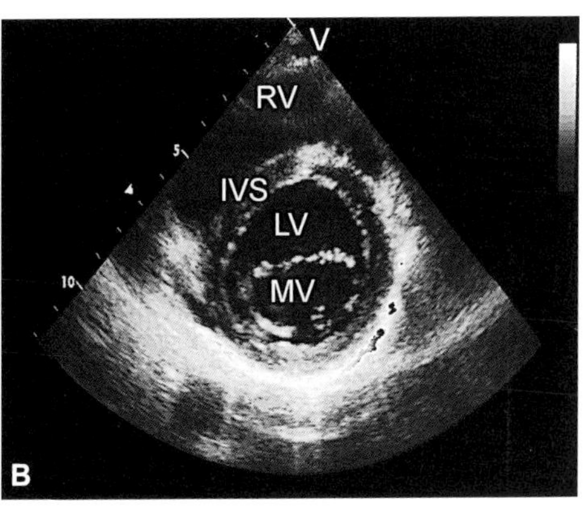

图 2-1-4　左室短轴切面二尖瓣口水平示意图

A. 左室短轴切面二尖瓣口水平解剖示意图；B. 左室短轴切面二尖瓣口水平超声切面图。IVS：室间隔；RV：右心室；LV：左心室；MV：二尖瓣

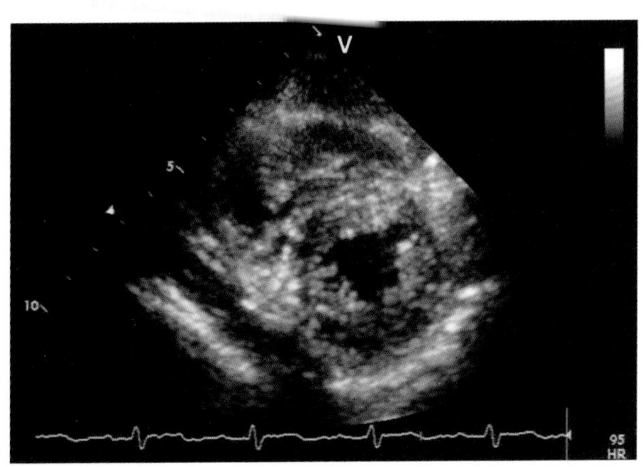

图 2-1-5　左室短轴切面心尖水平超声切面

3. 胸骨旁右室流入道长轴切面　在左室长轴切面的基础上，将探头指向右下。该切面可充分显示右房、右室、三尖瓣的前叶和后叶，冠状静脉窦等（图 2-1-6）。

4. 主动脉根部短轴切面　主动脉根部短轴切面是在左室长轴切面的基础上，向右上倾斜探头或者向右上水平移动探头。患者取左侧卧位有助于清晰显示该切面，该切面能够观察到的结构包括：主动脉根部及其左（L）、右（R）、无（N）三个主动脉瓣，闭合时三个瓣叶呈“Y”字形。调整探头方向还可显示分别起自左、右冠状动脉窦的左、右冠状动脉的起始段，其他结构还包括左房（LA）、右房（RA）、房间隔（IAS）、三尖瓣隔叶（紧邻主动脉）和前叶、右室及右室流出道、肺动脉（PA）。以上所述切面显示的结构见图 2-1-7。

5. 胸骨左缘肺动脉长轴切面　在大动脉短轴切面的基础上，顺时针方向旋转，向头侧偏斜。此切面主要显示右室流出道远端、肺动脉长轴和主动脉短轴，而不显示右心室和左、右心房（图 2-1-8）。

（1）主肺动脉内径：肺动脉瓣上 1~2cm 处，管壁内缘到内缘之间的收缩期内径。

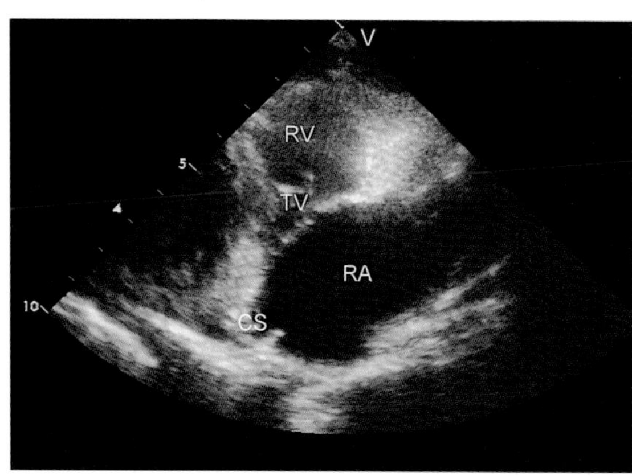

图 2-1-6　胸骨旁右室流入道长轴切面超声切面

CS:冠状静脉窦;TV:三尖瓣;RA:右心房;RV:右心室

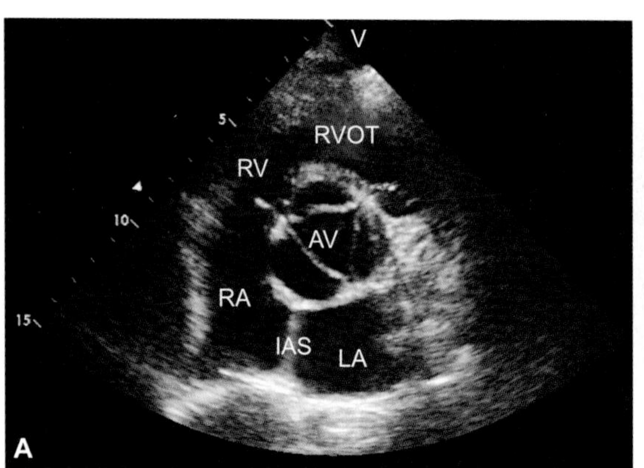

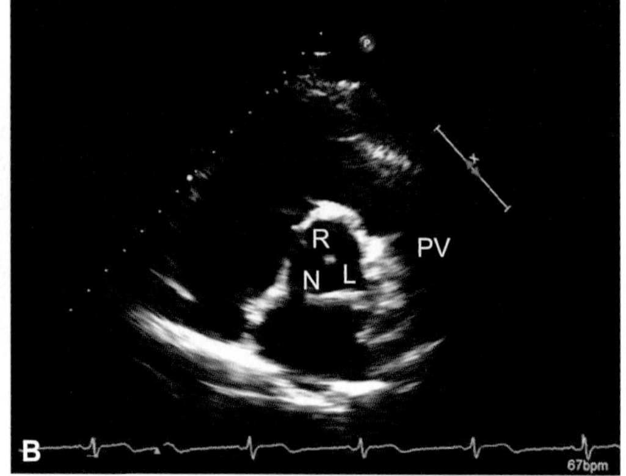

图 2-1-7　主动脉根部短轴超声切面

A. 显示主动脉瓣开放;B. 显示主动脉瓣关闭。RA:右房;RV:右室;RVOT:右室流出道;LA:左房;AV:主动脉瓣;IAS:房间隔;R:右冠脉瓣;L:左冠脉瓣;N:无冠脉瓣

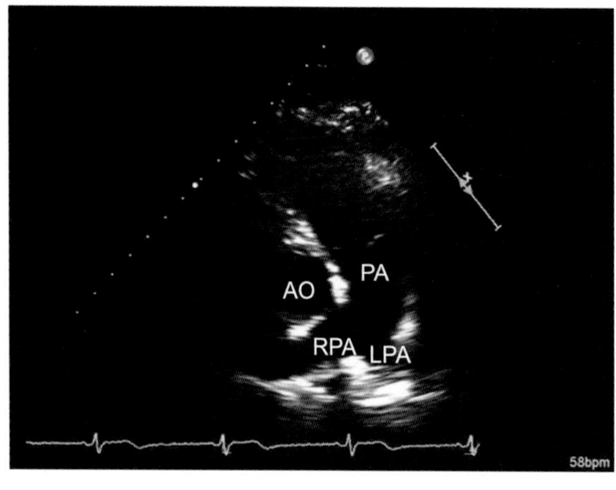

图 2-1-8　胸骨左缘肺动脉长轴超声切面

PA:肺动脉;AO:主动脉;RPA:右肺动脉;LPA:左肺动脉

(2) 左、右肺动脉的内径：于分叉处，垂直于血管走行方向，测量内缘到内缘之间的收缩期内径。

（二）心尖切面图像

1. 心尖四腔切面(the apical four-chamber view)　在左室长轴切面图像的基础上，沿左室长轴向左下移动探头，到达心尖后顺时针旋转探头 90°，同时向右上倾斜探头，即可获得此切面图像。在此切面上可观察到的结构包括：室间隔、房间隔、左心房及左心室、右心房及右心室、二尖瓣的前叶和后叶及三尖瓣的前叶和隔叶(图 2-1-9)。三尖瓣隔瓣附着点一般略低于二尖瓣前叶 0.5~1.0cm。

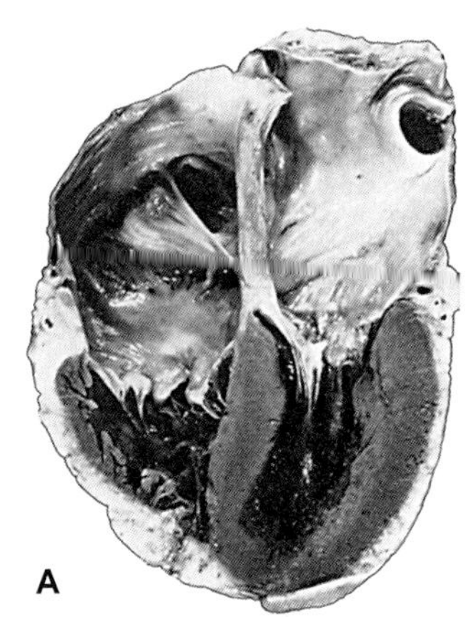

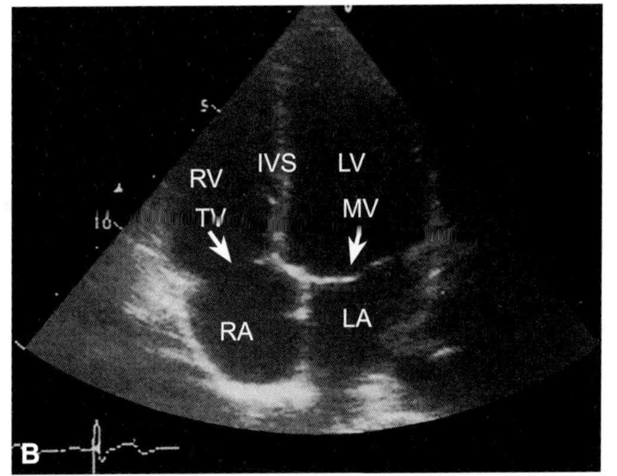

图 2-1-9　心尖四腔示意图

A. 心尖四腔解剖示意图；B. 心尖四腔超声切面图。RA：右房；RV：右室；LA：左房；LV：左室；MV：二尖瓣；TV：三尖瓣；IVS：室间隔

该切面可测量的指标有：

(1) 左房(收缩期测量)

1) 上下径：从二尖瓣环连接的中点至左房顶部心内膜的垂直距离。

2) 左右径：从房间隔中部的左房面心内膜至左房侧壁中部心内膜的距离。

(2) 右房(收缩期测量)

1) 上下径：从三尖瓣环连线的中点至右房顶部心内膜的垂直距离。

2) 左右径：从房间隔中部右室面心内膜至右房右侧缘中部的距离。

(3) 左室(舒张期测量)

1) 上下径：从二尖瓣环连线的中点至左室心尖心内膜面。

2) 左右径：从室间隔左室面心内膜至左室侧壁心内膜测量(测量点选在心室的基底部最宽处)。

(4) 右室(舒张期测量)

1) 上下径：从右室三尖瓣环连线中点至右室的心尖部心内膜。

2) 左右径：从室间隔的右室面心内膜至右室壁的心内膜(测量点同左室)。

2. 心尖五腔切面(the apical five-chamber view)　在心尖四腔切面的基础上，再

顺时针旋转探头约 30°，即可获得此切面。该切面可在心尖四腔图像显示的基础上，再显示出主动脉瓣和升主动脉根部（图 2-1-10）。

3. 心尖两腔切面（the apical two-chamber view） 在心尖四腔切面的基础上，逆时针旋转探头约 45°，稍向左倾斜探头，即可显示该切面。该切面主要显示左室前壁、下壁、左房及二尖瓣（图 2-1-11）。

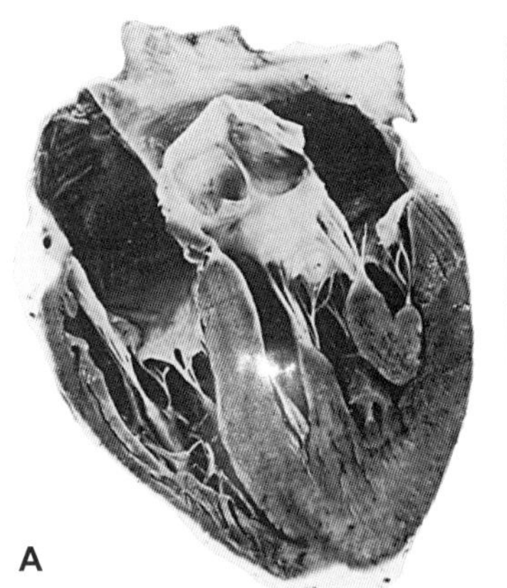

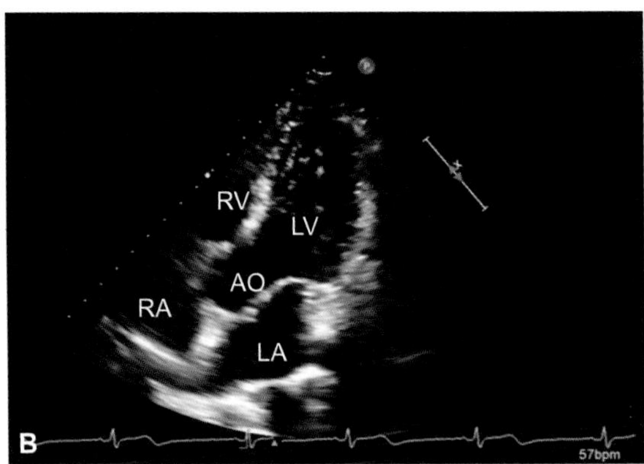

图 2-1-10　心尖五腔心示意图

A. 心尖五腔心解剖示意图；B. 胸骨旁心尖五腔心超声切面图。RV：右心室；RA：右心房；LV：左心室；AO：主动脉；LA：左心房

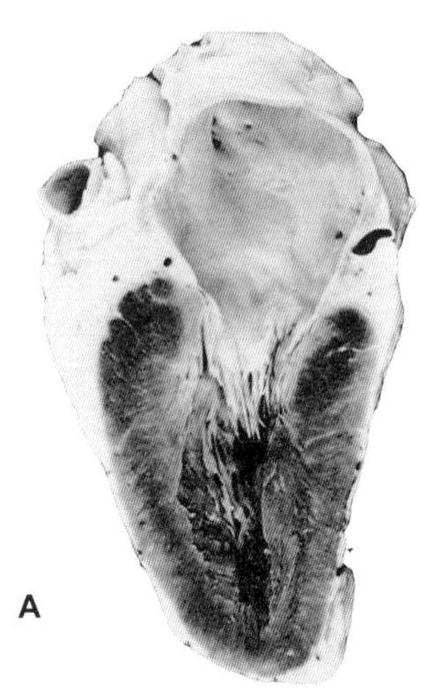

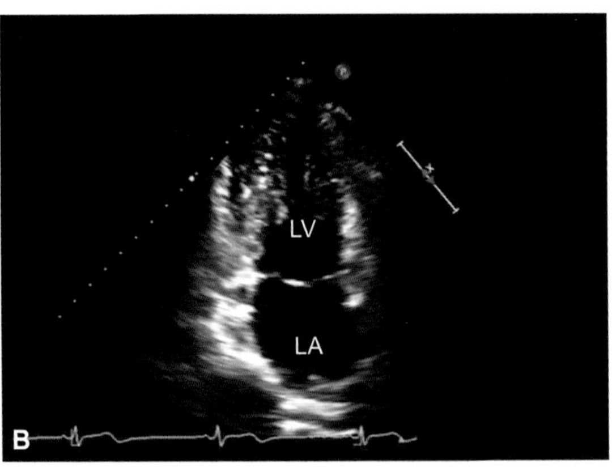

图 2-1-11　心尖两腔观示意图

A. 心尖两腔观解剖示意图；B. 胸骨旁心尖两腔观超声切面图。LV：左心室；LA：左心房

4. 心尖左室长轴切面（the apical long-axis view） 心尖左室长轴切面扫查方向与胸骨旁左室长轴基本相同，不同之处在前者探头置于心尖部，而后者置于胸骨旁。此切面可显示左室后壁、前间隔、心尖、主动脉瓣及二尖瓣（图 2-1-12）。

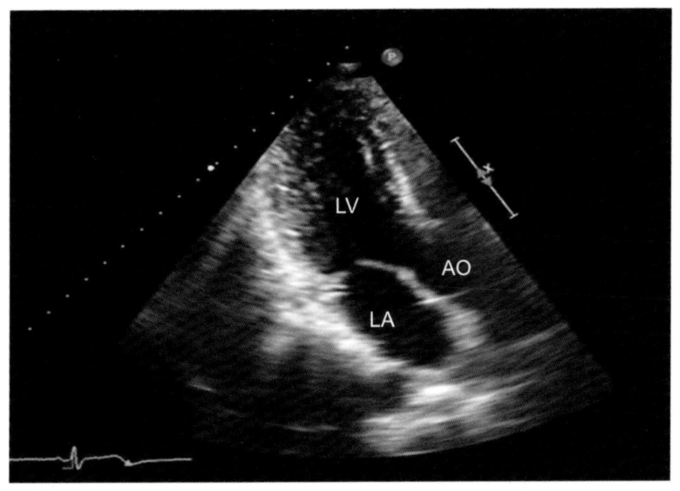

图 2-1-12 心尖左室长轴切面
LV:左心室;LA:左心房;AO:主动脉

(三)胸骨上窝切面图像

1. 胸骨上窝主动脉弓长轴切面 探头置于胸骨上窝,指向后下方心脏方向。该切面主要显示的结构有主动脉弓及其 3 个分支——从右向左依次为:无名动脉、左颈总动脉和左锁骨下动脉;升主动脉;降主动脉的起始部;右肺动脉(位于主动脉弓的后方)。该切面是显示主动脉弓常用的标准切面(图 2-1-13)。

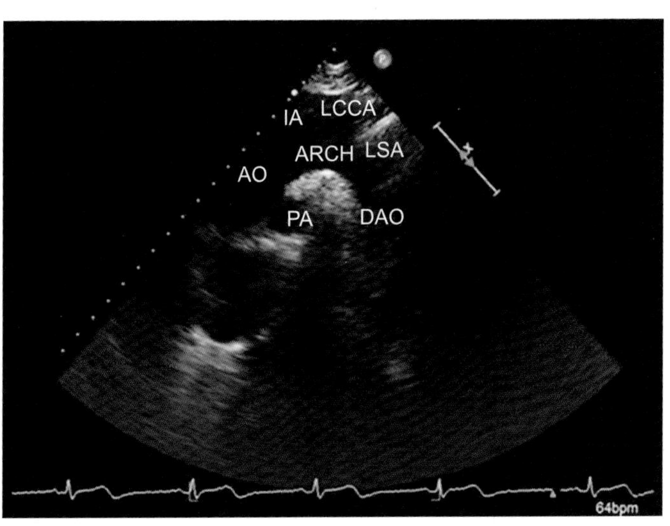

图 2-1-13 胸骨上窝主动脉弓长轴切面
LSA:左锁骨下动脉;LCCA:左颈总动脉;IA:无名动脉;AO:主动脉;DAO:降主动脉;PA:肺动脉

2. 胸骨上窝主动脉弓短轴切面　在主动脉弓长轴切面的基础上，继续旋转探头 90°，横切主动脉弓，此时接近冠状切面，可显示主动脉弓横切面、肺动脉干分叉处及右肺动脉长轴。调整探头方向，还可显示上腔静脉(图 2-1-14)。

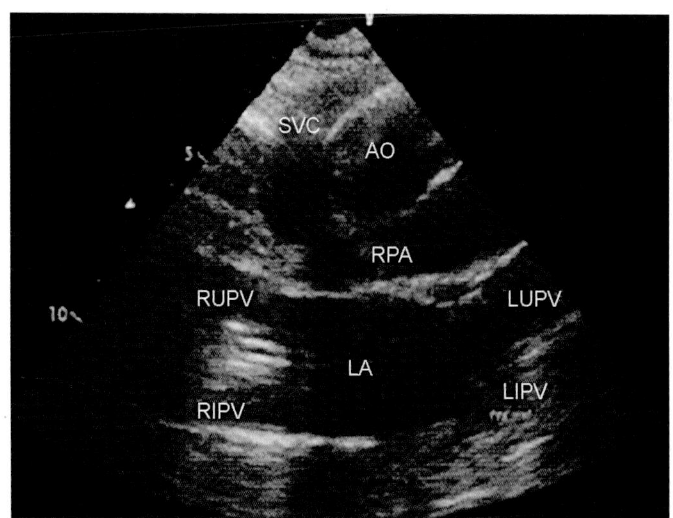

图 2-1-14　胸骨上窝主动脉弓短轴切面

(四) 剑突下常用标准切面图像

1. 剑突下四腔心切面(the subcostal four-chamber view)　探头置于剑突下方，使超声束水平经过心脏。该切面显示的心脏结构与心尖四腔心切面相似，图像显示心尖位于右或右上，心底位于左或左下(图 2-1-15)。

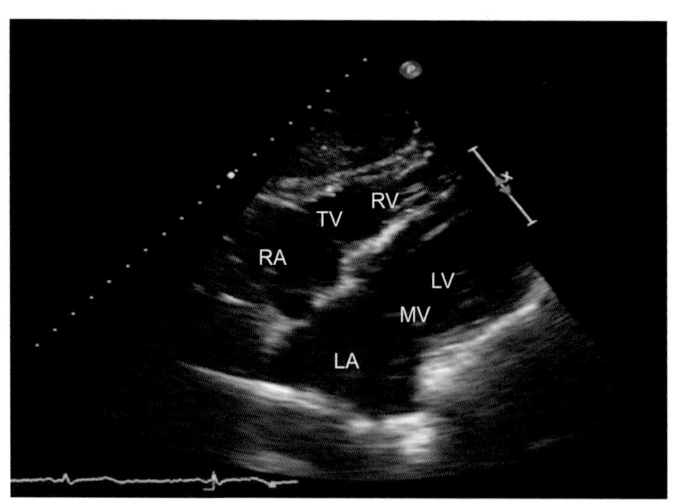

图 2-1-15　剑突下四腔心切面

RV：右心室；TV：三尖瓣；RA：右心房；LV：左心室；LA：左心房；MV：二尖瓣

2. 剑突下主动脉根部短轴切面(the subcostal short axis view of the aortic root) 一般用于胸前区探查主动脉根部短轴切面显示结构不理想的患者。所显示的内容与胸骨旁主动脉根部短轴切面显示的内容相同(图 2-1-16)。

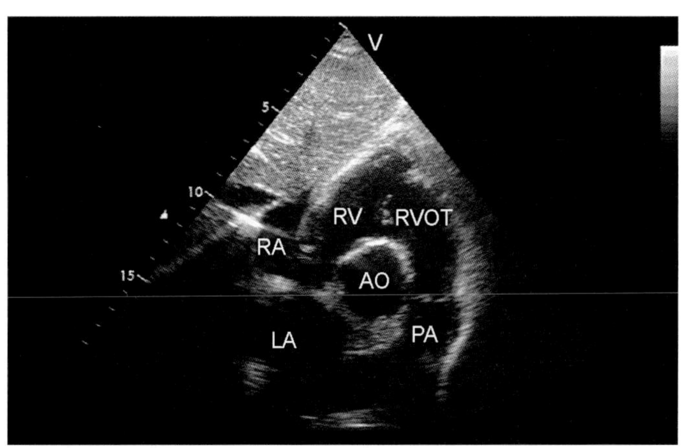

图 2-1-16　剑突下主动脉根部短轴切面

RA:右心房;LA:左心房;AO:主动脉;PA:肺动脉;RVOT:右室流出道

3. 剑突下下腔静脉切面(the subcostal long axis view of the inferior vena cava) 探头位置与剑突下四腔切面基本相同,探头稍向下倾斜。主要显示下腔静脉近心房段、右房及肝静脉(图 2-1-17),有时可见残留的下腔静脉瓣,超声表现为下腔静脉入口处的膜样回声。

(1) 下腔静脉的测量:在下腔静脉进入右房前约 1cm 处测量下腔静脉内径。

(2) 上腔静脉的测量:同下腔静脉的测量。

4. 剑突下上、下腔静脉切面(the subcostal long axis view of the inferior and

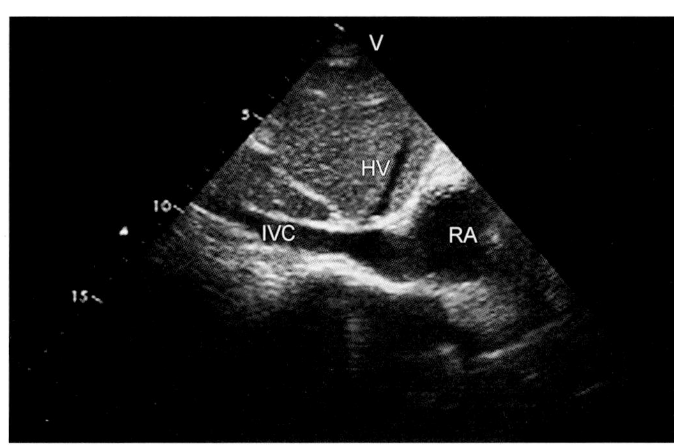

图 2-1-17　剑突下下腔静脉切面

IVC:下腔静脉;RA:右心房;HV:肝静脉

superior vena cava）在剑突下四腔切面的基础上，逆时针旋转探头约 90°。此切面主要显示右心房、房间隔、左心房及上、下腔静脉(图 2-1-18)。

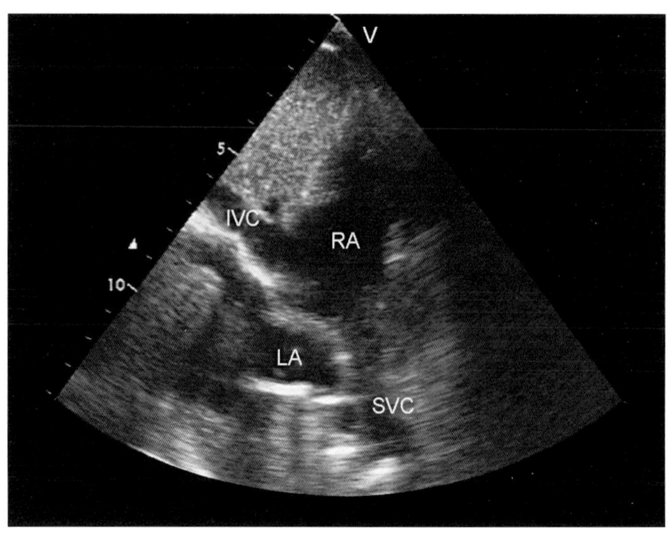

图 2-1-18 剑突下上、下腔静脉切面

IVC：下腔静脉；RA：右心房；LA：左心房；SVC：上腔静脉

(五) 二维 Simpson 法

根据 Simpson 法则，左心室由若干形状相似的圆柱几何体构成，分别测定各个圆柱体的容积，其总和即左心室容积。Simpson 法不受固定几何体模型的限制，尤其适用于伴有室壁节段运动异常的冠心病患者，但一般需通过计算机综合分析处理。

取心尖四腔心和二腔心切面，要求心内膜显示清晰，勾画心内膜时忽略乳头肌轮廓。

正常 M 型超声心动图

一、主动脉根部波群

使用胸骨旁左室长轴切面为标准切面，使 M 型超声心动图取样线通过主动脉根部(即主动脉窦部)，可依次显示出胸壁、右室流出道前壁、右室流出道、主动脉前壁、主动脉瓣、主动脉后壁、左房、左房后壁的 M 型曲线(图 2-2-1)。

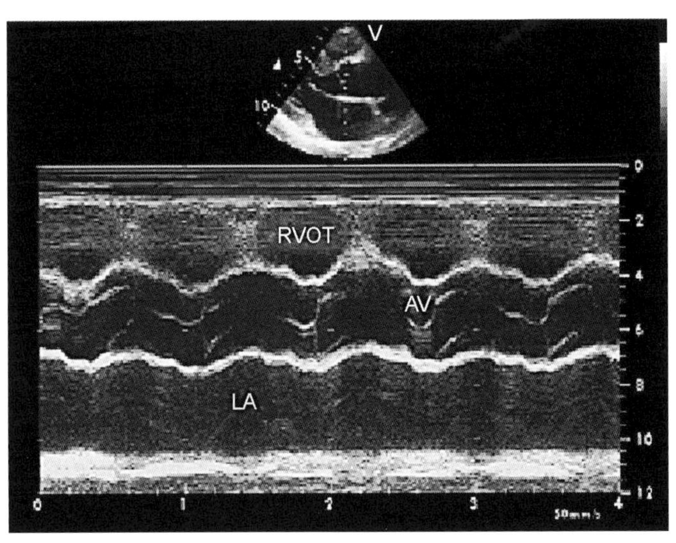

图 2-2-1　主动脉根部 M 型曲线
RVOT：右室流出道；AV：主动脉瓣；LA：左房

该切面可测量左房及主动脉窦部的内径：

(1) 左房前后径：收缩末期测量，稍调整垂直左房后壁并使取样线通过主动脉瓣尖，测量从主动脉后壁内缘至左房后壁内缘。

(2) 主动脉窦部：舒张末期测量，测量主动脉前壁下缘至后壁上缘的距离。

二、二尖瓣水平波群

同样采取以上标准切面，使 M 型超声心动图取样线移动至二尖瓣前瓣瓣尖处，可依次显示出胸壁、右心室前壁、部分右心室、室间隔、左心室、二尖瓣前瓣、左心室后壁等结构的 M 型曲线（图 2-2-2）。

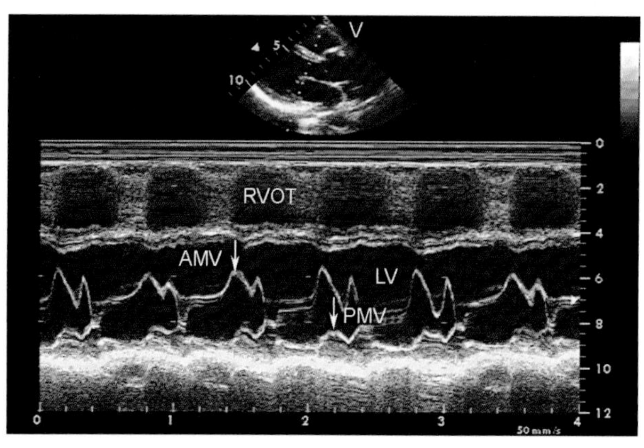

图 2-2-2　左室二尖瓣水平 M 型曲线
AMV：二尖瓣前叶（箭头示）；PMV：二尖瓣后叶（箭头示）；LV：左室；RVOT：右室流出道

三、左心室波群

将 M 型超声心动图取样线移动至腱索水平，规范的 M 型超声测量切面可显示胸壁、右心室前壁、右心室、室间隔、左心室、左心室后壁（图 2-2-3）。室壁内膜面清晰，左室内可无或有腱索反射，但不应有二尖瓣或乳头肌回声，左心室腔应充分展开，取样线应尽可能垂直于室间隔和左室后壁。

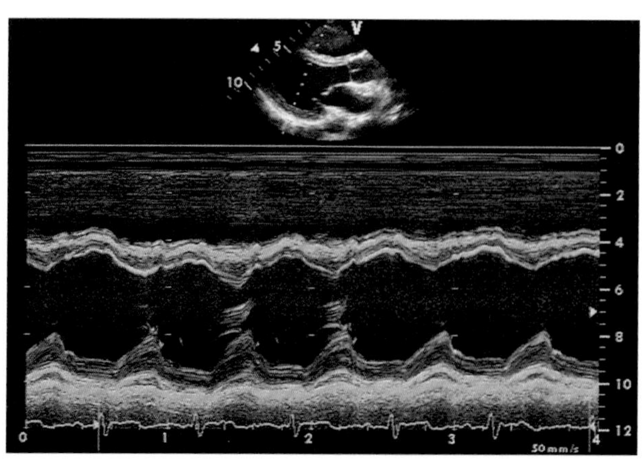

图 2-2-3　左室腱索水平 M 型曲线

正常各瓣口彩色血流多普勒

一、二尖瓣口彩色血流多普勒

采用心尖四腔心切面或胸骨旁左心室长轴切面作为标准探测切面，可见舒张期由左房至左室的红色血流(图 2-3-1)。同时，若在心尖四腔心切面进行观察，可见自肺静脉回流至左房的迎向探头的红色血流。若同时存在二尖瓣口血液的反流，可观察到收缩期由左室至左房的蓝色反流束。

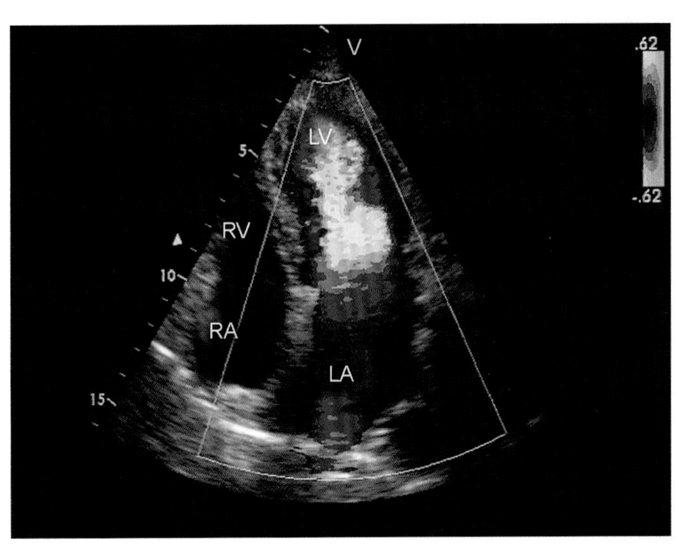

图 2-3-1　二尖瓣口彩色血流多普勒
心尖四腔心切面显示舒张期由左房至左室的彩色血流信号

二、三尖瓣口彩色血流多普勒

观察切面同上，同时也可于胸骨旁主动脉短轴切面进行观察。可观察到舒张期由右房经三尖瓣口进入右室的红色血流，并且由于经过三尖瓣口的血流流速较低，故血流颜色呈现暗红色(图 2-3-2)。若存在三尖瓣口血液的反流，可观察到收缩期自右室至右房的蓝色反流

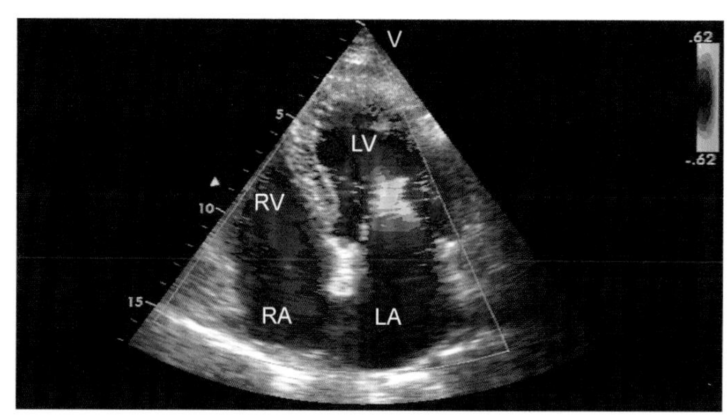

图 2-3-2 三尖瓣口彩色血流多普勒
心尖四腔心切面显示舒张期经过三尖瓣口的彩色血流信号

束，微量或少量的三尖瓣反流为生理性反流。

三、主动脉瓣口彩色血流多普勒

对主动脉瓣口血流进行观察的切面有：心尖五腔心切面、心尖三腔心切面及胸骨旁左心室长轴切面。五腔或三腔切面观察时，瓣口血流总体显示为蓝色（图 2-3-3），亮度可因血流速度的差异而有所不同。若存在反流，可见瓣口处出现舒张期的红色反流束。

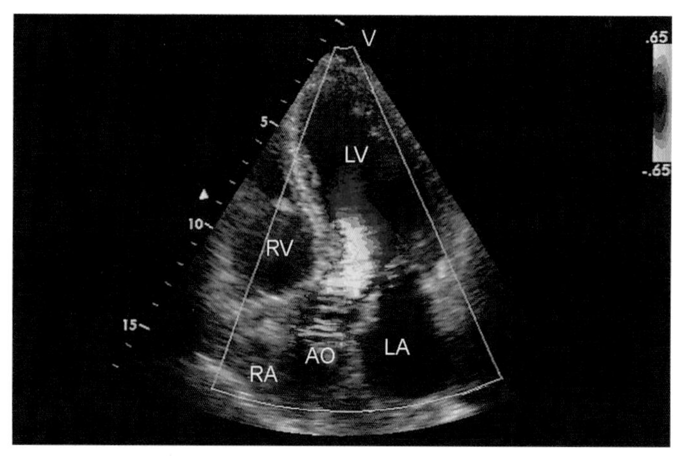

图 2-3-3 主动脉瓣口彩色血流多普勒
心尖五腔心切面显示收缩期经过主动脉瓣口的彩色血流信号

四、肺动脉瓣口彩色血流多普勒

可于胸骨旁主动脉根部短轴切面或剑突下主动脉根部短轴切面进行观察。观察时，需尽量充分显示右室流出道、肺动脉瓣、肺动脉主干及其分支，可见收缩期经肺动脉瓣口进入肺动脉主干的蓝色血流(图 2-3-4),血流色彩的亮度可因血流速度的不同而有所差异。肺动脉瓣口可观察到舒张期少量的红色反流束,为正常的生理性反流。

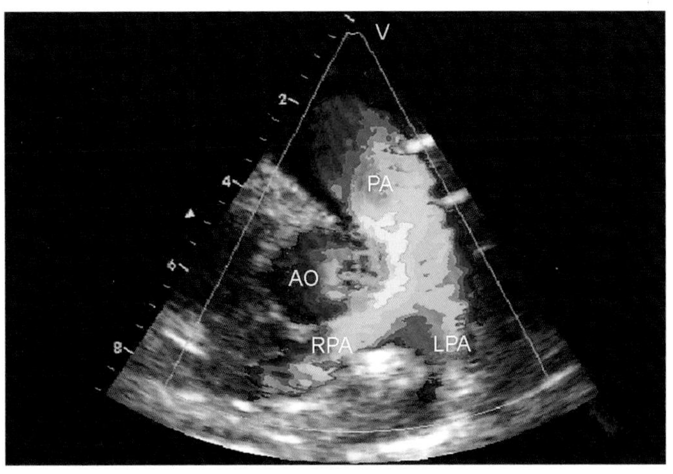

图 2-3-4　肺动脉瓣口彩色血流多普勒

胸骨左缘肺动脉长轴切面显示收缩期经过肺动脉瓣口的彩色血流信号

五、升主动脉及降主动脉彩色血流多普勒

取胸骨上主动脉长轴切面作为观察切面,充分显示升主动脉、主动脉弓及降主动脉。此切面上,升主动脉的血流迎向探头,血流呈红色;降主动脉内血流背离探头方向,血流呈蓝色;主动脉弓中部因血流方向与超声声束垂直,故无彩色显示(图 2-3-5)。

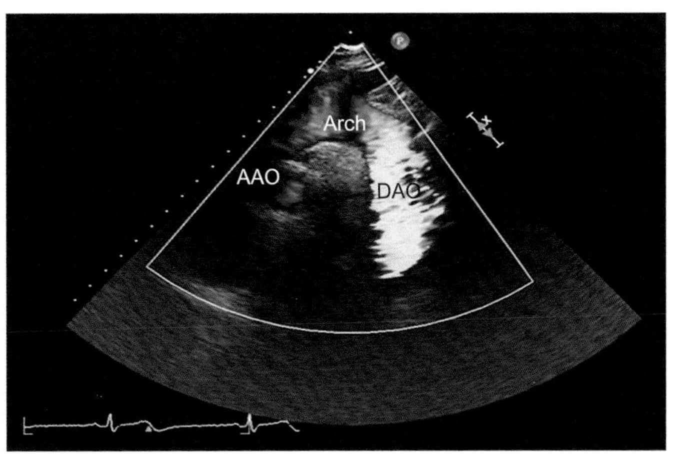

图 2-3-5　升主动脉及降主动脉彩色血流多普勒

胸骨上窝主动脉长轴切面显示主动脉的彩色血流,升主动脉内的血流呈红色,降主动脉内的血流呈蓝色。AAO:升主动脉;Arch:主动脉弓;DAO:降主动脉

六、右上肺静脉彩色血流多普勒

取心尖四腔心切面观察，可于收缩末期观察到右上肺静脉进入左房呈红色的血流（图2-3-6）。若具备条件，采用经食管超声可清晰显示右上肺静脉。

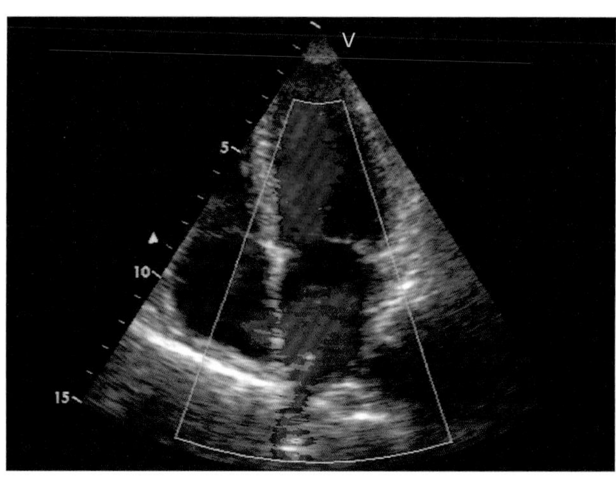

图 2-3-6　右上肺静脉彩色血流多普勒

心尖四腔心切面显示收缩末期右上肺静脉到左房的彩色血流信号

七、上、下腔静脉彩色血流多普勒

观察下腔静脉血流时，可采用剑突下下腔静脉长轴切面，显示为暗蓝色的血流自下腔静脉进入右房；上腔静脉的血流也可在剑突下切面进行观察，可见红色血流自上腔静脉进入右房内（图2-3-7）。但观察上腔静脉血流的首选切面为经食管超声心底部上、下腔静脉长轴切面。

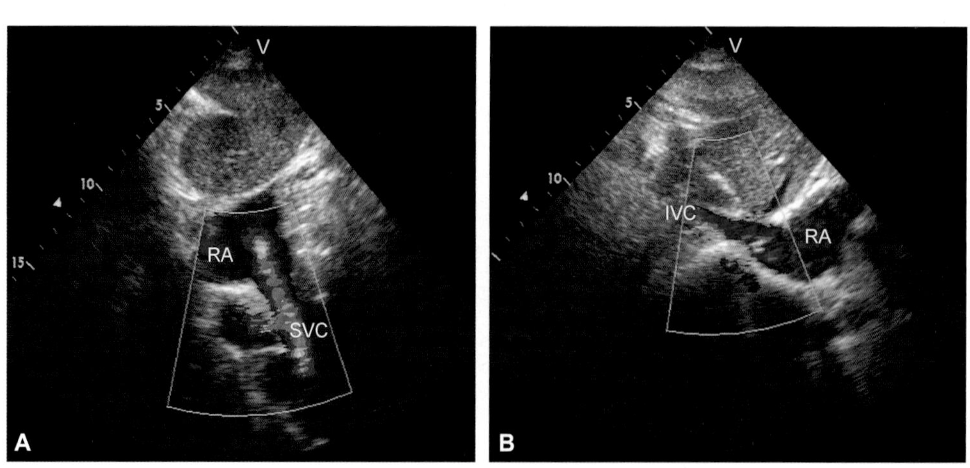

图 2-3-7　剑突下上腔静脉切面血流信号示意图

A. 剑突下上腔静脉切面显示上腔静脉进入右房的红色血流信号；B. 剑突下下腔静脉切面显示下腔静脉进入右房的蓝色血流信号

血流频谱特点

一、二尖瓣血流频谱

选取心尖四腔心切面，将取样容积置于二尖瓣口左心室侧。

二尖瓣血流频谱的特点为基线向上的双峰、窄带中空的脉冲波型，心室舒张早期（即快速充盈期）及心室舒张末期（即心房收缩期）分别产生一个脉冲波频谱，称为 E 峰最大速度和 A 峰最大速度（图 2-4-1），还可测 E 波减速时间。正常情况下，E 峰 >A 峰。

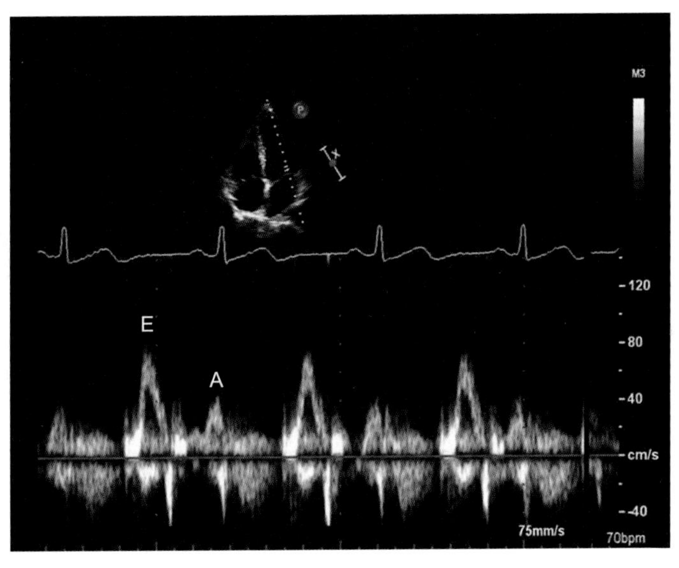

图 2-4-1　二尖瓣口血流频谱

显示 E 峰和 A 峰的最大流速，E>A

二、三尖瓣血流频谱

选取心尖四腔心切面，将取样容积置于三尖瓣口右室侧。

三尖瓣舒张期血流频谱与二尖瓣相似，呈正向双峰，但 E 峰和 A 峰均小于二尖瓣（图

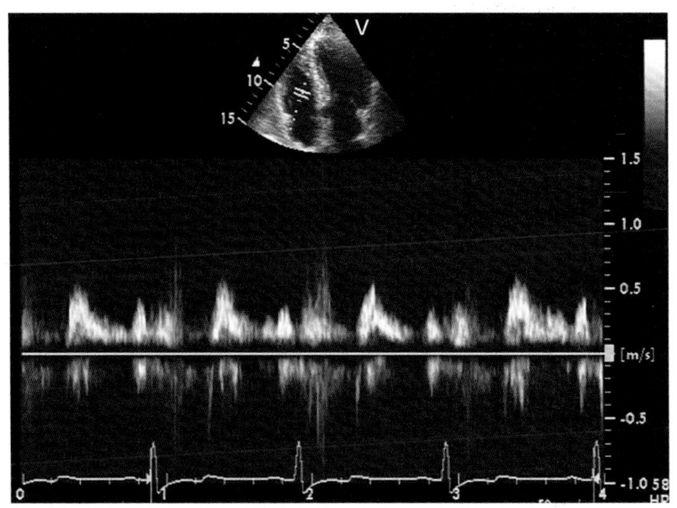

图 2-4-2 三尖瓣口血流频谱

显示 E 峰和 A 峰的最大流速，E>A

2-4-2)。三尖瓣血流速度受呼吸影响较大，吸气时流速增大，呼气时流速减低。

三、主动脉瓣血流频谱

选取心尖五腔心切面，将取样容积置于主动脉瓣上。

主动脉瓣血流的多普勒频谱为基线向下的负向单峰窄带脉冲波频谱，略呈三角形，于收缩期出现，血流速度大于肺动脉瓣流速(图 2-4-3)。可测收缩期最大峰值流速、左室射血时间、血流速度积分。

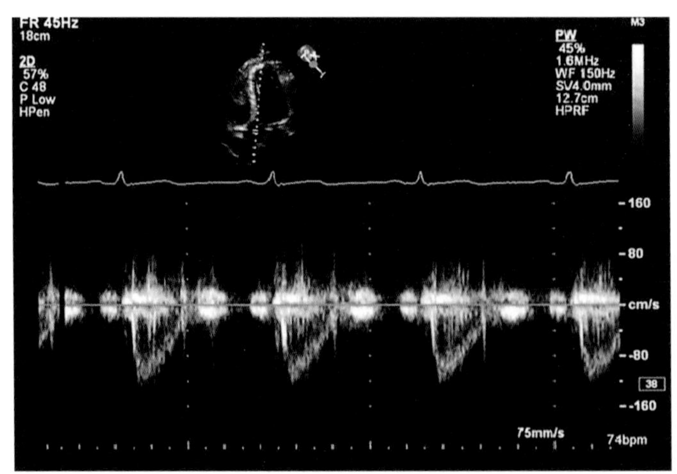

图 2-4-3 主动脉瓣口血流频谱

主动脉瓣口血流频谱显示收缩期主动脉瓣的负向血流频谱

四、肺动脉瓣血流频谱

选取胸骨旁主动脉短轴切面,将取样容积置于肺动脉瓣上 3mm 处的肺动脉中央。

肺动脉瓣的血流频谱特点与主动脉瓣相似,呈窄带状三角形或抛物线形脉冲波频谱(图 2-4-4)。可测肺动脉血流的最大峰值流速、血流加速时间(AT)、射血前期(PEP)、射血时间(ET)及血流速度积分。

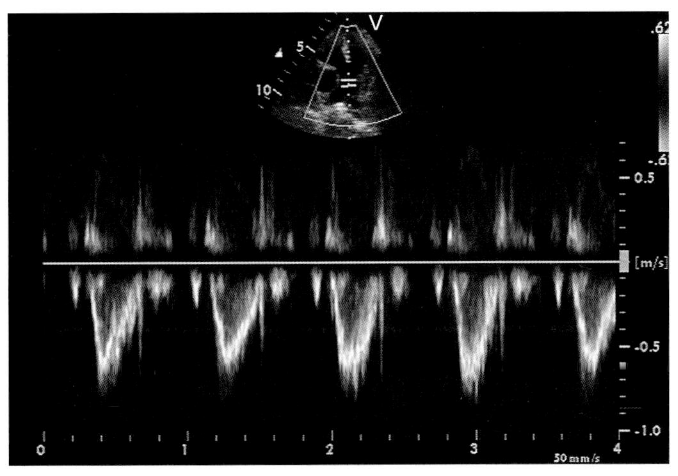

图 2-4-4 肺动脉瓣口血流频谱

显示收缩期肺动脉瓣的负向血流频谱

肺动脉射血前期:从心电图的 Q 波开始至血流频谱的起始点的时间距离,以毫秒(ms)为单位。

五、腔静脉血流频谱

上、下腔静脉内为静脉血,其多普勒频谱呈连续的起伏波形。收缩期产生一个正向脉冲波(S 波),系心室收缩时,右心房舒张和三尖瓣环下移使腔静脉血回流加速所致;舒张期也产生一个正向脉冲波(D 波),系右心室快速充盈,右房内血流迅速到右室,腔静脉回流再次加速所致;心房收缩时产生一个负向脉冲波(A 波),系右房收缩,腔静脉内血液逆流所致。以上各波受呼吸的影响较大,表现为深吸气时血流速度增大,深呼气时血流速度减低(图 2-4-5)。

六、肺静脉血流频谱

选取心尖四腔心切面,将取样容积置于右上肺静脉的开口。

肺静脉血流频谱为三相波形:收缩期产生一个正向脉冲波(即 S 波),舒张期也产生一个正向脉冲波(即 D 波),心房收缩时产生一个负向脉冲波(即 A 波)。频谱类似于腔静脉血流频谱,不同之处在于肺静脉最大流速出现于舒张早、中期,受呼吸影响较小(图 2-4-6)。

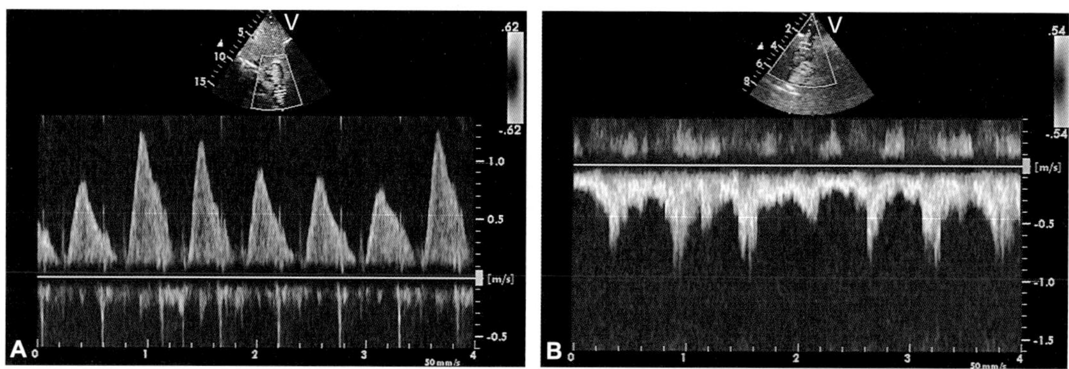

图 2-4-5 腔静脉血流频谱

A. 剑突下上腔静脉的血流频谱；B. 胸骨上窝切面上腔静脉的血流频谱

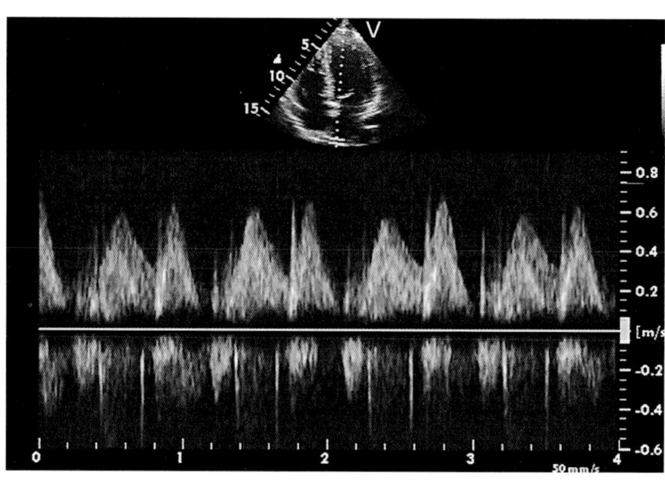

图 2-4-6 右上肺静脉血流频谱

超声心动图测值的正常范围

表 2-5-1　中国人正常成人超声心动图测量值

测量项目		正常值(mm)	
		男	女
左心房内径	收缩末期	35.7 ± 4.6	34.6 ± 4.3
左心室内径	舒张末期	46.2 ± 4.0	43.2 ± 3.3
右心房内径	收缩末期	35.4 ± 4.6	32.3 ± 4.3
右心室内径	舒张末期	22.3 ± 3.9	21.1 ± 3.6
右室流出道内径	舒张末期	23.4 ± 4.3	22.2 ± 3.9
室间隔厚度	舒张末期	8.9 ± 1.3	8.1 ± 1.3
左室后壁	舒张末期	8.7 ± 1.2	7.9 ± 1.2
	收缩末期	12.5 ± 1.9	11.7 ± 1.8
主动脉窦部	舒张末期	30.1 ± 3.2	27.4 ± 3.1
升主动脉	舒张末期	27.7 ± 3.7	25.9 ± 3.5
主动脉弓	收缩末期	24.4 ± 3.7	23.1 ± 3.4
降主动脉	收缩末期	19.9 ± 3.6	18.7 ± 3.2
肺动脉	舒张末期	20.7 ± 2.8	20.2 ± 3.0
左肺动脉	舒张末期	12.7 ± 2.4	12.2 ± 2.4
右肺动脉	舒张末期	12.5 ± 2.5	11.9 ± 2.5
下腔静脉	呼气末、吸气末	12~21	

引自：Yao GH, Deng Y, Liu Y, et al. Echocardiographic measurements in normal Chinese adults focusing on cardiac chambers and great arteries：a prospective, nationwide, and multicenter study. J Am Soc Echocardiogr, 2015, 28(5): 570-579.

表 2-5-2　Simpson 法测量左室射血分数

	正常值
4C 左室舒张末容积	46~140ml
4C 左室收缩末容积	13~56ml
EF 值	47%~79%
2C 左室舒张末容积	40~35ml
2C 左室收缩末容积	10~53ml
EF 值	50%~75%

表 2-5-3　脉冲多普勒测量血流速度的正常值范围

测量部位	正常值(m/s)	
	男	女
二尖瓣口峰值流速		
E 峰	0. 81±0.19	0. 89±0.21
A 峰	0. 67±0.20	0. 72±0.23
三尖瓣口峰值流速		
E 峰	0. 56±0.13	0. 59±0.14
A 峰	0. 42±0.11	0. 43±0.12
主动脉瓣口流速	1. 22±0.22	1. 29±0.23
肺动脉瓣口流速	1. 00±0.19	0. 97±0.18

引自:Yao GH, Deng Y, Liu Y, et al. Echocardiographic measurements in normal Chinese adults focusing on cardiac chambers and great arteries:a prospective, nationwide, and multicenter study. J Am Soc Echocardiogr, 2015, 28(5): 570-579.

第二篇

第三篇

瓣膜疾病

二尖瓣瓣膜疾病

第一节 二尖瓣正常解剖结构及超声图像特点

一、二尖瓣的正常解剖概要

二尖瓣装置由左房、左室、瓣叶、瓣环、腱索和乳头肌六部分组成。开口为卵圆形，瓣口面积为 4~6cm^2，平均长径 2.6cm，短径 2.0cm，周径 10~11cm。二尖瓣功能的正常有赖于二尖瓣装置结构的完整和功能上的协调统一。

二尖瓣分为前叶和后叶。前叶与大动脉后壁起始部相连，后叶在房室间沟与左房相连。二尖瓣前叶比后叶长，且宽大，其基底部附着于二尖瓣环前内侧的 1/3。后叶较小，但面积与前叶相似，其基底部附着于二尖瓣环后外侧的 2/3。二尖瓣前叶是血流的通路，将左室分隔成左室流入道和左室流出道。前叶和后叶之间的连接处分别称为前外侧连合和后内侧连合。

左室内，与二尖瓣腱索相连的有前外侧和后内侧两组乳头肌。前外侧乳头肌位于左室前壁和外侧壁交界处，后内侧乳头肌位于左室后壁近室间隔处，它们通过腱索与瓣膜相连。

二、超声心动图图像

（一）二维超声心动图

观察二尖瓣的切面有：胸骨左缘左室长轴切面、二尖瓣水平左室短轴切面、心尖部四腔心切面。心尖部切面可观察二尖瓣活动，但探头距二尖瓣较远，不能观察二尖瓣的细节问题；胸骨左缘左室长轴切面可观察二尖瓣的形态、活动度、开口幅度以及有无脱垂；二尖瓣水平左室短轴切面可用于测量二尖瓣瓣口面积。

（二）M 型超声心动图

可观察二尖瓣随时间变化的曲线。二尖瓣前叶曲线在舒张期表现为 E、A 两峰，E 峰出现于舒张早期，为左心室快速充盈所致；A 峰出现于舒张晚期，为左心房收缩期二尖瓣前叶的前向运动。CD 段是指 C 点至 D 点之间的间期，代表左心室射血期，表现为收缩期位置较低、缓慢上升的曲线。二尖瓣后叶在左室舒张期出现与前叶相反的回声曲线，后叶出现向后的两个波峰分别称为 A′峰和 E′峰，其含义与前叶曲线的 A 峰和 E 峰相似。可测量二尖瓣最大开放幅度，即前叶曲线的 E 峰至后叶曲线的 E′峰之间的垂直距离（图 3-1-1）。

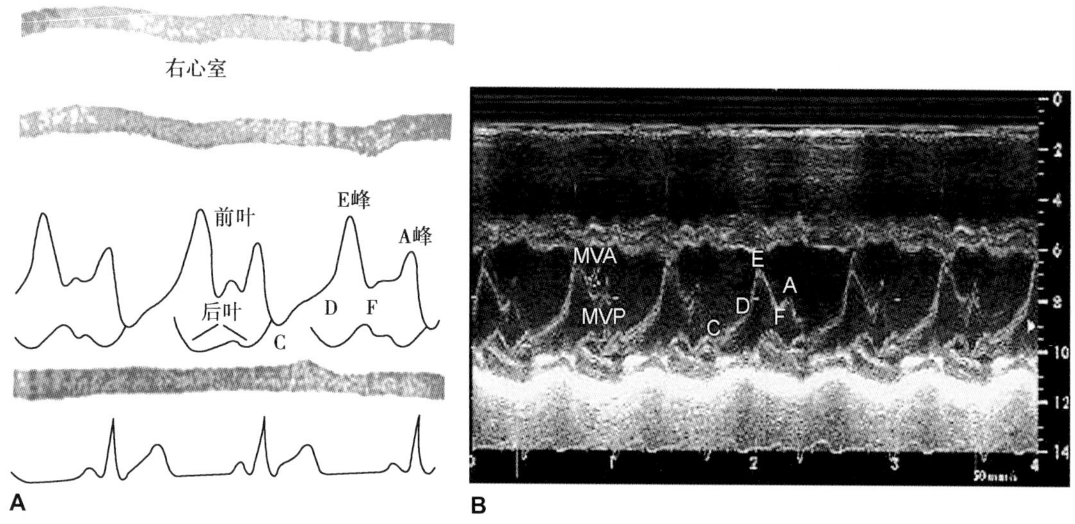

图 3-1-1 二尖瓣 M 型曲线图示

A. 二尖瓣 M 型曲线示意图；B. 二尖瓣 M 型曲线超声切面图。MVA：二尖瓣前叶；MVP：二尖瓣后叶

（三）脉冲多普勒

取样容积置于二尖瓣下，显示窄带双峰正向频谱，表现为 E、A 两波。正常儿童测最大流速均值为 1.0m/s，范围为 0.8~1.3m/s；成人最大流速均值为 0.9m/s，范围为 0.6~1.3m/s。

（四）连续多普勒

显示舒张期宽带或充填型正向双峰频谱，表现为 E、A 两波，两个波峰均大于脉冲多普勒。

（五）彩色多普勒

在心尖部切面，主要显示心室舒张期红色血流图像、收缩期蓝色血流图像。

第二节 二尖瓣狭窄

一、疾病的一般特征

二尖瓣狭窄（mitral stenosis）几乎都是由风湿性病变所致，多造成二尖瓣前、后叶同时受累。表现为瓣叶不同程度的变形、增厚、回声增强及瓣膜联合处粘连、融合，多数病人合并轻度关闭不全。最终二尖瓣严重纤维化，甚至钙化，瓣叶、腱索和乳头肌病变进一步加重，二尖瓣可变成固定、僵硬的漏斗状或管状，瓣口开放似鱼口状，活动度明显降低或消失，出现严重狭窄，往往伴有明显的关闭不全。

根据瓣叶形态变化及病变程度，分为隔膜型、漏斗型、瓣膜增厚型 3 型。其中，漏斗型病变程度最重，二尖瓣前后叶明显增厚、纤维化及变硬，腱索、乳头肌明显粘连、增粗和缩短，使整个瓣膜形成僵直的漏斗状，瓣膜活动消失，常伴有明显的关闭不全。

二、病理生理学特征

二尖瓣长期狭窄将导致左心房扩张，左房压因此持续性升高，左房代偿性扩张，长期持续升高的左房压将进一步引起肺静脉、肺毛细血管及肺动脉内压力被动性升高。若肺动脉压力持续升高，最终将导致右心室压力负荷过重，心腔扩大，发生右心衰竭。伴有较严重的二尖瓣关闭不全时，左心功能亦受影响。

此外，由于较重的二尖瓣狭窄，左房至左室血流的通路发生障碍。左房内，尤其是在左心耳部，血流长期处于低流速和高凝状态，易形成血栓。同时，左房腔的扩大还易引起房颤的发生。

三、临 床 特 点

二尖瓣狭窄程度轻时，患者可不表现出临床症状；当有中、重度狭窄时，患者可出现肺淤血；长期严重的狭窄，肺动脉及右心室压将被动性、渐进性增高，右心腔扩大，出现右心衰竭的相关症状，如肝大、颈静脉充盈怒张等。若二尖瓣狭窄，同时伴有二尖瓣关闭不全存在时，因二尖瓣反流，左心容量负荷也将增加，最终导致左心衰竭。

较典型的体征包括：患者出现“二尖瓣面容”（即双侧面颊红紫），二尖瓣听诊区出现舒张期隆隆样杂音，第一心音减弱而第二心音增强，肺部可出现湿性啰音。

四、检 查 方 法

采用各种超声检查方法检查二尖瓣狭窄的患者时，均有特异性表现。综合性应用超声心动图诊断技术，对此种瓣膜疾患的诊断占有绝对性优势。通常，综合检查可对瓣膜的损害部位、程度进行定性和定量化的诊断。

在二维超声心动图检查过程中，一般需要观察瓣膜开放的面积和关闭的状况。通常选取二尖瓣水平左心室短轴切面，对狭窄的瓣口面积进行测量；同时，需要注意在胸骨旁左室长轴切面、短轴切面、心尖四腔心等切面，综合观察瓣叶有无增厚、钙化，瓣下腱索有无钙化、粘连、融合及其程度，是否同时伴有乳头肌病损，检测各房室腔的大小、内部结构、有无心房腔及心耳部的附壁血栓形成。应用彩色多普勒和频谱多普勒，结合观察有无瓣膜的反流及其程度、狭窄血流的流速及跨瓣压差，从而判断狭窄发生的程度。

五、超声心动图观察的重点

（一）二维超声心动图

最常用的观察二尖瓣狭窄的切面是胸骨旁左室长轴切面和胸骨旁二尖瓣水平左室短轴切面，观察二尖瓣的形态、活动度、瓣口开放幅度及病变性质，可以对二尖瓣狭窄进行定量和

定性分析。二维断面法观察的超声切面以及各切面所观察的重点如下(表 3-1-1、图 3-1-2):

(二) M 型超声心动图

最典型的改变是二尖瓣前叶的"城墙样改变",EF 斜率减低,严重者 A 波消失,二尖瓣后叶与前叶交界处粘连,与前叶的运动曲线平行,呈同向运动;室间隔与左室后壁同向运动(由于左室舒张早期充盈困难,容积扩张缓慢,而右室活动不受限,容积扩张较快向左室侧推挤室间隔)(图 3-1-3)。

表 3-1-1　超声切面及各切面所观察的重点

二维切面	超声观察重点
胸骨旁左心室长轴切面	1. 瓣尖、瓣体部的增厚、粘连、钙化及其程度 2. 二尖瓣活动异常,瓣叶开放受限,呈"穹隆状"(图 3-1-2) 3. 左房扩大明显,如伴有肺动脉高压,则右房、右室也可增大
胸骨旁大动脉短轴切面	1. 左房扩大 2. 右室、右室流出道扩大,肺动脉可增粗
二尖瓣水平左室短轴切面	1. 二尖瓣瓣叶增厚,回声增强 2. 舒张期瓣口开放呈"鱼口状" 3. 采用轨迹法可测量二尖瓣口开放面积
心尖四腔切面	1. 左室不大,左房明显扩大 2. 二尖瓣瓣叶增厚,回声增强,开放幅度小 3. 晚期肺动脉高压时,肺静脉增粗,右房、右室大

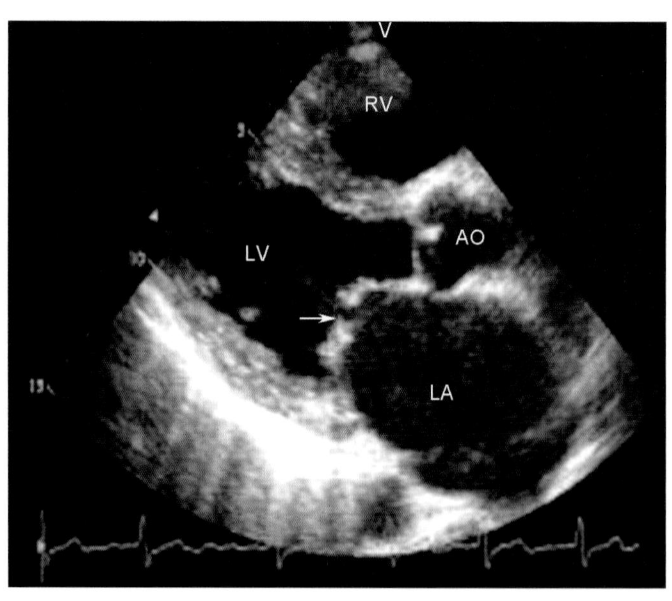

图 3-1-2　二尖瓣狭窄二维图像表现

胸骨旁左心室长轴切面显示二尖瓣瓣叶增厚,回声增强,开放受限,呈"穹隆状"(箭头示),左房扩大

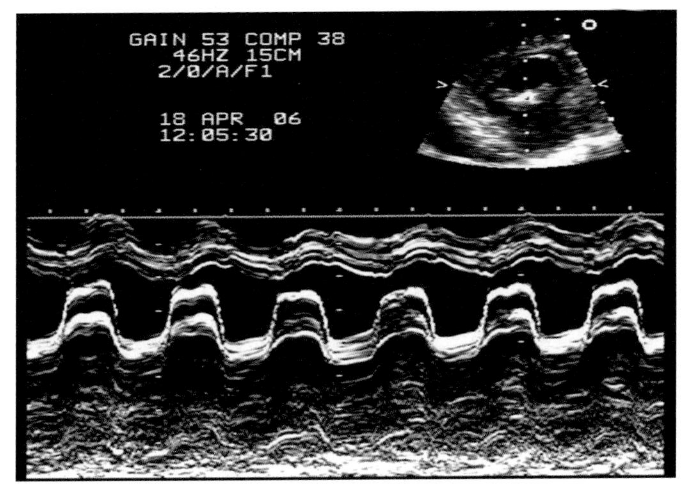

图 3-1-3　二尖瓣狭窄 M 型曲线

二尖瓣前后叶呈同向运动，二尖瓣前叶的“城墙样改变”；室间隔与左室后壁同向运动

（三）**多普勒超声心动图**

彩色血流多普勒（CDFI）显示，左室流入道血流经过二尖瓣狭窄口时形成红色明亮细窄的射流束（图 3-1-4）。

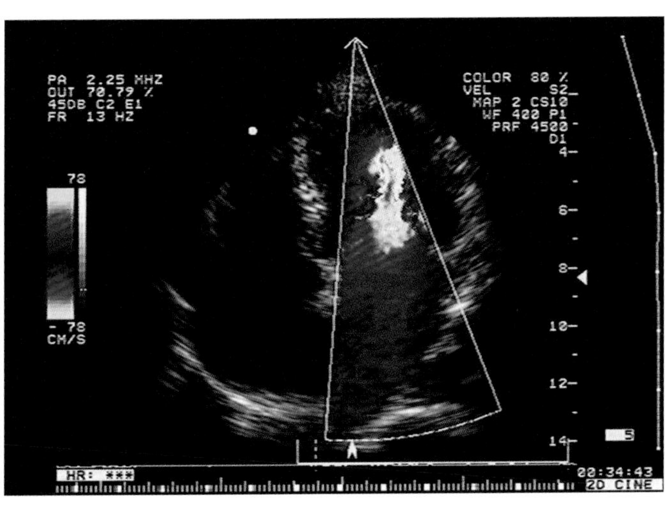

图 3-1-4　二尖瓣狭窄彩色图像表现

频谱多普勒：二尖瓣狭窄造成了二尖瓣口的血流受阻，从而引起了二尖瓣口血流速度的增快和跨瓣压差增高，故可以用脉冲或连续多普勒来测定血流速度，并用伯努利方程测定压差（$P=4V^2$），以确定二尖瓣狭窄的程度。

1. 脉冲型频谱多普勒（PW） 特点是舒张期出现一单向朝上、离散度较大、平顶且实填的图形（图 3-1-5）。E、A 峰存在，E 峰下降支减速度缓慢。伴有房颤时，A 峰消失，频谱呈单峰。

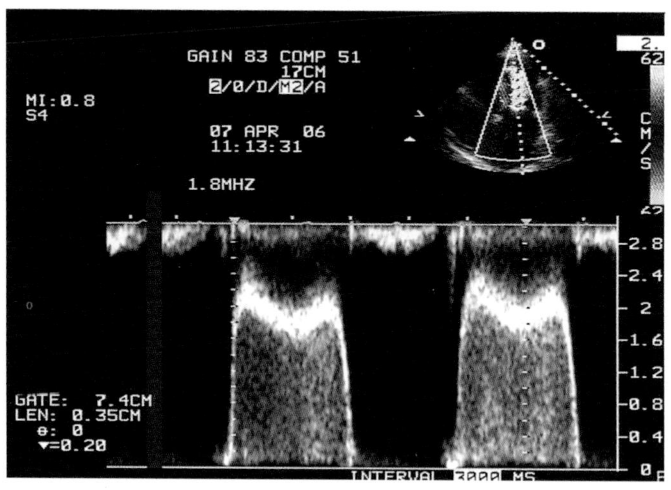

图 3-1-5　二尖瓣狭窄血流频谱

2. 连续型多普勒（CW） 特征是全舒张期的向上的实填双峰宽带图。E 峰上升陡直，下降缓慢。声音信号表现为全舒张期粗糙、低调、嘈杂的噪声。可测 PHT（压差半降时间），估计狭窄程度。

（四）二尖瓣狭窄时瓣口面积的测定方法

1. 二维超声直接测量瓣口面积 应在二尖瓣水平心室短轴切面用轨迹法勾画，测量舒张期瓣口面积（图 3-1-6）。

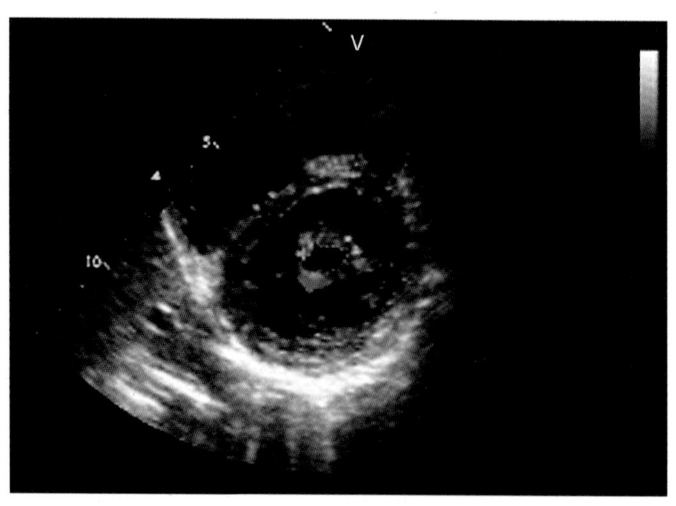

图 3-1-6　面积法测量二尖瓣口面积

左心室短轴切面二尖瓣尖水平显示舒张期二尖瓣口面积缩小，瓣口开放呈“鱼口状”

2. 压差半降时间法（pressure half time，PHT） 二尖瓣瓣口面积（MVA）=220/PHT，此公式适用于单纯二尖瓣狭窄，是根据自体瓣膜得出的经验公式，不能用于人工瓣膜瓣口面积的估测。PHT 法估测二尖瓣狭窄程度重复性好，但其时间长短不但与瓣口面积有关，也受心率、二尖瓣口流量及跨瓣压差的影响（图 3-1-7）。

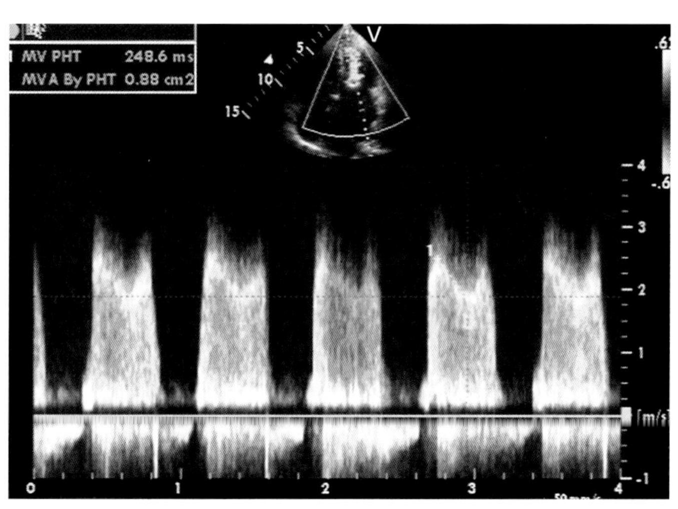

图 3-1-7　用压差半降时间法计算瓣口面积

3. 近端等速度表面面积法定量评估瓣口面积（proximal isovelocity surface area，PISA） PISA 法亦称血流汇聚法，是彩色多普勒血流显像法定量分析血流量的一种方法。根据流体力学原理，当流体通过狭窄口之前，其流线向狭窄口呈放射状汇聚并且流速逐渐增加，在狭窄口近端形成加速区；在此区域内，无数流线上各个相同速度点组成一近似半球形表面。由于流线上流速向狭窄口汇聚并加速，因此可有许多等速表面。用下式可计算二尖瓣口面积：

$$MVA=2\pi r^2 \times NL \times DT \times (\theta/180)/VTI$$

式中 $2\pi r^2$ 为等速区的面积；NL 为产生瓣口血流彩色信号颜色翻转的速度；DT 为舒张期时间；θ 为舒张期二尖瓣最大开放时前后瓣之间的夹角；VTI 为瓣口血流的速度时间积分。

当彩色血流信号混叠的图形是正圆形或近似正圆形时，本法的测量值是准确的；如非正圆形，则图形畸变越明显，对瓣口大小的估测误差越大。

（五）二尖瓣狭窄程度分型

狭窄程度分型见表 3-1-2。

表 3-1-2　二尖瓣狭窄程度分型

	轻度狭窄	中度狭窄	重度狭窄
病理解剖学分类	1. 瓣尖运动良好 2. 瓣口轻度增厚、钙化 3. 瓣叶呈穹隆样改变 4. 腱索增厚	1. 瓣尖运动减弱 2. 瓣口增厚、钙化明显 3. 腱索缩短 4. 前、后叶交界处钙化	1. 瓣膜运动明显减弱或无运动 2. 腱索、乳头肌融合成块影

续表

	轻度狭窄	中度狭窄	重度狭窄
瓣口面积(MVA)分类(正常 4~6cm^2)	1.5~2.0cm^2	1.0~1.5cm^2	<1.0cm^2
跨瓣压差(ΔP)(mmHg)	5~10	10~20	>20
压差半降时间(PHT)(ms)	90~150	150~219	>220

注:①当有中等以上的大动脉反流时,CW 法测 PHT 会将 MVA 计算过高;②当左室功能低下时,二尖瓣口的 ΔP 就会变小;③当 MVA>2.0cm^2 时,PHT 计算会有误差。

六、常见并发症

1. 房颤。
2. 左房巨大血栓(图 3-1-8)。
3. 二尖瓣狭窄伴肺动脉高压。

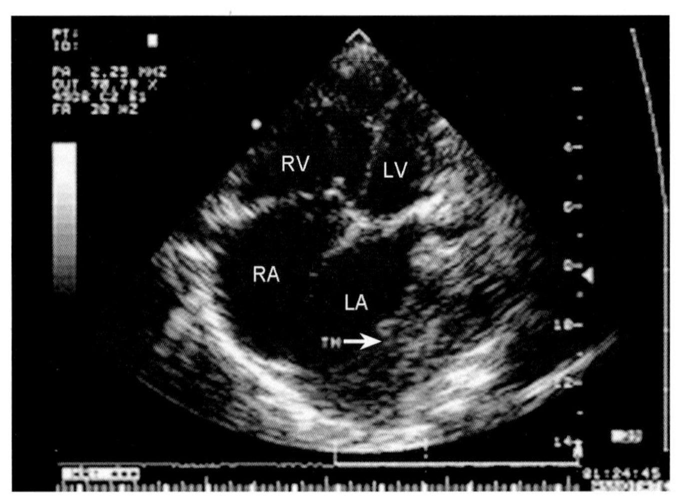

图 3-1-8 左心房巨大附壁血栓

心尖四腔心切面左房顶部沿侧壁至左心耳处附壁血栓形成(箭头所示)

七、鉴别诊断

1. 二尖瓣瓣上狭窄 如左房黏液瘤(图 3-1-9),三房心。

2. 风湿以外的病因 如:二尖瓣瓣上血栓、赘生物,二尖瓣淀粉样变,先天性二尖瓣狭窄或二尖瓣瓣上狭窄。

3. 特殊的病例 如鲁登巴赫综合征(二尖瓣狭窄合并房缺)。

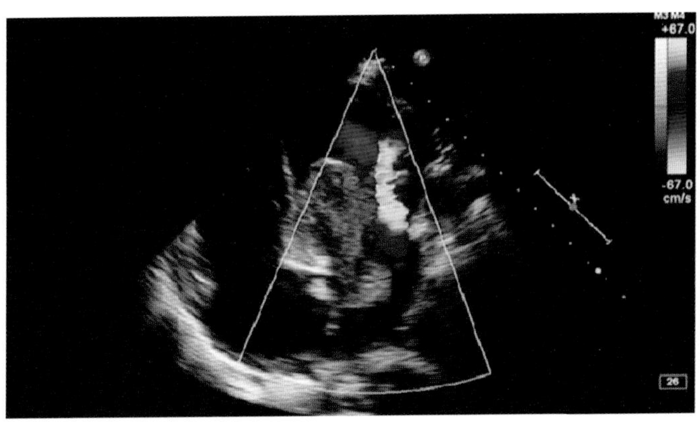

图 3-1-9　左房黏液瘤

心尖四腔心切面显示左房巨大黏液瘤，舒张期脱入左室，阻塞二尖瓣口，致二尖瓣开放受限

八、特殊超声检查

(一) 经食管超声心动图(TEE)

由于经食管超声心动图探头距左房较近，在施行二尖瓣狭窄球囊扩张、闭式分离术和心房颤动转复术前，可应用此技术明确左房内有无血栓。经食管超声对左心房各部的显像远较经胸超声清晰，可从多切面观察左心房及左心耳，尤其是左心耳部的结构，可观察血栓部位、血栓形态、机化程度、活动度、大小及数目，并鉴别血栓及左房内云雾状回声(图 3-1-10)。还可监测左房附壁血栓的溶栓效果，避免发生栓塞并发症。

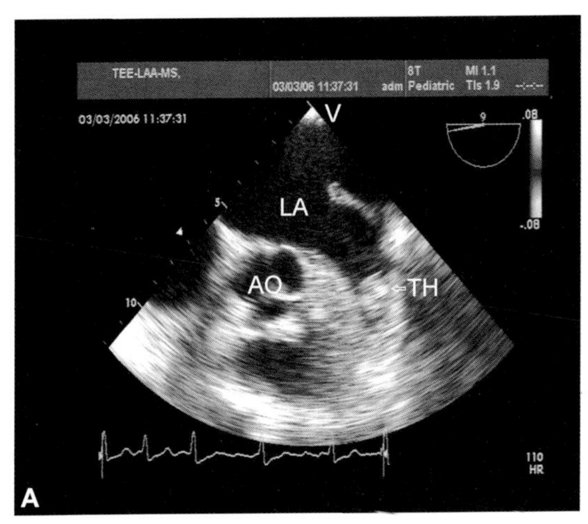

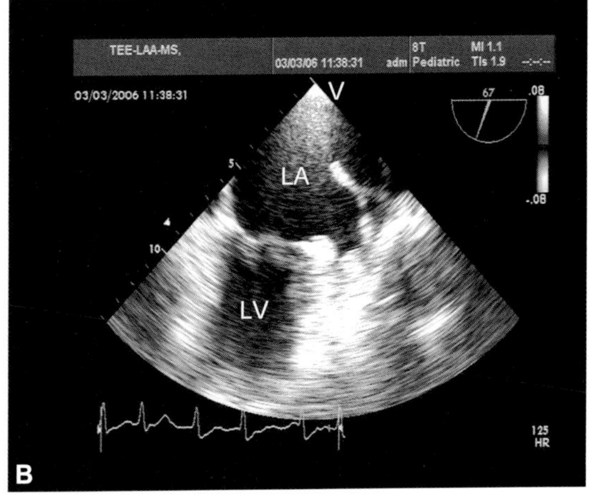

图 3-1-10　TEE 显示左心耳附壁血栓

A. TEE 左心耳断面左心耳顶部可见强回声附壁血栓(TH)；B. TEE 左心室双腔心断面左房血流自显影，呈云雾状

(二) 超声检查在经皮二尖瓣球囊扩张术(PBMV)中的应用价值

1. 术前

(1) 预测手术效果,手术适应证的选择,选择治疗方案。Wilkins 计分 >11 分,PBMV 效果较差。

(2) 测量瓣环直径以帮助选择大小合适的球囊,避免选择过大充气球囊导致二尖瓣反流;通过测量房间隔厚度,可预测通过房间隔时的难易程度。

2. 术中

(1) 引导房间隔穿刺、确定房间隔穿刺部位,引导导管置于二尖瓣口(图 3-1-11)。

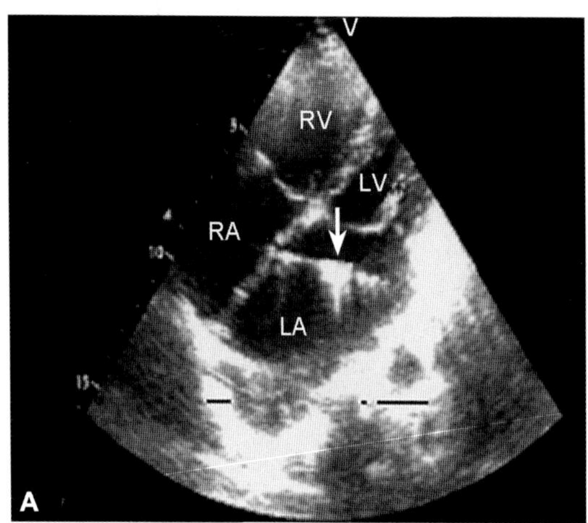

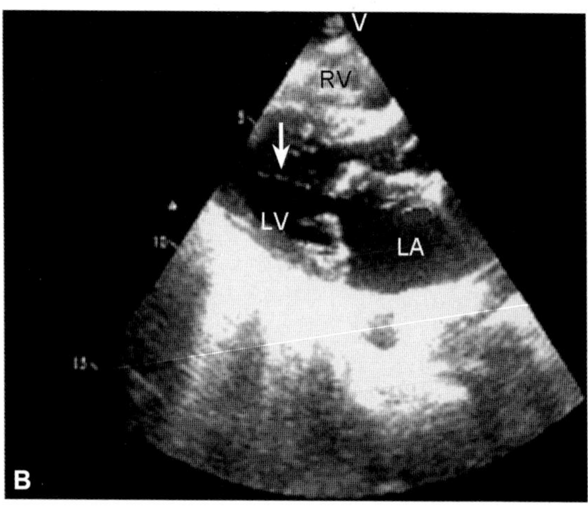

图 3-1-11 PBMV 术中监护

A. 心尖四腔心切面显示确定房间隔穿刺部位后,导管穿过房间隔自右房进入左房腔内(箭头示);B. 左室长轴切面显示导丝置于二尖瓣口(箭头示)

(2) 对手术效果进行即刻评价。

(3) 及时检出和发现心脏压塞、心包积血、二尖瓣腱索断裂、二尖瓣前叶脱垂等并发症。

(4) 对术中心功能进行评价。

3. 术后

(1) 评价术后二尖瓣反流,其可由腱索断裂、瓣叶撕裂、瓣叶交界多处撕裂及双口二尖瓣等原因所引起。

(2) 对继发性房间隔损伤和心房水平左向右分流的评价。

(三) 二尖瓣球囊扩张术中超声检查

1. 二尖瓣球囊扩张术的超声适应证

(1) 瓣口面积 $0.6cm^2$~$1.5cm^2$ 。

(2) 左房内无血栓。

(3) 跨瓣压差 >8mmHg。

(4) Wilkins 计分 <8 分。

2. 二尖瓣球囊扩张术的超声禁忌证

(1) 左心房内新鲜血栓,特别是位于左心房体部或房间隔上者,或左心房内活动血栓患者。

(2) 有活动性风湿病的患者。

(3) 未控制的感染性心内膜炎或有其他部位感染的患者。

(4) 合并中度以上的二尖瓣关闭不全。

(5) 瓣膜条件极差,如 Wilkins 超声计分在 12 分以上者。

(6) 二尖瓣口面积≤$1.5cm^2$,且合并重度肺动脉高压。

(7) 合并中度以上的主动脉瓣病变,或合并其他不能以介入方法进行治疗的心脏畸形的患者。

3. 二尖瓣球囊扩张的术后成功标准

(1) 瓣口面积≥$1.5cm^2$。

(2) 术后二尖瓣口面积较术前增加 50% 以上。

(3) 跨瓣压差 <8mmHg。

4. 术后再狭窄的标准 只有在介入前第一次检查、介入成功后第二次检查见到瓣孔增大,和介入后早期检查见有瓣孔缩小,这 3 次血流动力学或超声心动图检查的基础上才能诊断。

附:先天性二尖瓣狭窄

先天性二尖瓣狭窄(congenital mitral stenosis)指二尖瓣瓣叶、瓣环、腱索和乳头肌等二尖瓣结构及其周围组织等所出现的先天性病变,导致二尖瓣狭窄。另外,二尖瓣上纤维环或二尖瓣附近其他结构的畸形,也可形成类似于二尖瓣狭窄的血流动力学改变。可单独存在,也可合并其他心血管畸形。

按病理解剖学分类,有交界融合型、吊床型、降落伞型、漏斗型、二尖瓣瓣上纤维环、双二尖瓣口和多二尖瓣口畸形。

其中,降落伞型(parachute mitral valve)是指二尖瓣瓣叶的发育通常未受到明显的影响,畸形主要出现在二尖瓣下瓣器,腱索常缩短、增粗、相互融合,形成筛孔状的片状结构。一般所有腱索均附着于单组乳头肌,或附着于部分融合的两组乳头肌的两个乳头上,形如降落伞,可严重影响二尖瓣瓣叶开放,血流往往只能通过腱索之间的缝隙。

先天性二尖瓣狭窄的血流动力学表现与后天性二尖瓣狭窄相似,出现左房扩大和肥厚,致肺静脉淤血、肺动脉扩张和肺动脉高压,使右心负荷增重,最终出现右心衰竭。单纯性二尖瓣狭窄,左心室充盈减少,左心室大小可保持正常,甚至出现某种程度萎缩。

其临床症状及体征与后天性二尖瓣狭窄相似。

二尖瓣单组乳头肌(也称降落伞形二尖瓣):二尖瓣前后叶的腱索均附于同一组乳头肌上,二尖瓣开放受限,开放形似伞形。

超声心动图表现:与风湿性心脏病二尖瓣狭窄基本相同,不同之处在于瓣膜增厚的程度,如有无钙化、粘连等。

(1) M 型超声心动图:心室波群二尖瓣运动曲线,舒张期前叶开放呈方形波,后叶与前叶不呈同向运动,后叶运动幅度较小,曲线较纤细。

(2) 二维超声心动图:左心室短轴可见二尖瓣口偏于心室的一侧,左心室长轴、心尖四腔心切面均可见二尖瓣前后叶的腱索均附着于同一乳头肌上，开放呈伞形。左心房扩大(图 3-1-12，图 3-1-13)。

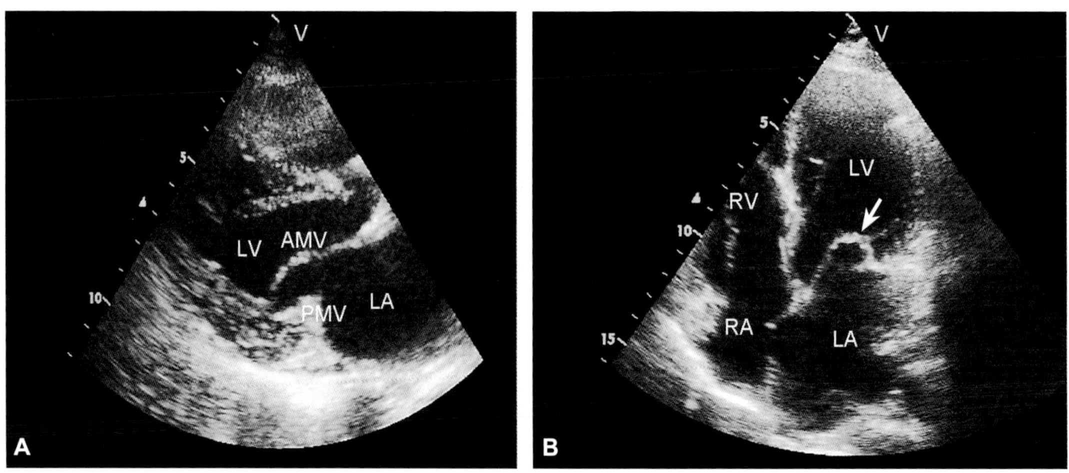

图 3-1-12 先天性二尖瓣狭窄二维表现

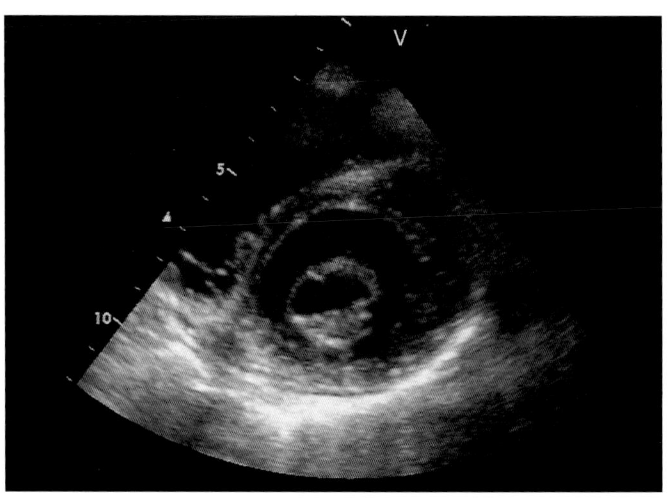

图 3-1-13 先天性二尖瓣狭窄二维表现

(3) 多普勒超声：于二尖瓣口探及五彩镶嵌的异常高速血流合并二尖瓣关闭不全时，连续多普勒可探及位于零位线下的高速血流频谱(图 3-1-14)。

(4) 经食管超声心动图检查(TEE)：可清晰显示乳头肌数目、所在位置，瓣叶关闭时前、后叶腱索均附着于单一乳头肌上，开放时瓣口狭小；亦可见单组乳头肌附着于左室侧后壁，瓣膜开放时呈兜状(图 3-1-15)。

【专家指点】

1. 二维超声轨迹法测量瓣口面积时，应首先在胸骨旁左室长轴切面测量二尖瓣口的最大开放幅度；然后在胸骨旁左室短轴二尖瓣尖的同一水平切面，测量二尖瓣瓣口的开放

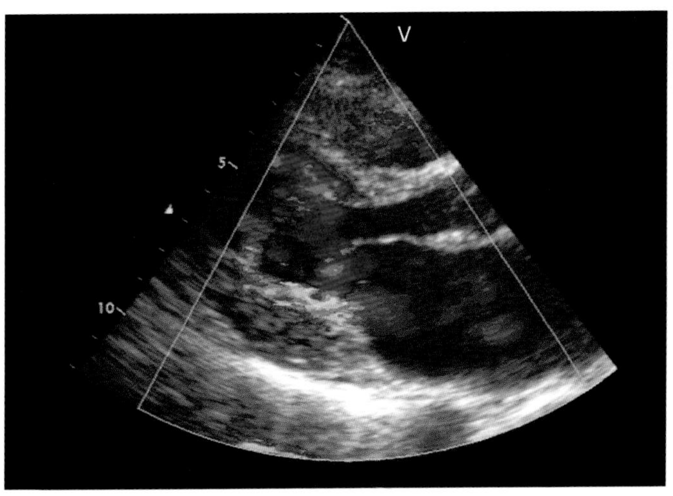

图 3-1-14　先天性二尖瓣狭窄彩色表现

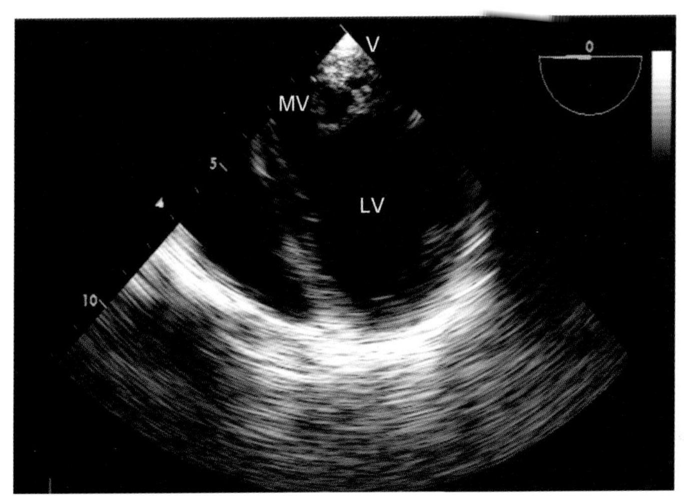

图 3-1-15　先天性二尖瓣狭窄 TEE 表现

面积。

2. 采用压力减半时间估测二尖瓣瓣口面积法，较应用光点轨迹法直接描计二尖瓣瓣口面积更为精确可靠，因后者受瓣膜的切面位置、仪器增益大小、光点轨迹描计方法等多种因素的影响。最好同时采用两种方法，反复比较，取其平均值。当合并二尖瓣关闭不全，反流量达中度或以上时，由于通过瓣口的血流量增大，使 PHT 延长，此时采用压力减半时间估测可低估瓣口面积；当合并主动脉瓣狭窄时，PHT 缩短，可高估瓣口面积。

3. 风湿性二尖瓣狭窄程度较轻者，M 型超声示二尖瓣前叶 EF 斜率减慢，A 峰存在，后叶在舒张早期与前叶呈异向活动，而在舒张晚期 A 峰与前叶呈同向运动。仔细观察上述特征，可避免漏诊。

4. 经胸超声心动图可检出机化、钙化的附壁血栓，但较新鲜的或位于左心耳的血栓因血栓与血液的声阻抗差小,则难以显像。如应用TEE,则可使附壁血栓清晰显像。

5. 应注意与先天性的二尖瓣狭窄及瓣上狭窄相鉴别。

第三节 二尖瓣关闭不全

一、疾病的一般特征

因各种原因使得二尖瓣装置(如二尖瓣瓣叶、瓣环、腱索、乳头肌、左心房和左心室壁)形态结构的完整性和功能协调一致性发生改变,引起二尖瓣在收缩期关闭不紧密,收缩期左室的血液就会反流入左房。二尖瓣关闭不全(mitral regurgitation)病因很多,常见的有感染性心内膜炎、风湿热、腱索断裂、二尖瓣脱垂、乳头肌功能不全、扩张型心肌病、心肌梗死等。

二、病理生理学特征

二尖瓣关闭不全对血流动力学的影响,主要取决于病因、病理改变、病变进展速度、程度以及左侧心腔的功能状态等。急性二尖瓣关闭不全时,可使左室和左房容量负荷迅速增加,左室舒张末期压力急剧升高,多造成急性左心衰竭,心排量出现明显降低。

慢性二尖瓣关闭不全,因为左室及左房代偿性的扩大,可缓解由于容量负荷增加引起的心腔内压力的升高,短期内不会发生肺淤血、肺水肿和心力衰竭,长期的容量负荷增加最终将导致左心房压力也随之增加,而引起肺淤血、肺水肿、肺动脉压升高及右心衰竭的发生。

三、临床特点

对于急性二尖瓣关闭不全的患者,若二尖瓣反流程度较轻时,患者仅出现轻微劳力性呼吸困难;若反流严重时(如乳头肌断裂时),患者将很快发生急性左心功能衰竭,甚至出现急性肺水肿或心源性休克。

对于慢性二尖瓣关闭不全的患者,若二尖瓣反流程度较轻时,患者可以终生不出现症状;若反流严重,则有心排血量的不足,首先可出现疲乏无力的症状,肺淤血的症状(如呼吸困难等)出现较晚。

听诊时,二尖瓣听诊区可有较明显的收缩期杂音,一般较轻而柔和,可向左腋下或心前区传导。二尖瓣脱垂患者的杂音变化较多,多伴有收缩中期喀喇音,腱索断裂时杂音呈鸥鸣音或者乐音,重度二尖瓣关闭不全患者第一心音常减弱。

四、检查方法

检查时,令患者平卧或者左侧卧位。行二维超声检查时,主要观察左室长轴切面、心尖四腔切面和二尖瓣水平左室短轴切面,在这些切面进行检查时,要注意观察瓣膜的形态及其功能改变和房室腔的大小;在行M型超声心动图检查时,主要观察二尖瓣波群及心底波群的改变；彩色多普勒血流检查结合频谱多普勒技术，主要观测二尖瓣关闭不全时导致的血流动力学改变，计算通过二尖瓣口的血流速度，尤其是反流的速度和反流压的大小，从而对反流的程度加以判断。

五、超声心动图观察的重点

（一）M 型及二维超声心动图

M 型超声显示左心房、左心室的增大，是二尖瓣关闭不全的继发性改变，还可见瓣膜增厚钙化、肺动脉干增宽及右室扩大。

胸骨旁左心室长轴切面和四腔切面可见二尖瓣关闭时对合欠佳，二尖瓣口左心室短轴切面可显示部分或全部瓣叶收缩期关闭有裂隙。

（二）多普勒超声心动图

可见左心房内收缩期反流束，起自二尖瓣瓣口延伸至左房。反流束在瓣环处较窄多呈偏心性，进入左房腔后扩散范围较大，方向多指向左房中部（图 3-1-16）。

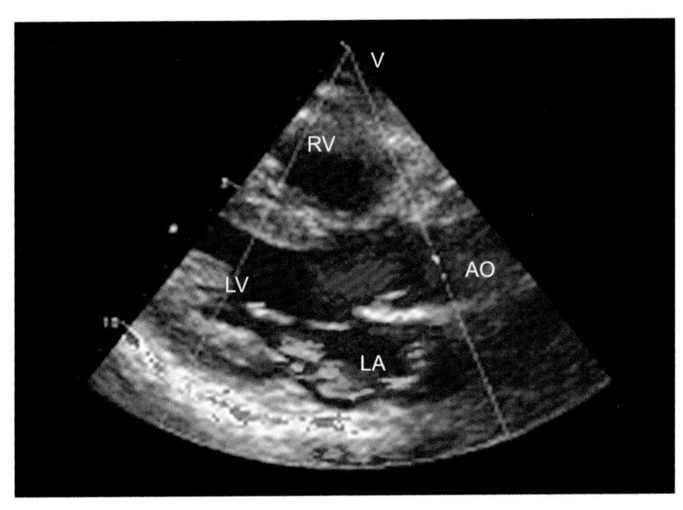

图 3-1-16 二尖瓣关闭不全彩色多普勒表现
左室长轴切面显示收缩期二尖瓣反流至左房腔内

（三）频谱多普勒

将脉冲波多普勒的取样容积置于二尖瓣口处，可探及收缩期高速的反流频谱信号。

（四）二尖瓣反流程度的测定方法及分类

临床上最常用且应用最广泛的方法是用彩色多普勒测定左房内反流束的长度、宽度、面积等参数，估计反流程度。

面积法中，左房内反流束面积 < 左房面积 20% 为轻度反流，20~40% 为中度反流，>40% 为重度反流。

判断反流程度，具体需要依据是否引起了严重的血流动力学改变，如是否引起了左房、左室的扩大。

其余可选用:

(1) PISA 法(即血流汇聚法):利用彩色多普勒混叠现象对血流进行定量的新方法。逆流的血流在反流时,会加速流入左房,在左室侧形成血流汇聚区,测定其面积就可以计算出较为准确的反流面积。

(2) 流量差值法:收缩期二尖瓣反流量应为舒张期二尖瓣前向血流量(代表总的每搏输出量)与收缩期主动脉瓣前向射血量(代表有效的每搏输出量)的差值。

(五) 生理性二尖瓣反流

生理性二尖瓣反流的特点包括:①反流信号微弱;②范围局限,多局限于二尖瓣口附近;③反流时程一般不超过收缩中期。

【专家指点】

1. 2-DE 与 M 型超声可确定心腔大小、瓣膜形态、心室壁厚度及其活动情况,但对瓣膜反流常难以确定,多普勒超声可确定诊断。

2. 频谱多普勒可于二尖瓣口的左心房侧,探及收缩期增宽的湍流频谱,可持续整个收缩期,也可为收缩期的一部分。根据反流延伸的范围,将反流分为四度:

(1) Ⅰ度:仅在二尖瓣后记录到反流。

(2) Ⅱ度:在二尖瓣后左心房的一个区域内记录到反流。

(3) Ⅲ度:在二尖瓣到左心房一半的位置记录到反流。

(4) Ⅳ度:在整个左心房内记录到反流。

3. 应用连续多普勒在左室流入道探察,可记录到收缩期反流频谱曲线。频谱始于二尖瓣关闭,止于二尖瓣开放;频谱呈负向单峰波形,顶峰圆钝,频谱增宽,频窗消失,加速支及减速支均陡直,轮廓近似对称;在左心收缩功能正常情况下,最大反流速度一般 >4m/s。

4. 二尖瓣重度反流时,应注意评价左心功能及左房和左室的大小。

5. 仔细观察有无外科急症,如腱索、乳头肌断裂等。

6. 应用 PISA 法评价二尖瓣反流程度,灰阶不能过高或过低。

第四节 二尖瓣脱垂

一、疾病的一般特征

二尖瓣脱垂(mitral prolapse)是指二尖瓣叶和瓣尖相对于二尖瓣环结构向左房侧的滑脱或移位,多数伴有二尖瓣关闭不全。发病机制是由二尖瓣构件(瓣叶、腱索、乳头肌、瓣环)中一种或多种成分发生病变所致。二尖瓣脱垂是最常见的心脏瓣膜异常,占人群的 3%~5%,女性发病率是男性的 2 倍,瘦长体形的年轻女性更常见。按二尖瓣脱垂发病原因的不同,分为原发性二尖瓣脱垂和继发性二尖瓣脱垂。

原发性二尖瓣脱垂最常见于特发性二尖瓣(包括二尖瓣叶、腱索及二尖瓣环)黏液变性,另可见于系统性结缔组织结构异常(如马方综合征)、某些先天性体质虚弱或胸廓异常(如直背综合征)等。

继发性二尖瓣脱垂常见于以下2种情况:①瓣叶与腔室之间大小比例失调;②瓣叶的支持腱索断裂,如感染性心内膜炎及缺血性心肌病。

二、病理生理学特征

二尖瓣脱垂多数合并有不同程度的二尖瓣关闭不全,可出现不同程度的二尖瓣关闭不全时的血流动力学改变。

三、临 床 特 点

临床症状有不典型胸痛、心悸,体征有胸骨过小、直背、漏斗胸和收缩中晚期喀喇音、全收缩期杂音或收缩晚期鸥鸣音。

四、检 查 方 法

二尖瓣脱垂主要是瓣膜移位并凸进左房,二维超声心动图上观察瓣膜本身的位置对确立脱垂的诊断是十分有价值的,可以对瓣膜脱垂的位置、脱垂的程度进行细致的观察;M型超声心动图检查时显示二尖瓣水平波群,调整取样线方向与二尖瓣垂直,可发现由于脱垂引起的瓣膜位置的异常;而多普勒检查主要可以对瓣膜脱垂引起的反流程度、速度、反流压进行观察和测量。

第三篇

五、超声心动图观察的重点

(一) 二维超声心动图

主要表现为瓣膜移位并凸入左房,以胸骨旁左室长轴切面或心尖左室长轴切面上二尖瓣叶超过瓣环平面2mm以上为特征,被认为存在二尖瓣脱垂。前后叶关闭点后移,向左房室环靠近,室间隔出现异常的收缩类型,如心尖四腔心切面上室间隔强有力收缩可出现室间隔向左室弯曲。

1. 瓣膜脱垂的位置 在左室长轴,瓣膜移位的最大程度超过二尖瓣环的马鞍形最高点。

2. 瓣膜脱垂程度 可由胸骨旁左室长轴上瓣体的最高点与二尖瓣环前后边缘连线间距离来衡量其移位程度。

3. 瓣膜脱垂的时相 收缩期二尖瓣叶向上活动而二尖瓣环向心尖活动,这种最大相向运动发生在收缩晚期,所以脱垂最严重时也在此期。

4. 瓣膜脱垂对称性 瓣膜脱垂最常见于前后叶同时脱垂(图3-1-17)。

(二) M型超声心动图

M型超声心动图上前叶脱垂时,DE段速度增快,舒张期二尖瓣曲线E峰可与室间隔相接触,室间隔运动幅度可增大。后叶脱垂收缩中晚期,以CD段呈吊床样改变或向后移位>3mm为诊断标准(图3-1-18,箭头示)。另一种表现是收缩期,瓣叶前向运动和瓣环扩张。

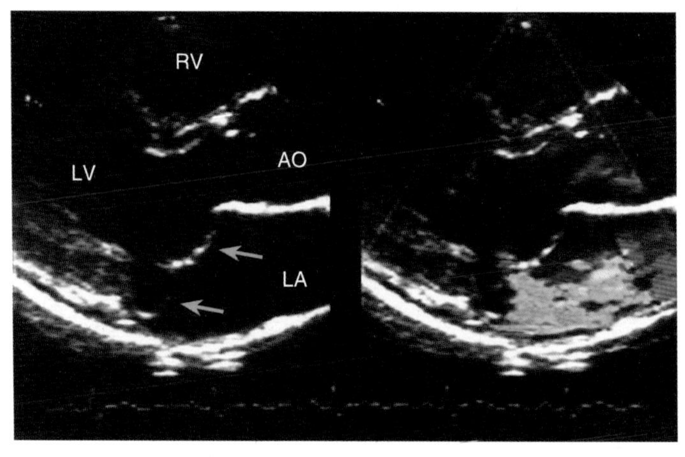

图 3-1-17 二尖瓣脱垂超声表现
AO：主动脉；LA：左心房；LV：左心室；RV：右室

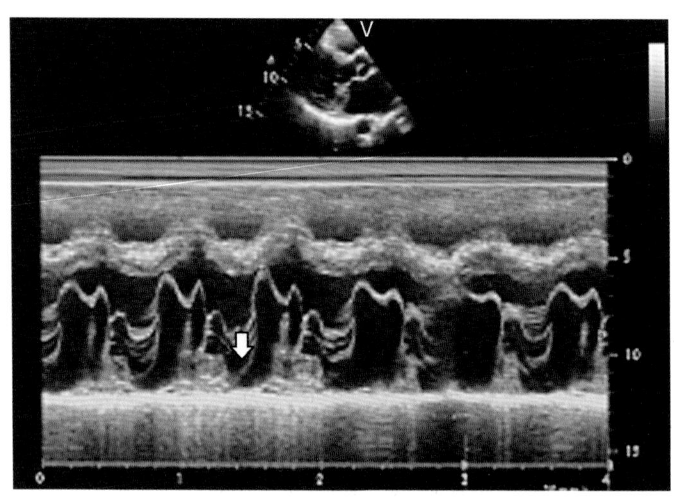

图 3-1-18 二尖瓣脱垂 M 型曲线
二尖瓣 M 型曲线所示二尖瓣后叶脱垂，CD 段呈吊床样改变或向后移位（箭头示）

M 型超声心动图不宜单独作为诊断二尖瓣脱垂的手段。

（三）三维超声心动图

有关三维超声心动图在确定二尖瓣脱垂在部位的选择及脱垂的程度上更有帮助（图 3-1-19）。

（四）超声多普勒血流检查

对于轻 - 中度二尖瓣反流，由于常为单个瓣叶脱垂或两个瓣叶脱垂程度不同，反流束常为偏心分布。前叶脱垂时，反流束沿左房后壁分布；后叶脱垂时，反流束沿左房前壁（即主动脉后壁）分布。

（五）其他合并症的超声表现

1．瓣膜增厚的程度 当瓣膜增厚 >5mm 且瓣叶明显冗长时，称为典型的二尖瓣脱垂，

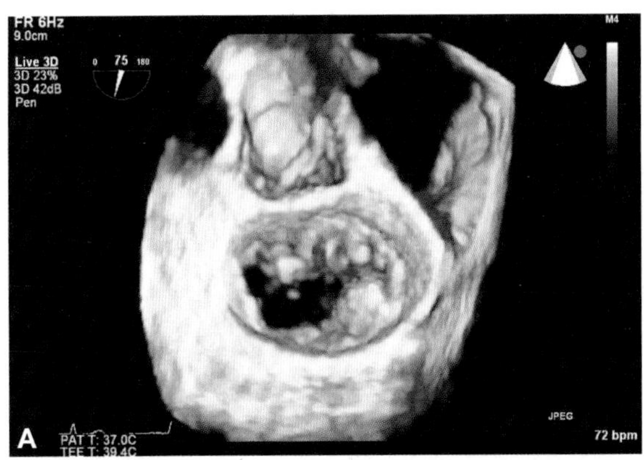

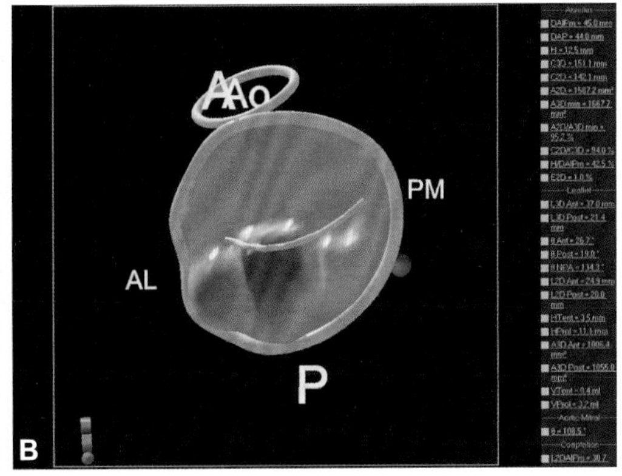

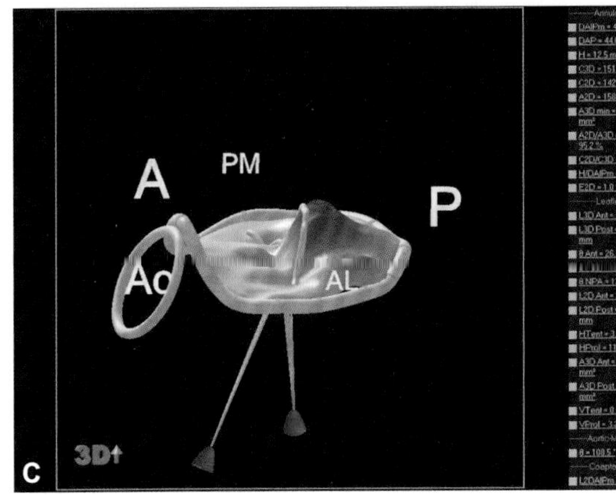

图 3-1-19　二尖瓣脱垂示意图

约占全部脱垂病人的 18%。这类病人更趋向于有危险的合并症，如感染性心内膜炎、重度二尖瓣反流等。

2. 对合点移位　二尖瓣瓣膜脱垂时，其前后叶对合点可向前或后移位。后叶脱垂，对合点通常向前移位；前叶脱垂，对合点向后移位；而非对称性双叶脱垂者，对合点可能正常。

3. 左房、左室大，室间隔运动增强。

（六）二尖瓣脱垂的并发症

1. 瓣膜增厚 >5mm 且瓣叶明显冗长者，易并发感染性心内膜炎。
2. 在有症状的二尖瓣脱垂病人中，常常发生室上性及室性心律失常。
3. 心脏性猝死。
4. 体循环栓塞。

【专家指点】

1. M 型超声对诊断二尖瓣脱垂具有重要作用，但难以鉴别前叶或后叶脱垂。在检查过程中，注意探头的声束应与二尖瓣叶垂直。若声束方向向上倾斜，易出现假阴性；向下倾斜，则易出现假阳性。通常应结合二维和多普勒超声，确定是否存在二尖瓣脱垂，不应单纯根据 M 型超声的表现作出诊断。二维超声能较好地显示二尖瓣的空间方位，比较直观地观察二尖瓣脱垂的部位、程度及其他有关病变。

2. 对脱垂的观察，由于二尖瓣环的马鞍形的解剖特点，在心尖四腔心断面上易误诊，需要在左室长轴为主的多个断面进行。

3. 应注意和腱索断裂相鉴别,前、后瓣的游离缘(即瓣尖)不能合拢及错位,是腱索断裂与二尖瓣脱垂的主要鉴别点。脱垂是腱索断裂的轻症表现,而二尖瓣的连枷样运动是腱索断裂的重症表现。

4. 大量心包积液时,由于收缩晚期整个心脏过度向后运动,出现异常的二尖瓣回声,显示典型的收缩晚期脱垂。心包穿刺抽液或心包积液吸收后,此征象即消失。

5. 三维超声有利于脱垂部位及分区的正确显示。

第五节　二尖瓣赘生物

一、疾病的一般特征

赘生物是感染性心内膜炎的特征性改变,多数出现于心脏瓣膜,尤其是房室瓣的心房侧和半月瓣的心室侧,二尖瓣损害是感染性心内膜炎最多见的瓣膜损害。赘生物可导致瓣膜关闭不全或狭窄,急性和少数亚急性细菌性心内膜炎引起的二尖瓣赘生物(mitral vegetation)可沿腱索附着至乳头肌,导致腱索、乳头肌断裂,甚至出现瓣膜穿孔等严重后果。赘生物一旦脱落,容易造成动脉栓塞,几乎所有器官都可受到累及,尤以脾、肾、冠状动脉及脑血管受累最为常见。

二、病理生理学特征

较大的赘生物可造成相应瓣口的相对性狭窄,赘生物若脱落可造成栓塞。

瓣膜破裂、腱索断裂、乳头肌断裂等并发症的出现可以导致瓣膜的关闭不全,造成反流。若同时出现较大的赘生物阻塞瓣口等病变,可引起严重的血流动力学障碍,最终可导致心力衰竭。

三、临床特点

急性感染性心内膜炎引起的临床症状包括高热、寒战、呼吸困难等感染中毒症状,亚急性者症状多不典型,可出现上述不同程度的感染症状及腰背酸痛、咳嗽、咯血等,且持续时间可达数周至数月。体征有结膜散在出血点,手指及足趾部的红色、压痛、黄豆状大小的Osler结节,面色苍白,有的患者还可出现杵状指(趾)等。

四、检查方法

超声心动图检查的目的在于:

1. 检测赘生物的所在部位、大小和数量。
2. 评估受累瓣膜功能的异常程度,尤其对瓣膜反流者。
3. 检测受累瓣膜的基本病理。

4. 评估瓣膜病变对室腔大小和功能的影响，特别是左室腔大小及其收缩功能。

5. 检测感染性心内膜炎的并发症，如瓣周脓肿、心包积液等。

6. 提供有关能预测临床病情变化、体循环栓塞后的危险性和外科手术治疗所需要的信息资料。

五、超声心动图观察的重点

（一）二维超声心动图

从左室长轴切面、左室短轴切面、心尖四腔以及左室两腔等多切面进行观察，可见到二尖瓣瓣尖、腱索、心内膜有团块回声附着（图 3-1-20）。如果赘生物柔软，说明生成时间较短，活动性较大，多为新形成的赘生物，易脱落；如果赘生物僵硬，超声回声强，说明是陈旧性病变，活动性较小。

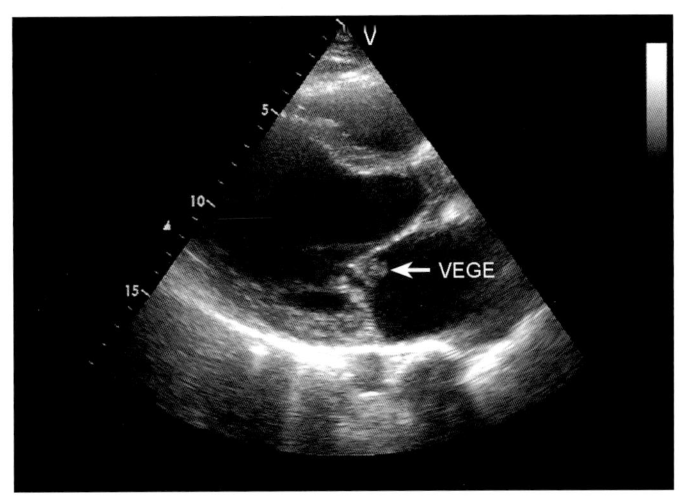

图 3-1-20　二尖瓣赘生物超声表现

（二）M 型超声心动图

二尖瓣运动曲线有异常回声附着，多呈绒毛状蓬松团块状改变，且常伴有收缩期或舒张期的微小震颤。

（三）多普勒超声心动图

主要观察二尖瓣的反流情况，用 PW 或 CW 可测及二尖瓣反流的高速血流频谱。彩色多普勒可观察反流范围，判别反流程度。

（四）经食管超声心动图检查（TEE）

如果经胸超声显示不清楚的，可用 TEE 明确诊断。对此病一旦确诊，应尽早治疗，并用超声心动图随访。

【专家指点】

1. 采用左室长轴切面、心尖四腔心切面、二尖瓣短轴切面、大动脉短轴切面、右室流入道等多切面观察二尖瓣、主动脉瓣、三尖瓣、肺动脉瓣的形态与活动，仔细寻找各瓣有无脱垂及赘生物。

2. 新近形成的赘生物回声较低，多为团絮状，活动度大。直径在 2mm 以下的赘生物易被忽略，此时应多切面仔细观察，注意瓣膜有无明显的反流，以免漏诊。

3. 大的赘生物应与黏液瘤鉴别，尤其是三尖瓣的大赘生物，有蒂，与瓣膜活动一致，有时易被误诊为黏液瘤。鉴别要点是黏液瘤的蒂多附着于房间隔，而赘生物附着在瓣膜上，且在治疗过程中，赘生物的大小常有变化，甚至消失。

4. 感染性心内膜炎赘生物的诊断需与心腔内肿瘤、血栓等鉴别，超声心动图只能提供形态学上的依据，明确诊断尚需结合病史及临床表现。

第六节　二尖瓣钙化

一、疾病的一般特征及临床特点

二尖瓣钙化（mitral　calcification）是老年性退行性变，50 岁以上就有可能发生，随年龄的增加发病率增加，女性多于男性。瓣膜钙化的常见诱因有钙代谢异常、左室压力增高（如高血压、肥厚型心肌病）、瓣环组织异常（如风湿性瓣膜病、马方综合征）、二尖瓣病变（如二尖瓣脱垂）等。常见于二尖瓣环及后瓣基底部钙化，前缘较少，严重者整个瓣叶及瓣环也可钙化，使瓣膜活动受限，腱索受牵拉，造成二尖瓣狭窄或关闭不全。退行性硬化或钙化常先在瓣叶的基底部，可能由于该处多屈曲而易损，程度加重时钙化的硬块可沿纤维层扩展，但瓣叶的边缘甚少波及，故无交界处粘连融合或瓣叶的变性，可致瓣膜关闭不全或狭窄，其程度一般较轻。

二、超声心动图观察的重点

（一）二维及 M 型超声心动图

1. 钙化呈高强度的斑状、团状回声；严重时呈大块强回声；整个瓣环全部钙化时，瓣环成为浓密的强回声（图 3-1-21）。

2. 部位以瓣环钙化为主，瓣叶改变少；严重的钙化使腱索、乳头肌也增厚、钙化。在二尖瓣叶之后，左室后壁内膜前方，于二尖瓣交界处前方有局限性增厚，呈斑点或斑块状反射增强，且与左房及左室不相连，故灶性钙化常见于环的一部分以及内侧二尖瓣交界处前方及后叶附着的中央处。同样二尖瓣环的钙化还可侵入到前叶和后叶的基底部。

3. 瓣膜僵硬、缩小、活动受限，收缩期瓣膜关闭时瓣环不能相应缩小。

4. 钙化物的机械性牵张作用妨碍了二尖瓣的正常闭合而产生二尖瓣反流，很少产生狭窄。

5. 有时瓣环钙化可伴有腱索和乳头肌的钙化，使瓣膜关闭不全的程度加重；最严重的钙化可使瓣环全部钙化。

6. 二尖瓣环钙化常有二尖瓣前叶 EF 斜率减慢，但二尖瓣后叶运动方向正常。此与风湿性二尖瓣狭窄不同，后者除瓣膜本身病变外还有交界处粘连、融合，容易产生典型狭窄。

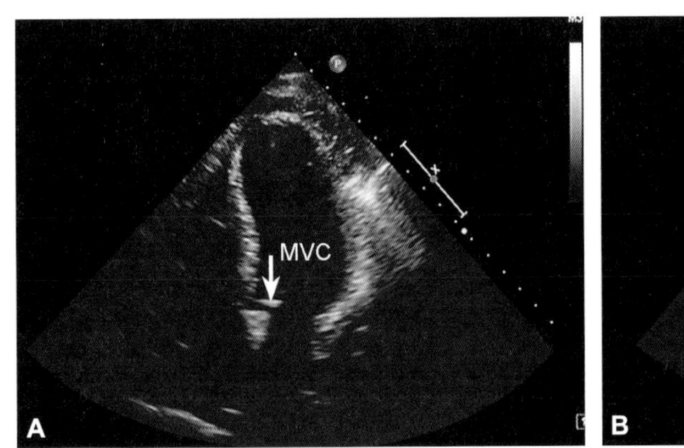

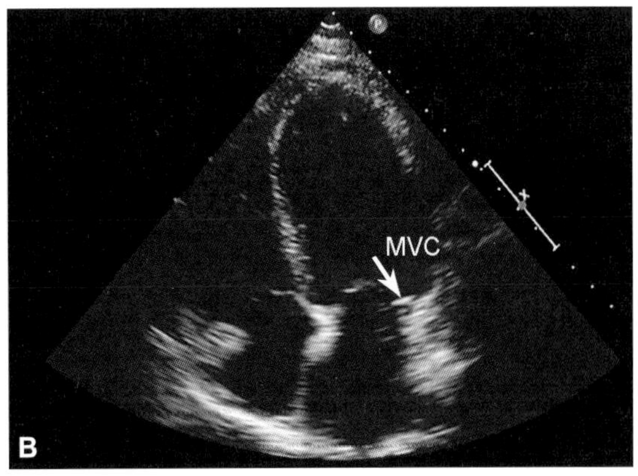

图 3-1-21　二尖瓣钙化二维超声表现

A. 二尖瓣前叶钙化二维超声表现；B. 二尖瓣钙化二维超声表现

7. 因钙化点声阻抗较强，钙化点后伴有声影。

8. M 超在相应部位有辉度高的带状回声。

（二）**多普勒超声心动图**

瓣环钙化可造成二尖瓣反流，可用多普勒技术检出。如瓣环及瓣膜都钙化，也可造成瓣膜狭窄，多普勒技术可检出二尖瓣口的高速血流。

【专家指点】

1. 因为钙化灶后方有声影，观察时探头应改变角度或部位。

2. 二尖瓣钙化多见于老年人的瓣膜退行性病变，其血流动力学改变和临床特征类似于风湿性二尖瓣关闭不全。钙化部位以瓣环处最多，偶见其他部位。

3. 引起二尖瓣钙化的常见疾病，有二尖瓣关闭不全、心脏传导阻滞、感染性心内膜炎和左室流出道阻塞等。

4. 注意与瓣膜赘生物鉴别，赘生物多附着在瓣膜上，有较大活动度。

5. 应注意检查有无合并主动脉瓣钙化，避免遗漏。

6. 如果存在其他的并发症，如二尖瓣重度反流，是否有手术适应证。感染性心内膜炎的治疗评价，必须做 TEE 及其他进一步检查。

主动脉瓣疾病

第一节　主动脉瓣的正常影像解剖基础

一、主动脉瓣的正常解剖

主动脉瓣位于肺动脉瓣的右后方，是左室流出道的出口，与肺动脉瓣的构造相似，都是由纤维组织构成的半月瓣。瓣叶由纤维组织构成，在超声上表现为强回声。主动脉瓣分为左冠瓣（LCC）、右冠瓣（RCC）、无冠瓣（NCC）3 个瓣。各个瓣叶上都有小的结节，主动脉瓣关闭时位于主动脉的中央位置，起着支持作用，这就是 Arantii 结。收缩期主动脉瓣受血流冲击，从中央开放；舒张期关闭，防止血液倒流。

瓣叶后部是膨大的主动脉窦，左冠窦和右冠窦分别发出左、右冠状动脉。右冠窦相邻右室流出道、室间隔膜部和右房；左冠窦相邻右室以外，邻近二尖瓣前叶；无冠窦位于左、右心房的前方，大部分位于右心房前方。此对确定主动脉窦破裂口的位置是很有帮助的。

室间隔膜部与主动脉右冠瓣相邻，在观察室间隔缺损时可在此处可见到分流。

二、主动脉瓣的正常超声图像

（一）二维超声心动图

最适合观察主动脉瓣的断面，有胸骨左缘左室长轴切面、主动脉短轴切面、心尖五腔图。胸骨左缘左室长轴切面显示，右冠瓣和无冠瓣分别附着于主动脉的前、后壁，收缩期开放贴近根壁，舒张期在中央闭合呈一条线。主动脉短轴切面显示，主动脉位于中央，可见到主动脉瓣环及三个瓣叶的活动，收缩期呈“倒三角形”，舒张期呈“人字形”。一般情况下，RCC 和 NCC 显示清楚，LCC 显示不清。

（二）M 型超声心动图

M 型超声心动图可见主动脉瓣曲线收缩期呈六边盒形，向前开放的通常是右冠瓣，向后开放的通常是无冠瓣，偶尔伴有收缩期瓣叶的轻度震颤，舒张期主动脉瓣曲线为一条直线。在 M 超声心动图可测量主动脉瓣口开放直径，为 15~26mm。

（三）多普勒超声心动图

频谱多普勒(PW)中,将取样容积放置于主动脉瓣口时,出现一收缩期(心电图 R 波之后)、负向、窄带、空心不对称且近似直角三角形的血流频谱。儿童正常最大流速均值为 1.0m/s,范围为 0.7~1.2m/s;成人正常最大流速均值为 0.9m/s,范围为 0.7~1.1m/s。

第二节　主动脉瓣狭窄

一、疾病的一般特征

单纯的主动脉瓣狭窄(aortic stenosis)多由主动脉瓣先天性病变或退行性钙化引起,而由风湿性瓣膜损害引起的少见,风湿性主动脉瓣狭窄常合并二尖瓣病变。主动脉瓣先天性畸形有单叶型、二叶型和三叶型或圆顶型隔膜。婴儿中,单叶型瓣膜畸形可引起严重梗阻,是一岁以下儿童主动脉瓣狭窄最常见的原因。风湿性主动脉瓣狭窄系由于瓣膜交界处和瓣叶粘连、融合,以及瓣膜环的小叶血管增生,进而导致瓣膜游离缘的回缩和硬化,并在表面和瓣口形成钙化结节,以致瓣口缩小成小的圆形或三角形开口。因而,风湿性的瓣膜病中通常反流和狭窄同时发生。退行性钙化(老年)的主动脉瓣膜狭窄,系由钙质沉积于瓣膜基底部的固定线上而使瓣尖丧失活动所致。成人主动脉瓣口面积≥3.0cm^2,当主动脉瓣口面积≤0.8cm^2 时,即按体表面积 0.5cm^2/ m^2(小于正常瓣口的 1/4),左室收缩压明显增高,跨瓣压显著增高(>50mmHg)。

二、病理生理学特征

由于主动脉瓣狭窄,主动脉瓣跨瓣压差增高,使得收缩期左心室射血受到影响,心脏扩张和心输出量减少。主动脉血流减少,从而直接影响到体循环及冠状动脉心肌的血氧供应,患者将出现不同程度的心肌缺血及体循环缺血症状,可表现为上述不同的临床症状,症状的轻重程度与主动脉瓣狭窄的程度有很大关系。

三、临 床 特 点

突出的临床表现是心绞痛、昏厥和心力衰竭三联症,取决于狭窄的程度和并发症。体征有胸骨右缘第 2 肋间收缩期喷射性杂音,向右颈部或锁骨下传导。

四、检 查 方 法

主动脉根部短轴切面可显示主动脉瓣的横断面,观察瓣叶、瓣根部及瓣叶交界处的情况;而在胸骨旁左室长轴切面,可以显示主动脉的纵轴切面。血流和频谱多普勒可以观察狭窄血流的速度、程度、跨瓣压力阶差,以及有无同时伴随瓣膜口的反流和反流的程度。

五、超声心动图观察的重点

（一）二维超声心动图

观察切面可选择胸骨旁左室长轴和大动脉短轴切面，可观察到主动脉瓣收缩期“穹隆样”改变，瓣叶回声增强，开口幅度减小；偶尔可见瓣叶钙化，主动脉瓣三叶均可累及，但右冠瓣和无冠瓣较左冠瓣更易受累；左室壁均匀肥厚（厚度 >13mm），左室壁运动增强，左室腔大小正常；主动脉及升主动脉内径增宽（即主动脉呈狭窄后扩张），壁增厚、回声增强。而且，左室肥厚、主动脉内径扩张程度与主动脉狭窄的程度成正比。

（二）M 型超声心动图

M 型超声心动图可观察到主动脉壁柔顺性减弱，有僵硬感，V 峰低平；主动脉瓣反射增强，开放间距 <12mm。严重狭窄时，瓣膜图像呈分布不均的片状强反射，左室流出道 >35mm，EPSS 增宽，左室壁增厚 >13mm。

（三）多普勒超声心动图

1. 彩色多普勒特点

（1）在主动脉瓣口处形成五彩镶嵌的高速射流（图 3-2-1）。

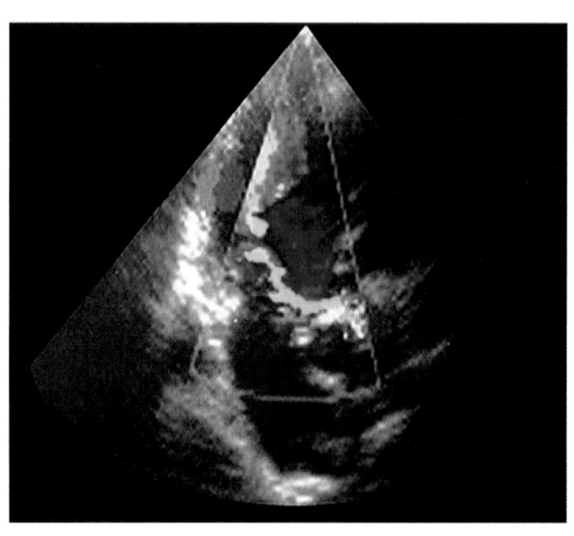

图 3-2-1　主动脉瓣狭窄彩色血流表现

（2）射流宽度与狭窄程度成反比，狭窄程度越重，射流束越细。

（3）依瓣叶病变程度以及左室流出道与升主动脉长轴夹角，射流束在升主动脉的方向分 3 类：

1）射流束在升主动脉管腔中央，在两侧壁形成涡流；

2）射流束在升主动脉前壁，在后侧壁形成涡流；

3）射流束在升主动脉后壁，在前侧壁形成涡流。

以上 3 型，观察的断面分别是胸骨上窝、胸骨右缘高位肋间、心尖部。

2. 频谱多普勒特点(图 3-2-2)

(1) PW 可测到主动脉瓣口收缩期高速血流,由于超过频谱测量范围,呈双向填充频谱。

(2) CW 可测主动脉瓣最大跨瓣压差和平均跨瓣压差,用以评价主动脉瓣口的狭窄程度。频谱呈不对称三角形,伴射流速度早期高峰,常表明主动脉瓣狭窄为轻度;频谱呈对称、圆形轮廓伴射流速度晚期高峰常见于严重主动脉瓣狭窄。

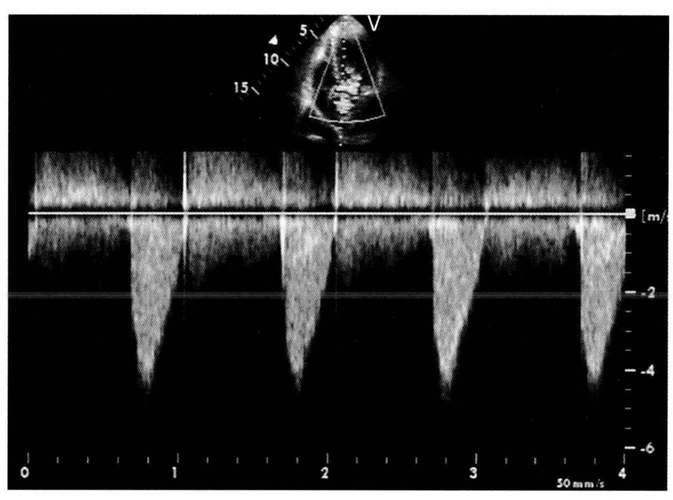

图 3-2-2　主动脉瓣狭窄血流频谱表现

CW 呈不对称三角形,伴射流速度早期高峰

(四) 主动脉瓣狭窄的分级(表 3-2-1)

表 3-2-1　主动脉瓣瓣膜狭窄程度分级评估

	主动脉硬化	轻度	中度	重度
主动脉射流速度(m/s)	≤2.5m/s	2.6~2.9<20[b](30[a])	3.0~4.020~40[b](30~50[a])	>4.0>40[b](>50[a])
平均跨瓣压差(mmHg)				
有效瓣口面积(cm^2)		>1.5	1.0~1.5	<1.0
有效瓣口面积指数(cm^2/m^2)		>0.85	0.60~0.85	<0.60
速度比		>0.50	0.25~0.50	<0.25

a:ESC 指南;b:AHA/ACC 指南

(五) 主动脉瓣跨瓣压差的测量方法及注意事项

1. 用 CW 测定收缩期主动脉瓣口最大血流速度,代入 Bernoulli 方程,可求得主动脉瓣口最大压力阶差。

2. 主动脉瓣口面积测定

(1) 格林(Gorlin)公式:$AVA=SV/(0.88\times V_P\times ET)$,其中 SV 为每搏输出量,$V_P$ 为最大血流速度,ET 左室射血时间。该公式计算瓣口面积源于心导管技术,用于超声时实际计算复杂,临床应用不多。

(2) 用多普勒测主动脉瓣面积的首选方法为连续方程，其基本原理是基于管道的层流量等于平均流速乘以截面积。在稳流时，两个不同部位截面积的比率与各自部位的平均速度成反比。公式为：$A_2=A_1\times(V_1/V_2)$，其中 A_1 为左室流出道截面积，A_2 为狭窄瓣截面积，V_1 为梗阻近端平均流速，V_2 为梗阻远端平均流速。实际应用时，可用峰值主动脉瓣流速和峰值左室流出道速度替代连续方程中的平均速度。

3. CW 应尽量与血流方向平行，调节到能够出现较为清晰的声音为止。

4. 压差测量也受主动脉瓣反流和左室功能的影响。

5. 主动脉瓣反流造成收缩期主动脉瓣口通过的血流增加，会对主动脉瓣口狭窄程度评价过高。

6. 左室功能低下并且主动脉瓣高度狭窄时，会造成通过主动脉瓣的血流减少，对主动脉瓣口狭窄程度评价过低。

【专家指点】

1. 主动脉瓣病变显著，瓣叶增厚、钙化明显时，“穹隆样”改变不明显。

2. 老年患者瓣膜退行性改变时，测量主动脉瓣的跨瓣压差确定有无狭窄是很重要的。

3. 应排除主动脉瓣上、瓣下狭窄及主动脉瓣的先天性发育异常所致的狭窄。根据主动脉瓣瓣叶的数量，可分为单叶式、二叶式、三叶式或三叶以上畸形等不同类型。其中以二叶式最多见，瓣叶数量越少，瓣口狭窄往往越明显。二维超声能显示狭窄的主动脉瓣数目、形态、位置及启闭状态。

4. 当合并主动脉瓣明显反流时，可高估主动脉瓣的狭窄程度。

5. 钙化性主动脉瓣狭窄是因主动脉瓣环和瓣叶发生进行性胶原纤维变性、钙质及脂肪堆积沉着，致瓣膜增厚变形、联合处粘连融合所致的主动脉瓣狭窄，多发生于 65 岁以上的老年人，无风湿病史。可通过病人年龄、病史、其他瓣膜受损情况，与风湿性主动脉瓣狭窄进行鉴别。

第三节　主动脉瓣关闭不全

一、疾病的一般特征

主动脉关闭不全(aortic regurgitation)是指心室舒张期主动脉瓣不能完全关闭，多系病变累及主动脉瓣或者主动脉瓣环扩张导致关闭不全。根据病情的缓急，分为急性和慢性。急性常见的原因为感染性心内膜炎和修复的主动脉瓣关闭不全；慢性最常见的病因是风湿性瓣膜病，其次为感染性心内膜炎、先天性主动脉瓣畸形等。主动脉瓣关闭不全主要的血流动力学变化是左心室容量负荷增大。

二、病理生理学特征

主动脉瓣关闭不全的主要病理生理改变是出现急性或慢性的左心室容量负荷过重，与发病原因的急缓程度有关。左心室容量负荷过重使得左心腔增大，左心室呈现离心性的肥厚;左室容量负荷的加重还使得左室舒张末压力的增高,左心房压亦随之增加。如果关闭不全及反流出现较快且程度较重,患者将可能出现急性肺淤血,甚至肺水肿等急性左心衰竭的症状;发病较慢且程度轻时,以上病变可呈慢性过程。

三、临床特点

大部分主动脉瓣关闭不全的患者过着正常人的生活,可不出现临床症状。部分出现症状的患者主要有两大类:一类是患者因心脏搏动有力而所感到心悸不适;另一类是左心室病变和心力衰竭引起的如肺淤血、肺水肿等相关表现。若患者已出现心力衰竭,体检时可观察到呼吸困难、血压降低、脉搏细速、肺水肿等体征;中 - 重度关闭不全时,由于反流使得主动脉舒张压降低,导致脉压差增大,出现颈动脉搏动增强、动脉枪击音以及随颈动脉搏动出现的点头征(De Musset 征)。

四、检查方法

在观察主动脉瓣瓣叶、瓣根部及瓣叶交界处情况时,与观察主动脉瓣狭窄时一样,选择主动脉根部短轴切面;而在胸骨旁左室长轴切面,可以显示主动脉的纵轴切面。血流和频谱多普勒可以观察反流的速度、反流压差,以及有无同时伴有瓣膜的狭窄及其情况。

五、超声心动图观察的重点

如果在二维和 M 型超声上观察到左室腔扩大,并且左室壁运动增强,就要考虑有主动脉瓣关闭不全的可能,用多普勒法评价主动脉瓣反流及反流的程度。总之,需应用各种多普勒法综合评定左室的功能及有无合并症的存在。

(一) 二维超声心动图

观察主动脉瓣关闭不全的主要超声切面,包括有:胸骨旁左心室长轴切面、胸骨旁大动脉短轴切面、胸骨旁二尖瓣水平短轴切面以及心尖五腔心切面。

从这些超声切面可以观察到主动脉瓣增厚,回声增强,瓣叶对合处出现缝隙,常 >3mm;左室内径增大,左室壁运动增强,表示左室容量负荷过大;但当左室功能低下时,左室壁运动减弱。

较重的主动脉关闭不全时,可于二尖瓣水平短轴切面观察到二尖瓣前叶内陷,使二尖瓣短轴观在舒张期呈现“半月形”改变,或者叫“微笑征”,是由主动脉瓣反流冲击二尖瓣瓣叶所致。在感染性心内膜炎和连枷状主动脉瓣的患者中,可有主动脉瓣的舒张期扑动,主动脉根部扩张。

(二) M 型超声心动图

M 型超声心动图可以观察到主动脉壁活动曲线上升和下降速度增快,主波增高,重搏波变低,舒张末期内径增大,主动脉瓣舒张期关闭曲线呈双线,二尖瓣舒张期开放幅度减低,可见前叶舒张期震颤波(图 3-2-3),舒张期短或伴二尖瓣狭窄时震颤不存在。急性主动脉瓣反流伴明显左心衰竭时,二尖瓣提前关闭,提示左室舒张压增高,C 点出现在心室收缩之前,A 峰常消失。

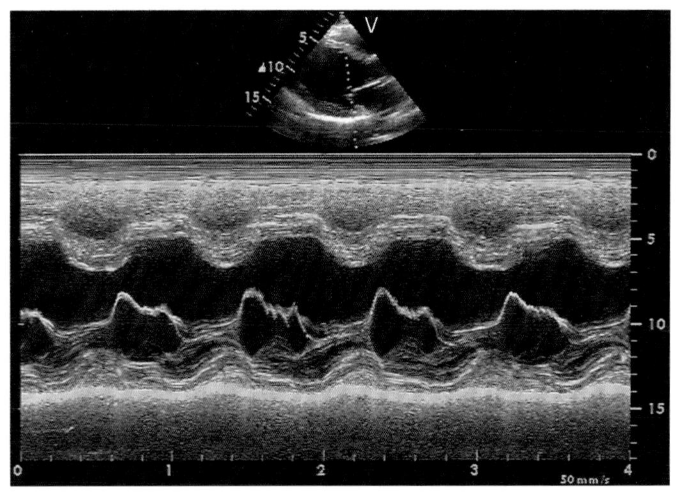

图 3-2-3　主动脉瓣关闭不全二尖瓣前叶 M 型曲线

左室长轴切面 M 型曲线显示二尖瓣舒张期开放幅度减低，可见前叶舒张期震颤

（三）多普勒超声心动图

1. 彩色血流多普勒　常选取的探测切面是左心长轴、心尖左心两腔、五腔心切面。从这些切面上可以观察到左室流出道出现舒张期反流信号（图 3-2-4）。

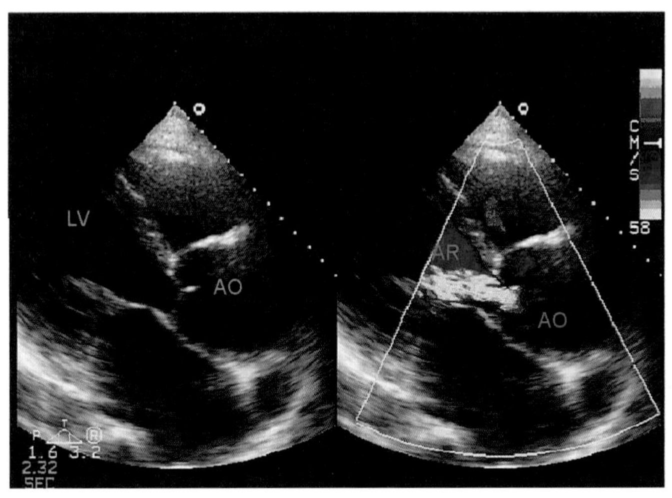

图 3-2-4　主动脉瓣关闭不全超声表现

左室长轴切面彩色血流显示舒张期左室流出道内见反流血流

根据彩色多普勒的反流血流，可半定量估计反流程度：长度测量法、宽度测量法、面积测量法以及比例测量法。比例测量法可根据反流束最大宽度与左室流出道的比例和反流束横截面积与左室流出道横截面积的比例两种方法进行估计（表 3-2-2）。

表 3-2-2 主动脉瓣反流原因及超声改变一览表

病因	主要超声改变
风湿性瓣膜病	瓣叶增厚，回声增强，多合并二尖瓣病变
主动脉瓣二叶瓣	主动脉短轴可见主动脉瓣为两叶式
主动脉瓣脱垂	左室长轴切面可见舒张期主动脉瓣落入左室
主动脉瓣环扩张症	主动脉窦部（VALSALVA 窦部）及升主动脉扩张 左房相对较小
感染性心内膜炎	主动脉瓣赘生物
老年性瓣膜病	主动脉硬化改变、主动脉瓣钙化
高血压病	左室壁均匀肥大 室间隔基部向左室流出道突出 主动脉扩张
主动脉瓣四叶瓣	主动脉短轴可见主动脉瓣四叶瓣
主动脉窦瘤（VALSALVA 窦瘤）破裂	主动脉瓣环上方有袋样膨出，并可见到破口

2. 频谱多普勒 频谱多普勒可探及舒张期高速血流信号，由于速度快，常成双向充填的方块形频谱。可用 PW 测反流分数（RF）。

连续波多普勒多在五腔心上测量。在此切面，声束方向易于与反流方向平行，频谱形态为上升支陡直，峰值前移，下降支缓慢。有时，可以根据主动脉频谱的宽度判断反流大小（图 3-2-5）（表 3-2-3）。

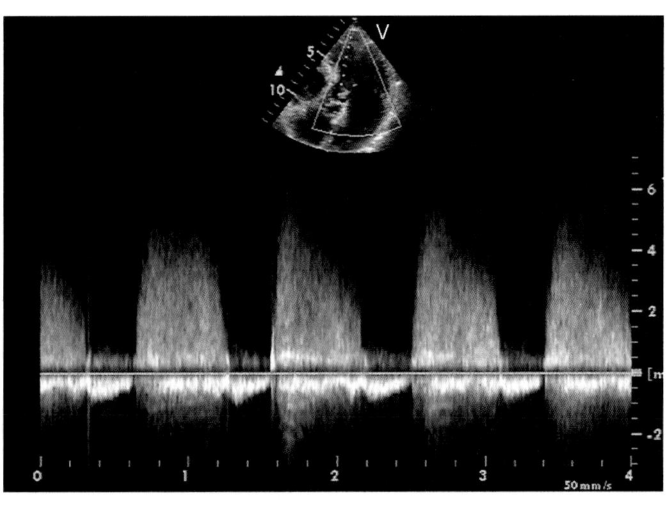

图 3-2-5 主动脉瓣关闭不全频谱表现

CW 探及舒张期高速血流信号呈双向充填的方块形频谱，上升支陡直，峰值前移，下降支缓慢

表 3-2-3 ACC/AHA 评价主动脉瓣反流程度的指标

	轻度	中度	重度
左室大小	正常	正常或增大	通常增大
瓣叶	正常或异常	正常或异常	异常 / 连枷 / 广泛对合不良
LVOT 反流束宽度	中心型反流束细小	中心型反流束中等	中心型反流束宽大，各种偏心型反流
反流频谱灰度 -CW	不完整或浅	浓密	浓密
反流速度下降斜率 -CW（PHT，ms）	缓慢，>500	中等，500~200	陡直，<200
降主动脉内舒张期反流 -PW	短暂舒张早期反流	中期反流	显示全舒张期反流
VC 宽度	<0.3	0.3~0.6	>0.6
反流束宽度 /LVOT 宽度（%）	<25	25~45，46~64	≥65
反流束 CSA/LVOT CSA（%）	<5	5~20，46~64	≥60
反流容积 RV（%）	<30	30~44，45~59	≥60
反流分数 RF（%）	<30	30~39，40~49	≥50
有效反流口面积 EROA（cm^2）	<0.1	0.1~0.29，0.2~0.29	≥0.3

根据下降支的斜率判断反流程度：①轻度主动脉瓣反流（AR）时，下降支的斜率小，频谱呈梯形；②重度 AR 时，下降支的斜率大，频谱呈三角形；③反流频谱的灰度与反流程度成正比。

【专家指点】

1. 选取胸骨旁左室长轴切面、大动脉短轴切面、心尖四腔心及五腔心等切面，仔细观察瓣膜的反流程度，胸骨上窝切面是观察反流程度的重要切面。

2. 应充分暴露出心尖部，才能正确评价反流程度。胸骨旁左室长轴切面，由于不能充分暴露出心尖部，会对反流程度的评价偏小。

3. 应综合考虑反流长度和面积。反流细长的时候，容易对反流程度的评价过高。

4. 应与能引起左室容量负荷增大的疾病鉴别，如二尖瓣反流、室间隔缺损、动脉导管未闭等。

第四节 主动脉瓣赘生物

一、疾病的一般特征及临床特点

主动脉瓣赘生物（aortic vegetation）的存在是感染性心内膜炎的重要诊断依据。感染性心内膜炎最常累及的瓣膜是二尖瓣，其次最易引起主动脉瓣赘生物的形成。赘生物附着于瓣膜的上游侧，如房室瓣的心房侧、半月瓣的心室侧。

由于赘生物的存在，常常引起大动脉瓣的破坏和穿孔，继而引起主动脉瓣的反流。感染性心内膜炎引起的主动脉瓣赘生物，还常常合并主动脉窦部动脉瘤或脓肿。

临床特点主要为感染性心内膜炎引起的感染等症状，可参见前二尖瓣赘生物中的详细描述。

二、病理生理学特征

赘生物的形成，可使瓣膜产生溃疡或穿孔，常致主动脉瓣脱垂和关闭不全。较大的赘生物可造成相应瓣口的相对性狭窄，赘生物若脱落，可造成栓塞。若同时出现大赘生物阻塞瓣口等病变，可引起严重血流动力学障碍，最终可导致心力衰竭。

主动脉根部内膜感染，可形成主动脉窦瘤，甚至使之破裂。

三、检 查 方 法

可在胸骨旁主动脉根部短轴、心尖部五腔心切面和胸骨旁长轴切面，观察主动脉瓣赘生物的大小、形状、回声的强弱等，并可同时观察赘生物有无随心动周期在心室侧与升主动脉侧来回运动和有无其他并发症（如主动脉窦瘤）等。多普勒检查可对有无同时伴有瓣膜的反流或者赘生物是否引起狭窄进行评价。

四、超声心动图观察的重点

（一）二维超声心动图

二维超声可直接显示主动脉瓣上赘生物的大小、形状、活动度以及是否钙化等，赘生物可呈团块状或息肉样，较大的赘生物可为带状或棒状。赘生物可使瓣膜增厚、变形，呈多重回声反射。主动脉瓣赘生物附着于瓣膜的心室侧，收缩期甩向升主动脉，舒张期甩入左室（图 3-2-6），并引起主动脉瓣关闭不全。

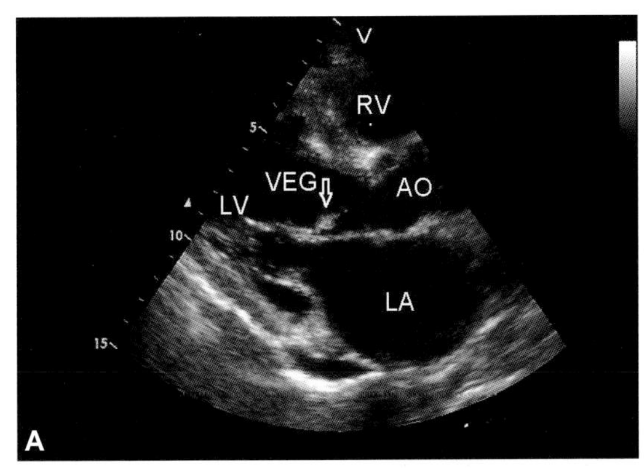

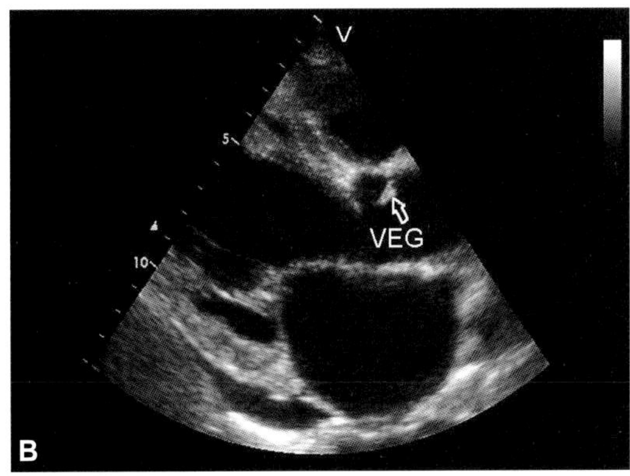

图 3-2-6　主动脉瓣赘生物二维超声表现

VEG：赘生物

(二) M 型超声心动图

M 型超声心动图可见主动脉瓣局部增厚,舒张期明显震颤,瓣叶活动曲线上有反射增强、蓬松块状回声。

(三) 彩色多普勒超声心动图

彩色血流多普勒可观察到主动脉瓣舒张期有反流。

五、常见并发症的诊断

1. 主动脉瓣穿孔 用彩色多普勒大多数可看到主动脉瓣的反流。

2. 细菌性的主动脉窦(Valsalva 窦)瘤 主动脉根部前壁增厚≥10mm,间隔旁瓣周厚度≥10mm,在 Valsalva 窦附近有异常囊状的回声。

3. 主动脉瓣周脓肿 以主动脉瓣环内脓肿多见。超声表现为一个形态大小各异的低回声区或回声异常的腔隙,与心腔或大血管并不沟通,多发生在瓣叶体部、瓣叶或相邻心肌内,其周围常有因炎症引起的瓣膜增厚或赘生物形成。

【专家指点】

1. M 型超声检查时,如主动脉瓣局部增厚,舒张期明显震颤,应高度怀疑有赘生物和瓣膜撕裂的存在。

2. 与心脏的原发性肿瘤,如乳头状纤维弹性瘤鉴别,此肿瘤常起源于瓣膜组织,常位于瓣膜的表面,常见于主动脉瓣的心室面或动脉侧。

3. 由此病导致的细菌性主动脉窦瘤及脓肿,用经胸超声难以确诊。因为主动脉瓣上的赘生物通常超声回声很高,后方有声影,使主动脉窦显示困难。此时,应用 TEE 检查。

4. 与正常的心瓣膜结构(如 Lamp 赘疣,是位于心瓣膜面的多个小袋状物),以及位于主动脉瓣的 Arantius 小结(一种小的纤维组织)鉴别。

5. TEE 可检出 2mm 以下的赘生物和小的脓肿,对可疑病例应行 TEE 检查。

6. 感染性心内膜炎的超声诊断主要依据瓣或心内膜有赘生物附着,赘生物一般较小,可单发或多发,形态不规整。新鲜的赘生物回声较弱,易漏诊;陈旧的赘生物回声较强。瓣膜赘生物常造成瓣叶穿孔,引起反流。

7. 瓣膜赘生物应与较小的黏液瘤、血栓进行鉴别。鉴别时,病史及原发心脏疾病有重要参考价值。

第五节 主动脉瓣钙化

一、疾病的一般特征

主动脉瓣钙化(aortic calcification)是主动脉瓣狭窄的重要病因,多是随年龄增加的瓣膜退行性变,比二尖瓣钙化多见,不伴瓣叶粘连。

二、检查方法

于胸骨旁左室长轴切面和主动脉根部短轴切面，可以观察：主动脉瓣瓣叶的增厚情况，瓣叶的活动是否僵硬及其程度，瓣叶交界处及瓣根部有无粘连和融合。多普勒可以观察有无瓣膜的狭窄和关闭不全。

三、超声心动图观察的重点

1. 主动脉瓣增厚及回声增强，瓣膜回声反射大于或等于主动脉根部后壁或与相应的左房后壁回声减弱相对比。

2. 硬化的反射回声增强增厚。

3. 钙化可呈斑点、结节，程度严重者呈斑块状，质地紧密有僵硬感。

4. 瓣膜除有硬化或钙化外，一般无瓣叶交界区的粘连和融合。

5. 受累瓣膜活动受钙化物机械性作用，开放幅度可偏小而引起瓣口狭窄，亦可影响闭合运动而引起关闭不全，常合并主动脉瓣环钙化。无冠瓣受累率最高，其次为右冠瓣及左冠瓣，可单叶或两个以上瓣叶同时受累（图 3-2-7）。

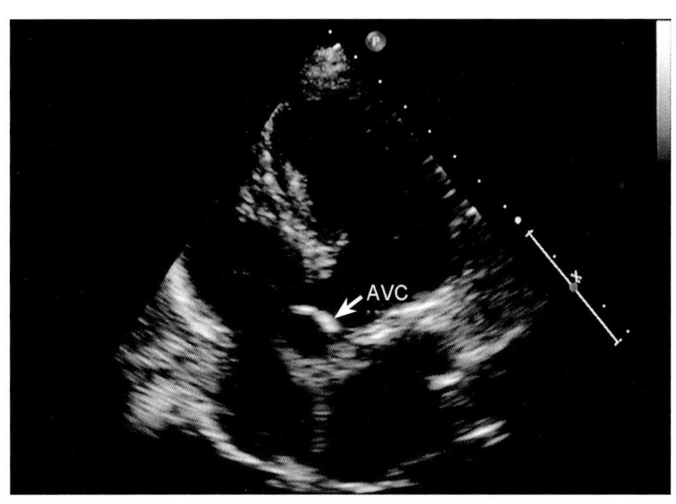

图 3-2-7　主动脉瓣钙化超声表现

心尖五腔心切面显示主动脉瓣左、右冠瓣钙化，回声增强（箭头示）

三尖瓣疾病

第一节 三尖瓣狭窄

一、疾病的一般特征、病理生理学特征及临床特点

在心脏瓣膜狭窄性病变中，三尖瓣狭窄（tricuspid stenosis）最少见，尤其以单纯三尖瓣狭窄更为罕见，风湿热是最主要的原因，且往往合并主动脉瓣及二尖瓣病变。风湿性三尖瓣狭窄时，三尖瓣瓣体的炎症引起瓣叶增厚，相互粘连使瓣口面积减小，开放受限，瓣下的腱索缩短、融合。

三尖瓣狭窄时，瓣口面积缩小，血流由右房充盈入右室受阻，致右房腔增大、压力升高及体循环淤血，出现颈静脉怒张、颈静脉波动和肝、脾肿大，甚至产生腹水和水肿。

二、检查方法

心尖四腔心切面是二维超声心动图观察三尖瓣狭窄的最佳切面，在此切面可观察：三尖瓣瓣叶的增厚、粘连；回声有无增强；舒张期由于瓣叶开放活动受限，前叶呈圆顶状隆起。长期较严重的狭窄，可使右房扩大。多普勒可以观察三尖瓣口的狭窄程度和特征性的三尖瓣口血流频谱的双峰消失，同时，还可以对有无合并三尖瓣关闭不全及其程度进行观察。

三、超声心动图观察的重点

（一）M型超声心动图

三尖瓣的曲线形态与二尖瓣极为相似。在正常心脏，难以显示完整的三尖瓣活动曲线图形。三尖瓣狭窄时，三尖瓣瓣膜活动曲线增粗，反光增强，EF斜率减慢，三尖瓣后叶活动幅度明显下降，甚至可看到前后叶的同向运动。

（二）二维超声心动图

二维超声心动图观察的最佳切面是心尖四腔心。风湿性三尖瓣狭窄时，三尖瓣瓣叶增厚、粘连，回声增强，舒张期开放活动受限，前叶呈圆顶状隆起。右房扩大，上腔静脉明显增

宽，而主动脉及肺动脉则偏小。

（三）**多普勒超声心动图**

1. 彩色多普勒超声心动图　三尖瓣狭窄时，舒张期三尖瓣口显示以红色为主的五彩射流束，中心处常呈黄色或蓝色的斑点。

2. 频谱多普勒　连续波多普勒显示舒张期三尖瓣口血流频谱的双峰消失，血流速度增高。

四、三尖瓣狭窄的半定量诊断

正常三尖瓣口的面积为 $6\sim8cm^2$，一般以三尖瓣口舒张期平均压差 >2mmHg 为诊断标准。当平均压差达到 5mmHg 时，可出现体静脉淤血的症状和体征。三尖瓣口的横截面积难以完整显示，故无法用二维或 M 型超声准确测量其瓣口面积。因此，三尖瓣狭窄的定量诊断，目前主要依靠频谱多普勒。

根据三尖瓣口舒张期峰值流速，估测三尖瓣狭窄：1.0~1.2m/s 为轻度三尖瓣狭窄；1.3~1.7m/s 为中度三尖瓣狭窄；>1.7m/s 为三尖瓣重度狭窄。

【专家指点】

1. 应注意有无右房黏液瘤所致的三尖瓣狭窄。

2. 单纯的峰值流速增快须除外三尖瓣口流量增大的疾病，如房间隔缺损、肺静脉异位引流及三尖瓣明显反流等。然而，它们的共同表现与三尖瓣狭窄时不同，其彩色血流流速较低，流束宽大，E 波下降斜率无明显减慢。

3. 多普勒测定三尖瓣狭窄有一定的局限性，主要是受呼吸的影响较大。

4. 心律失常，尤其是房颤时，常使平均压差下降而造成假阴性。此时，应注意连续测定数个心动周期，再计算其平均值，以避免误差。

5. 一般情况下，难以显示三尖瓣口的横截面，故无法采用二尖瓣狭窄时常应用的二维超声或 M 型超声的影像测量瓣口面积的方法。因此，其定量诊断，目前主要依靠频谱多普勒的检测。

第二节　三尖瓣关闭不全

一、疾病的一般特征、病理生理学特征及临床特点

三尖瓣关闭不全（tricuspid regurgitation）有器质性和功能性两种。器质性较为少见，偶可见风湿性心脏病、乳头肌缺血、腱索断裂等原因；功能性常见，多继发于引起右心室扩大的病变，如二尖瓣病变、右心室梗死、肺动脉狭窄等。三尖瓣环比较薄弱，容易扩大而造成关闭不全。

三尖瓣关闭不全时，心室收缩期血液反流入右心房，右心房压升高，容量负荷增加，右心室扩张、肥厚，最终出现右心衰竭，造成体循环静脉淤血、肝大和周围水肿等。

临床表现与病因、反流程度、发病速度、并发症等有关。单纯器质性三尖瓣关闭不全通

常没有明显临床表现，合并右心衰竭时出现相应临床表现。在三尖瓣听诊区，可闻及收缩期震颤和全收缩期高调杂音，吸气明显，多数有第一心音减弱，第二心音增强。

二、检查方法

取心尖四腔心切面或者取胸骨旁右室流入道切面，尽量显示三尖瓣瓣叶、瓣环和瓣下结构，重点观察其形态及活动，尤其是注意瓣膜有无赘生物、脱垂或者附着点的位置异常、收缩期瓣缘的对合状态等。多普勒检查可以观察反流束的起源、途径、分布范围和血流的性状。频谱多普勒可以测量最大反流速度及反流压差。

三、超声心动图观察的重点

（一）二维及 M 型超声心动图

当三尖瓣发生器质性损害时，二维超声显示其瓣缘增厚，瓣体活动幅度增强，收缩期瓣叶对合不拢，关闭时可见裂隙。M 型超声显示瓣叶活动曲线的开放和关闭幅度明显增大，速度加快；右心室及右心房均明显增大；三尖瓣瓣环扩大。

（二）多普勒超声心动图

1. 彩色多普勒超声心动图　收缩期于右心房侧检出源于三尖瓣口的蓝五彩镶嵌色反流束，一般根据反流束到达的部位半定量分析反流量。反流束到达右心房顶部，为大量反流；到达右心房中部，为中等量反流；达不到心房中部，为少量反流。

2. 频谱多普勒　于右心房侧的瓣环水平，可探及收缩期位于零线下的高速血流频谱（图 3-3-1）。

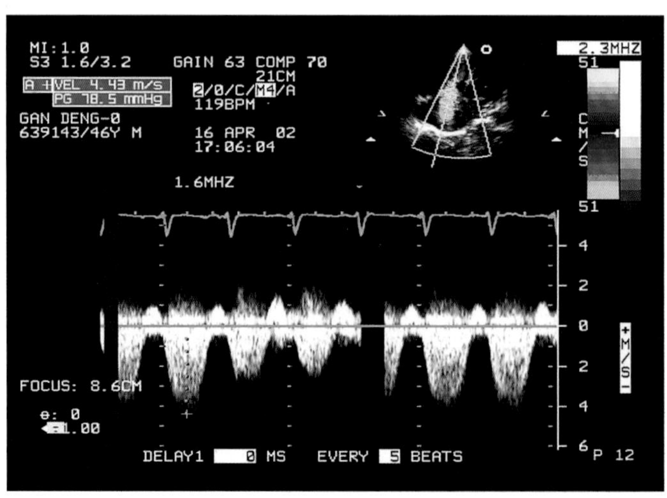

图 3-3-1　三尖瓣关闭不全频谱表现

四、生理性的三尖瓣反流

1. 三尖瓣的瓣叶形态正常，瓣膜无增厚，无明显的器质性心脏病。

2. 一般出现在收缩早期，持续时间短，反流束范围局限，且其最大流速 <2m/s。

3. 用脉冲多普勒技术：反流束一般不超过 10mm，彩色多普勒检查；反流不超过 25mm，反流束面积与右心房面积的比率不超过 18%。

五、三尖瓣反流的定量诊断

根据反流束在右房内的分布范围，可对三尖瓣反流程度进行半定量估测。

(1) Ⅰ级：反流束自三尖瓣口到达右房的 1/2 处。

(2) Ⅱ级：反流束占据右房的大部分。

(3) Ⅲ级：腔静脉与肝静脉内亦可见到反流信号。

【专家指点】

1. 生理性的三尖瓣反流应与器质性的三尖瓣关闭不全鉴别，后者常可见到三尖瓣结构有不同程度的形态学异常。此外，可见心脏原发病的有关超声征象。

2. 超声心动图对三尖瓣关闭不全病因的鉴别有重要的意义。

肺动脉瓣病变

第一节 肺动脉瓣狭窄

一、疾病的一般特征、病理生理学特征及临床特点

肺动脉瓣狭窄(pulmonic stenosis)几乎均为先天性的疾病,极少数为后天性疾病(包括风湿热、风湿性瓣膜病等),往往伴发于其他的心脏瓣膜病变。单纯性的肺动脉瓣狭窄较少见,病理改变多较轻。肺动脉瓣严重狭窄可引起右心室阻力负荷增加,右心室肥厚、扩张,顺应性减低,出现右心衰竭,使右心房扩大、周围静脉压升高、周围水肿和肝脏肿大。

二、检 查 方 法

肺动脉瓣狭窄最佳观察切面是主动脉根部短轴切面,充分显示右室流出道、肺动脉瓣、主肺动脉和左右肺动脉的解剖结构,仔细观察右室流出道的肌肉是否增厚、腔径的宽窄,肺动脉瓣的形态、活动受限的程度,肺动脉瓣环的内径及主肺动脉是否有狭窄后扩张、左右肺动脉的内径大小等。在心尖部四腔心切面、剑突下四腔心切面和左心室长轴切面,可以测量右室壁的厚度和右室内径。多普勒检查亦选取大血管短轴切面进行,可观察右室流出道内异常射流的起源、途径和分布。

三、超声心动图观察的重点

(一) 二维超声心动图

肺动脉瓣增厚,回声增强,收缩期肺动脉瓣叶开放受限,瓣口狭小。肺动脉根部内径正常或较正常窄。肺动脉主干则有不同程度的扩张。肺动脉壁变薄,左肺动脉往往增宽。右室腔可正常或增大,右室前壁增厚,右心房增大,右室流出道可能由于继发性的肌性肥厚而狭窄。

(二) M 型超声心动图

肺动脉瓣活动曲线的 a 波加深,正常人的 a 波深度为 2~7mm。a 波加深越明显,提示狭

窄越严重，瓣叶的开放提前且开放时间延长，开放曲线呈方盒状。右室前壁增厚，右室内径正常或增大，右室流出道内径变窄，其前壁增厚。

（三）多普勒超声心动图

1. 彩色多普勒超声心动图 肺动脉瓣口出现收缩期射流束，狭窄程度越重，射流束越细。轻度狭窄时，射流范围较小；重度狭窄时，射流范围大，射流束可直达左肺动脉分支前（图3-4-1）。可见三尖瓣反流。

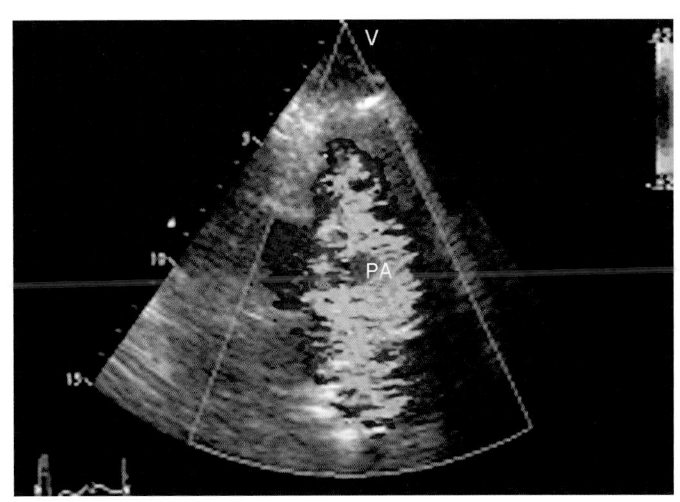

图 3-4-1 肺动脉瓣彩色血流表现

2. 频谱多普勒 连续波多普勒取样线置于肺动脉瓣口，可见收缩期射流，频谱形态为单峰、负向曲线。频谱曲线上升慢，峰值后移，射血时间延长（图3-4-2）。狭窄越严重，这些改变越明显；但狭窄近于闭锁时，无法记录到完整的收缩期频谱曲线。

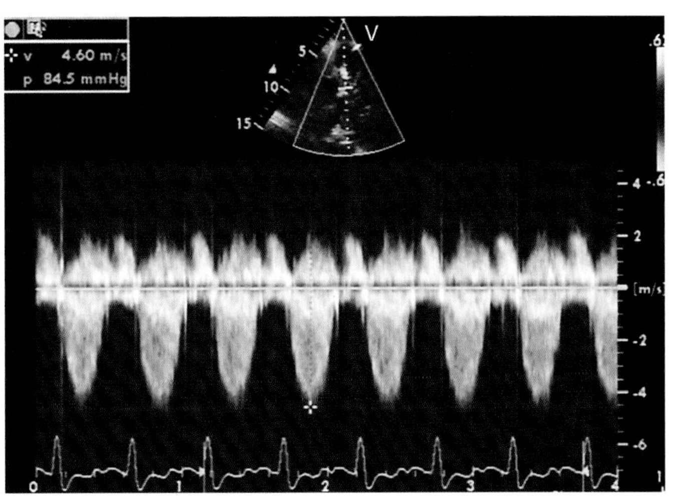

图 3-4-2 肺动脉瓣狭窄频谱表现

【专家指点】

1. 常选胸骨旁大动脉短轴切面，充分显示右室流出道和肺动脉，亦可取剑突下右室流出道长轴切面。

2. 检查时，应注意调整彩色多普勒的增益。增益过大时，可能因噪声信号的混杂造成判断的困难，低估狭窄程度。

3. 不能仅根据 a 波深度的改变，来判断肺动脉瓣狭窄的严重程度，因 a 波的深度受呼吸、心率的影响，吸气及心动过缓均可使 a 波加深。

4. 超声心动图检查对肺动脉瓣狭窄有确诊价值。二维超声能显示狭窄的直接征象，区分狭窄发生的部位。单纯性肺动脉瓣狭窄以先天性心脏病最为多见，风湿性肺动脉瓣狭窄少见。

5. 肺动脉瓣狭窄应与引起肺动脉血流增多的疾病相鉴别，如：房间隔缺损；室间隔缺损；主动脉窦瘤破入右心时，由于收缩期通过肺动脉的血流增多，流速高于正常，但无局限性狭窄存在，同时肺动脉瓣亦无明显的开放受限。

第二节 肺动脉瓣关闭不全

一、疾病的一般特征、病理生理学特征及临床特点

大多数肺动脉瓣关闭不全（pulmonic regurgitation）属功能性，多继发于各种原因所致的肺动脉高压和肺动脉瓣环扩大者。器质性的肺动脉瓣关闭不全比较少见，可由感染性心内膜炎以及风湿热累及肺动脉瓣所致，更少见的还有类癌综合征、创伤、类风湿关节炎等病因。单纯的先天性肺动脉瓣关闭不全少见，见于瓣膜畸形，如二叶瓣、三叶瓣、四叶瓣畸形或瓣叶发育不全，甚至缺如。

肺动脉瓣关闭不全可增加右心室容量负荷，使右心室扩张、肥厚，右心房扩大，体循环淤血、肺水肿和肺动脉高压等。

功能性肺动脉瓣关闭不全者的临床表现主要取决于病因，可有周围静脉淤血、周围水肿、腹胀等右心衰竭的表现；单纯器质性病变可没有明显表现。在肺动脉瓣听诊区可闻及舒张期高调、递减性杂音，吸气时明显，较局限，不向心尖传导。

二、检查方法

选择的观察切面及观察方法与观察肺动脉瓣狭窄的切面及方法基本相同。

三、超声心动图观察的重点

（一）二维及 M 型超声心动图

1. 肺动脉瓣的超声表现 正常人肺动脉瓣舒张期关闭，呈“Y”型闭合；有明显的肺动脉瓣关闭不全者，“Y”型闭合线消失，呈现三角形或不规则形的漏孔。M 型超声由于技术

上的限制，一般仅能看到肺动脉瓣后叶，其他两叶较难显示，因此常作为肺动脉瓣关闭不全的辅助诊断。

2. 三尖瓣前叶舒张期震颤 这是由三尖瓣前叶在舒张期受到肺动脉瓣反流性血流的冲击所致。

3. 右室容量负荷过重的表现 右室腔增大，右室壁可能增厚，室间隔与左室后壁可呈同向运动。

4. 原发心脏疾病的超声表现

5. 肺动脉高压的超声表现

（二）多普勒超声心动图

右室流出道见舒张期反流，轻度反流时，反流束呈细条状或灶火状，仅占右室流出道的一小部分；重度反流时，反流束呈喷泉状，可充填整个右室流出道。

【专家指点】

1. 在健康人群中，肺动脉瓣反流的检出率可达 17%~100% 不等。因此，应与病理性的肺动脉瓣反流鉴别。

2. 在胸骨旁大动脉短轴切面，可充分显示肺动脉及肺动脉瓣，应用彩色多普勒血流显像技术，探查反流束的起源、大小和形态；并用 CW 测定最大反流速度、反流的峰值压差，以此来评估右室的舒张压。

3. 肺动脉瓣关闭不全最常见的病因是各种心脏疾患导致肺动脉高压和肺动脉扩张，长期的肺动脉高压可引起肺动脉瓣环的扩张，舒张期肺动脉瓣叶的瓣缘不能充分闭合，从而导致肺动脉瓣的反流。临床多数为相对性的肺动脉瓣关闭不全，其反流程度多数为轻至中度，一般以处理原发病为主，少数为先天性或感染后引起。

人工心脏瓣膜

第一节 概　　述

一、人工心脏瓣膜种类

（一）机械瓣

机械瓣（mechanical prosthetic valve）基本结构由瓣架、阀体、缝环等组成。按结构分四种，分别为笼球瓣、笼碟瓣、侧倾碟瓣和双叶瓣。临床上，主要应用侧倾碟瓣和双叶瓣。机械瓣耐疲劳性好，血流动力学状态良好，但易致血栓，患者需终身服用抗凝药，造成诸多不便和各种并发症。

（二）生物瓣

生物瓣（biologic prosthetic valve）为完全或主要采用生物材料所制成的心脏瓣膜代用品。根据结构，分为同种瓣和异种瓣。生物瓣属于中心血流型结构，血流动力学状态接近于人体的自身状况，抗血栓形成作用很好，多数不需终身抗凝，但耐久性较差，使用期限相对较短。

二、临床特点

（一）人造二尖瓣

人造二尖瓣（prosthetic mitral valve）临床上比较常见，植入机械瓣者在瓣膜开放和关闭时通常可听到金属性较清脆响亮的喀喇音。第二心音主动脉瓣成分与人造二尖瓣开放音之间的时间差越短，提示左房压越高。心尖部有较轻的舒张早期杂音，多属正常现象。功能正常的生物瓣没有杂音或杂音轻微。

（二）人造主动脉瓣

人造主动脉瓣（prosthetic aortic valve）中，植入机械瓣者在主动脉瓣区可听到瓣膜的开放和关闭，多较响亮清脆。正常生物瓣一般听不到开放和关闭音。

三、人工心脏瓣膜的并发症

1. 瓣失灵和功能障碍

2. 瓣周漏(paravalvular regurgitation) 瓣周漏指存在于缝合环和周围瓣环组织之间的反流,大多由于瓣周组织剔除过多或瓣周组织薄弱,或缝线腐化、断裂,或缝合欠妥、欠均匀,可出现于置换术后的任何时期。严重的瓣周漏多数出现于术后半年之内,原有的瓣膜多有严重的感染。

主动脉瓣瓣周漏为异常血流起源的部位在瓣架外围与主动脉壁之间,多普勒频谱为舒张期高速湍流。二尖瓣瓣周漏,经胸超声于收缩期见二尖瓣环部出现蓝色为主的花色血流,方向朝向房间隔。Doppler取样容积置于瓣口反流处,可显示双期双向的血流频谱,均为湍流。

以下几点可有助于诊断瓣周漏:

(1) 反流常起源于缝合环之外,而不是穿过瓣膜本身。

(2) 虽不能确定反流起源于缝合环之外,但明显不是通过前向血流所经过的途径。

(3) 反流束近端加速区位于人工瓣之外。

3. 人工心脏瓣膜关闭不全 常见于生物瓣植入和主动脉瓣自身移植,病变原因是瓣叶撕裂和连枷,或是瓣叶增厚、皱缩,亦可见于机械瓣运动失常。关闭不全有时是中央性的,但多数为偏心性,并可沿邻近左房壁走行。

4. 血栓形成和血栓栓塞

5. 感染性心内膜炎、瓣膜感染

6. 溶血

第二节 人工心脏瓣膜正常超声心动图表现

一、机 械 瓣

(一) 笼球瓣

由不锈钢铸成的四根或三根瓣柱,呈笼样瓣架,有硅橡胶制成的硅球为阀体,硅球在笼架内上下活动,形成瓣膜的启闭功能。瓣球向球笼顶部活动时,为瓣膜的开放,血流经瓣球周围流过,跨瓣压差大,且易形成血栓,目前已弃之不用。

【超声心动图观察重点】

1. 二维超声心动图 二尖瓣位及主动脉瓣位人造瓣膜为球笼瓣者,左室长轴和心尖四腔心切面均可探及。最外缘的强回声为瓣笼,以超声束和瓣笼的位置关系可显示瓣笼的不同弧度。笼柱呈强回声,以与超声束的位置关系,呈线状或点状。二尖瓣位的笼球瓣与房室环的室侧可见到回声略低于瓣笼的瓣球的前界面,其于舒张期朝瓣笼顶部活动,前界面靠近瓣笼,收缩期回到瓣环。主动脉瓣位笼球瓣的瓣环结构可显示,瓣球开放往往不能清楚观察。

2. M 型超声心动图 瓣球活动曲线与自体二尖瓣中度狭窄时的 M 型显像相似，呈“城墙波”。

3. 彩色多普勒超声心动图 二维彩色显像时，可见瓣球两侧的花色血流，将 Doppler 取样容积置于瓣球开放侧，可探及血流频谱。

（二）笼碟瓣

属周围血流型，跨瓣压差较球笼瓣更大，血流动力学性能更差，易形成血栓。目前，此瓣已全部淘汰，超声心动图表现略。

（三）侧倾碟瓣

侧倾碟瓣的瓣架无笼状结构，在瓣环的两侧面连接着枢柱，以控制碟瓣在其中进行侧斜位的启闭运动。侧倾碟瓣开放时，瓣片两侧分别有两个口，一侧为大口，另一侧为小口，血流经此口流过。虽然碟片在血流中央，因呈侧斜形，对血流阻力不大，为中心血流型。血流动力学性能良好，目前广泛使用。

（四）双叶瓣

在侧倾碟瓣的基础上，将单个瓣片改进为双半圆形瓣片，每个瓣片上有两个耳状突起，位于瓣环的半弧形沟槽内，可自由滑动。瓣开放时，几乎与血流平行，属于中心血流型结构。血流动力学状态通常优于其他机械瓣，瓣膜的材质较好。

【超声心动图观察重点】

1. 二维超声心动图 二尖瓣位侧倾碟瓣的常规切面显示，瓣环回声强，厚度 0.5~0.6cm，呈半环状，有时呈点状强回声。舒张期碟片开放分大、小二口，收缩期碟片关闭回到瓣环（图 3-5-1）。主动脉瓣位侧倾碟瓣于左室长轴切面显示，瓣环紧贴主动脉内壁，呈强回声。碟片舒张期位于瓣环内，收缩期开放时与超声束近似垂直位，呈多条回声。

2. M 型超声心动图 取样线置于二尖瓣位侧倾碟瓣的大口侧，M 型运动曲线呈“城墙波”样改变。瓣片于舒张早期快速开放，E 峰锐利，DE 幅度较大，EF 斜率低；收缩期瓣片快速关闭，回到瓣环。

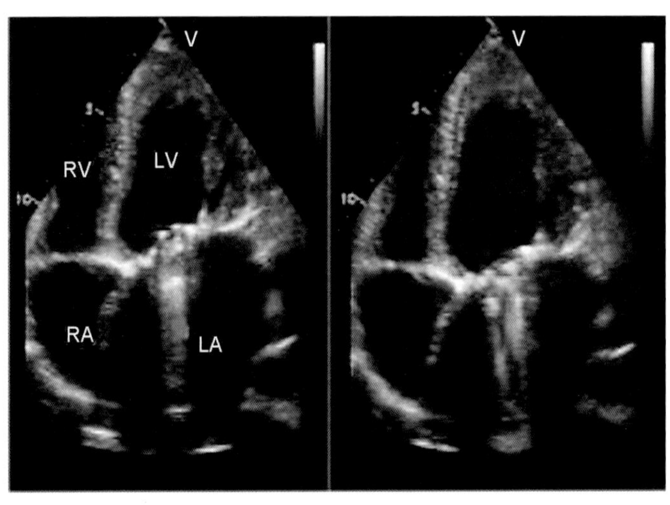

图 3-5-1 机械瓣二维超声表现

心尖四腔心切面显示二尖瓣位人工机械瓣

3. 彩色多普勒超声心动图 舒张期可见碟片两侧分别有一大一小两股花色血流，有的血流经碟片后很快融合，有的分开朝向两个方向（图 3-5-2）。将多普勒取样容积置于瓣口下方，显示舒张期湍流频谱，最大血流速度较正常二尖瓣口及主动脉瓣口的为高，频谱侧边常常有强回声垂直线，同时伴有粗糙的附加音，为机械瓣转动引起的声音。

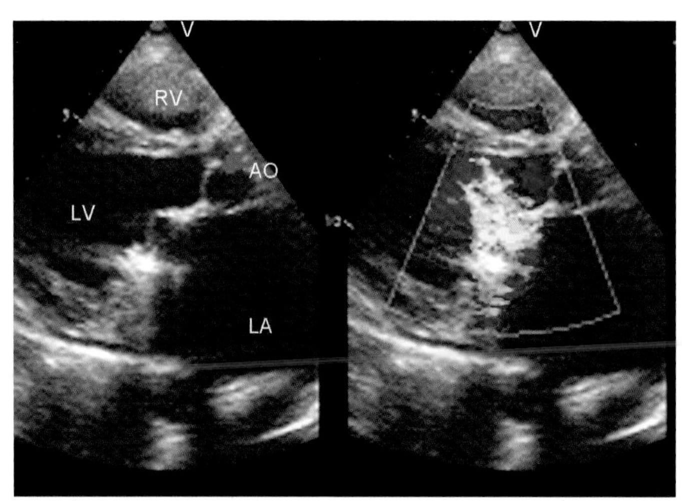

图 3-5-2 机械瓣彩色血流表现

左室长轴切面显示二尖瓣位人工机械瓣

各种机械瓣均存在一定量的正常反流，它是人工瓣设计特征的产物。其中，部分为闭合性回流，这种回流是人工瓣机械性关闭所必需的动力。正常反流的特点是反流持续时间短，反流量少，反流色泽较深、单一。

二、生 物 瓣

生物瓣全部或部分用生物组织制成，分为同种瓣与异种瓣。其优点为中心血流型，具有良好的血流动力学性能，血栓发生率低，不需服用抗凝药。但瓣膜组织的变性、撕裂损坏、钙化等，使瓣的使用寿命缩短。

【超声心动图观察重点】

二维超声所见生物瓣的瓣环回声结构基本同机械瓣，但瓣叶纤细，回声如细线样，启闭好（图 3-5-3，图 3-5-4）。M 型显示，无论二尖瓣位或主动脉瓣位的生物瓣，瓣叶开放时均呈正常主动脉瓣开放时的“盒子形”，关闭时呈单线。流经瓣口的最大流速一般为 1.5m/s，很少超过 2m/s，基本无反流。

三、人工瓣膜狭窄的诊断

严重的瓣膜梗阻很容易诊断，因为超声可以发现瓣膜增厚或运动减低。如果很难显示瓣膜，那么所有切面均没有彩色信号充盈瓣口，也有助于诊断狭窄。

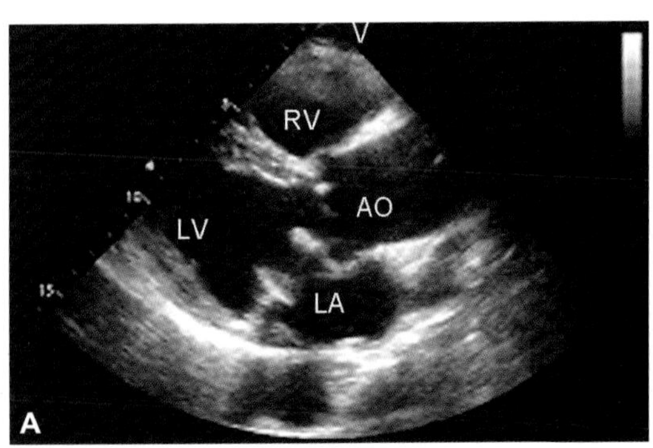

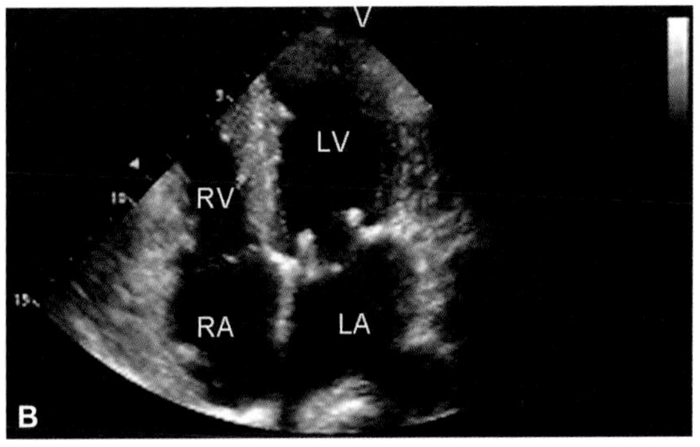

图 3-5-3 生物瓣二维超声表现

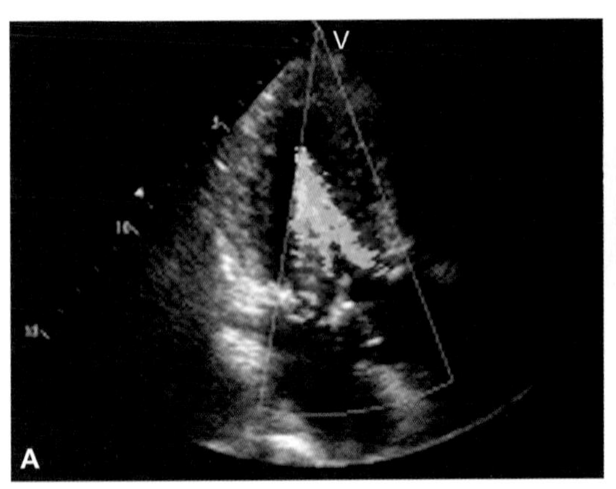

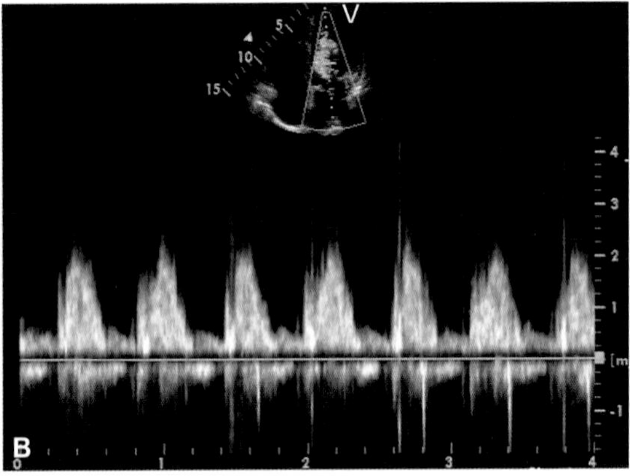

图 3-5-4 生物瓣超声心动图表现

A. 生物瓣彩色血流表现；B. 生物瓣频谱表现

怀疑瓣膜狭窄后，E 峰速度和跨瓣压差增大、压力半降时间延长和 / 或 VTIPrMV/VTILVO 比增加都支持存在狭窄（表 3-5-1，图 3-5-5）。

表 3-5-1 评价人工二尖瓣功能的多普勒指标

	正常 *	可能狭窄 ***	提示显著狭窄 *,***
峰值速度（m/s）**,§	<1.9	1.9~2.5	≥2.5
平均压差（mmHg）**,§	≤5	6~10	>10
VTI_{PrMV}/VTI_{LVO} **,§	<2.2	2.2~2.5	>2.5
EOA（cm^2）	≥2.0	1~2	<1
PHT（ms）	<130	130~200	>200

PHT：压力半降时间；PrMV：人工二尖瓣；EOA：有效瓣口面积（effective orifice area）

* 如果所列参数大多数是正常或大多数为异常，那么所给出的值则分别为区分正常和异常特异性最高的值

** 某些生物瓣的测量值可能会稍高于给出的界值

*** 这些参数值提示应该进一步评估瓣膜功能和 / 或其他并存的情况，比如流速增快、心率加快

§ 这些参数在人工二尖瓣出现反流时也会出现异常

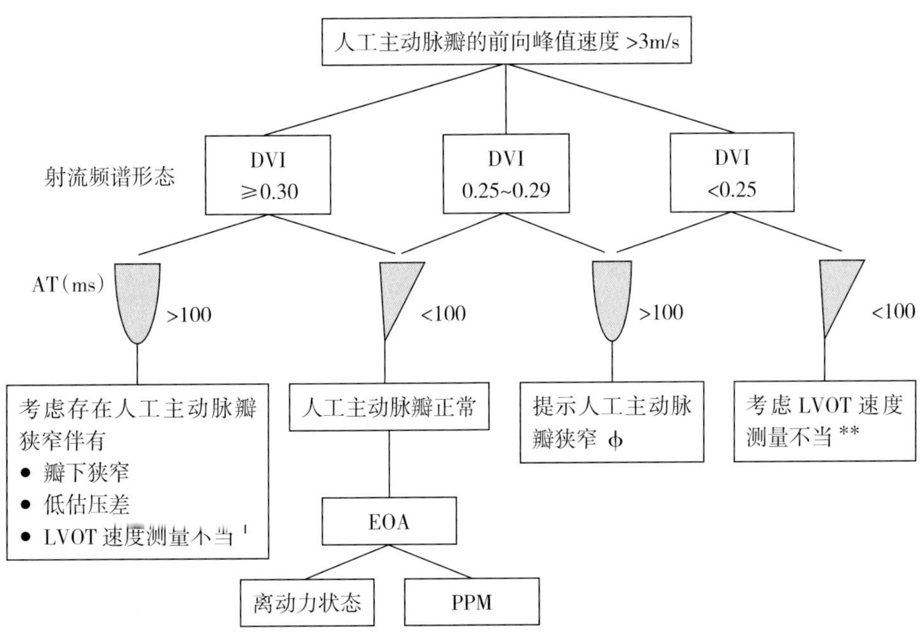

图 3-5-5 结合 DVI、射流频谱形态和 AT 评估人工主动脉瓣射流速度

* 脉冲多普勒取样点太靠近瓣膜(尤其当 CW 测得射流速度≥4m/s 时)

** 脉冲多普勒取样点距离瓣膜太远(指更靠近心尖)(尤其当射流速度 3~3.9m/s 时)

ϕ 若已知瓣膜型号及尺寸,可将推测的 EOA 与参考值相对比,进一步确诊狭窄。左室流出道流速用 PW 测量,跨瓣流速用 CW 测量

如果所有指标都正常,那么瓣膜功能异常的可能性极小(0 狭窄,2% 反流)。但是如果大多数指标都是异常的,那么提示瓣膜功能异常的预测值为 100%。

压力半降时间增加(或 EOA 减小),同时伴有其他的反映速度和压差增加的参数异常,多提示为瓣膜狭窄而不反流。

【专家指点】

1. 二维超声心动图有利于检测随访病人有无血栓形成、瓣膜脱位或撕裂,以及并发感染等。人造瓣的支架、缝合环以及金属瓣膜在超声检查时,回声很强,影响瓣膜、瓣环赘生物、附壁血栓的检出。必要时,可经食管超声心动图检查,以提高病变的检出率。

2. 人工瓣狭窄常发生于生物瓣,多于换瓣后 7~8 年出现,极少数见于机械瓣毁损。根据伯努利方程,可测量跨人造瓣膜的最大瞬时压差和平均压差,用于人造瓣狭窄的评价。

3. 人工瓣血栓形成可见于机械瓣或生物瓣,血栓可紧贴于瓣叶、瓣环、瓣架或左房内,较大的血栓可包绕瓣叶,影响瓣膜功能或阻塞瓣口,减小瓣口的有效开放面积。TEE 对血栓的检出率明显高于经胸超声,特别是对小的瓣架处的血栓尤为敏感。

4. 二维超声对较严重的病损部位,如瓣膜撕脱可直接显示,表现瓣环与附着点之间有间隙。二维超声对小的瓣周漏病变部位难以显示,但彩色血流显像可观察到瓣周反流起源的部位,TEE 对诊断瓣周漏有确诊价值,可区分瓣周漏及瓣膜漏。

第六章

大血管疾病

主动脉可以分成升主动脉、主动脉弓和降主动脉三个连续的阶段。

升主动脉长约5cm,内径约30mm,其右侧有上腔静脉,后侧有肺动脉的右支、右肺静脉和右支气管,左侧有肺动脉干。冠状动脉是升主动脉的唯一分支。

主动脉弓全长5~6cm,起始部的横径较大,末端略小,称为主动脉狭部。弓部从右向左依次发出头臂干、左颈总、左锁骨下动脉三个分支。

降主动脉以横膈为界,分为胸主动脉和腹主动脉。正常降主动脉平均舒张期内径为(17 ± 3.3)mm,起初在食管左侧,后达其后方;腹主动脉在脊柱前方,从上而下依次发出腹腔动脉、肠系膜上动脉、肠系膜下动脉,侧面发出左、右肾动脉,肾动脉以上的腹主动脉内径为20mm,肾动脉以下的内径为18mm。

第一节 主动脉瘤

一、疾病的一般特征和临床特点

主动脉瘤(aortic aneurysm)又称真性主动脉瘤,是指局部主动脉壁的全层呈瘤样扩张突出。受累的局部主动脉直径较正常主动脉扩张至少达1.5倍,可分为先天性和获得性。先天性多见于主动脉窦的主动脉瘤和伴发于马方综合征的动脉瘤;获得性多源于动脉粥样硬化、高血压、梅毒等疾病。按解剖部位,可分为升主动脉瘤、主动脉弓动脉瘤和降主动脉瘤。主动脉瘤体可呈局限性或弥漫性,可累及整个圆周的主动脉壁,也可累及部分圆周的主动脉壁局部。按主动脉瘤体形态,分为梭形、囊状、混合型。

在腔内压力的持续作用下,组织薄弱或弹性丧失的局部主动脉壁向外扩张,而且随着扩张,局部张力增加,促进瘤体进一步突出。突出的瘤体可压迫周围组织,出现相应的病理生理改变,严重时出现主动脉瘤体破裂。

大多数主动脉瘤没有明显的症状,在即将破裂或部分破裂时多出现明显、突然、持续性剧烈疼痛。主动脉瘤破裂时可出现内出血或呕血、咯血症状,多有失血性休克等表现。

马方综合征(Marfan syndrome)常并发主动脉瘤,马方综合征又称蜘蛛指(趾)综合征,是一种先天性遗传性结缔组织疾病,为常染色体显性遗传,有家族史。病变主要累及骨骼、心脏、肌肉、韧带和结缔组织，其中骨骼畸形最常见，全身管状骨细长、手指和脚趾细长呈蜘蛛脚样（图 3-6-1）；眼可有晶状体半脱位、视网膜脱离等；在心血管方面表现为主动脉扩张，形成主动脉瘤。

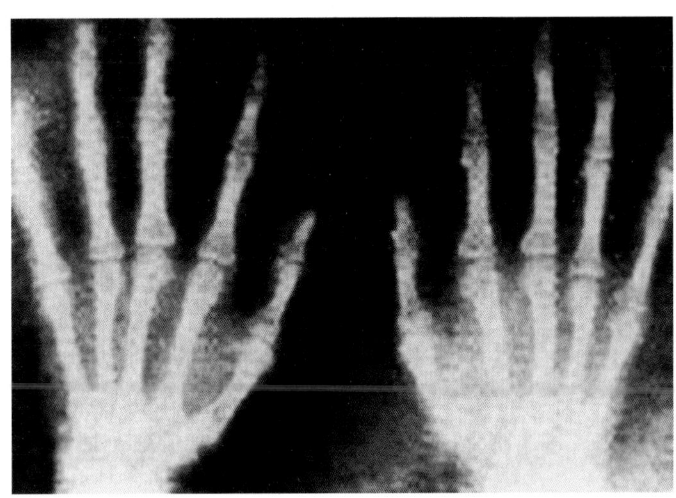

图 3-6-1 马方综合征管状骨、手指改变

二、超声心动图观察的重点

1. M 型超声心动图 主动脉波群显示病变部位的主动脉内径明显增宽，前、后壁的运动幅度减低，一般呈同向运动。靠近主动脉根部的瘤体，主动脉瓣开放时，可见右冠瓣和无冠瓣关闭不合拢（图 3-6-2）。

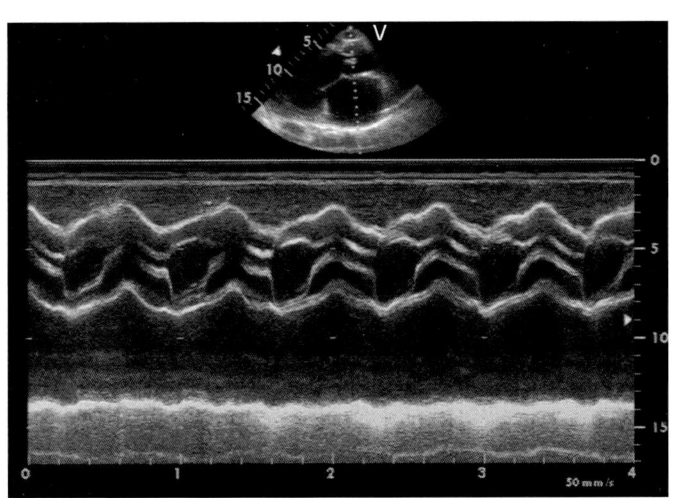

图 3-6-2 主动脉窦部扩张后主动脉瓣 M 型曲线表现

左室长轴主动脉根部 M 型曲线显示主动脉窦部扩张，主动脉瓣关闭不合拢，呈双线

2. 二维超声心动图 从左室长轴切面观察，主动脉根部呈瘤样扩张，主动脉内径通常明显扩大。累及主动脉瓣者，主动脉右冠窦和无冠窦向外膨出，主动脉瓣关闭不合拢（图3-6-3）。由于主动脉瓣关闭不全，可出现左心室扩大等继发性表现。

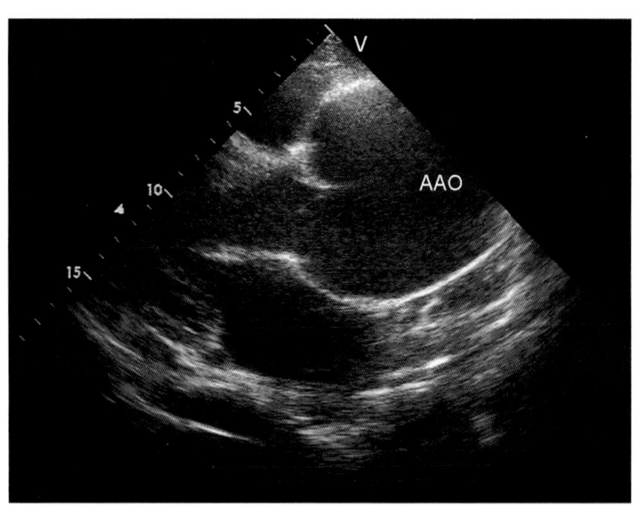

图 3-6-3 主动脉窦瘤二维超声表现

左室长轴切面显示主动脉根部呈瘤样扩张，主动脉右冠状窦和无冠状窦向外膨出

主动脉瘤也可出现在降主动脉和腹主动脉，胸主动脉瘤一般发生在主动脉弓降部附近，而腹主动脉瘤可发生在任何一段。

3. 多普勒超声 合并主动脉瓣关闭不全，可在主动脉瓣口检出舒张期反流。

三、真性动脉瘤与假性动脉瘤的鉴别

假性动脉瘤是动脉壁部分破裂，血液溢至血管外被局部周围组织纤维包裹形成的囊性搏动性血肿，并非真性动脉扩张所致，故称之为假性动脉瘤。多发于四肢动脉干，多由外伤及肿瘤等原因所致（表 3-6-1）。

表 3-6-1 真性动脉瘤与假性动脉瘤的鉴别

	真性动脉瘤	假性动脉瘤
二维超声表现		
瘤壁的构成	由主动脉壁构成，瘤壁与主动脉壁有相同的反射	由血栓及周围组织机化构成，其厚度、层次、回声强度与正常主动脉壁回声不同，且厚薄不一、回声不均
瘤体的基底部	其最大径几乎或实际上就是瘤体的最大径	较瘤腔的最大内径小得多，呈葫芦样改变
彩色多普勒血流	仅显示庞大瘤腔内的旋流信号	可见瘤壁破口处血流往返于动脉与瘤腔之间

【专家指点】

1. 常选取左室长轴切面、胸骨上窝切面以及高位肋间扫查,仔细观察升主动脉、主动脉弓及降主动脉。

2. 真性动脉瘤应与假性动脉瘤相鉴别。

3. 注意除外有无合并主动脉夹层。

4. 引起主动脉根部扩张的疾病很多,但主动脉根部增宽的程度却不同,马方综合征疾病主动脉根部增宽的程度远较常见的高血压、冠心病、风湿性心脏病等所致的主动脉增宽程度明显。

5. 马方综合征病人主动脉瓣、二尖瓣叶和腱索可出现黏液样变性,酸性黏多糖增多,致使瓣叶变长、腱索伸展,从而导致二尖瓣和主动脉瓣的脱垂,应用血流显像仔细观察反流的程度。

第二节 主动脉夹层

一、疾病的一般特征及临床特点

主动脉夹层(aortic dissection)是指任何原因引起的主动脉内膜撕裂,血液进入主动脉壁中膜,将主动脉分割为真、假两腔的一种大动脉疾病。病因多见于马方综合征、动脉硬化、动脉的感染,此类病人多合并高血压,男性多见。

真、假两腔由内膜撕裂口贯通,最初内膜撕裂的部位多位于升主动脉,其次为主动脉弓。撕裂口一般只有一个,也可出现一个以上的内膜撕裂口。

目前,临床常用的主动脉夹层分型有两类,主要是根据内膜撕裂的部位和夹层血肿所波及的范围进行分型。

1. Debakey 分型 根据夹层分离是否累及升主动脉分为三型(图 3-6-4)。

(1) DeBakey Ⅰ型:起源于升主动脉,其血肿波及主动脉弓,并常波及更远部位。

(2) DeBakey Ⅱ型:起源于升主动脉,其血肿只限于升主动脉。

(3) DeBakey Ⅲ型:由主动脉的左锁骨下动脉起源处开始形成血肿,向下扩展至胸降主动脉或腹主动脉。夹层累及胸降主动脉(膈肌以上)为Ⅲa 型;累及胸降主动脉、腹主动脉,甚至髂动脉为Ⅲb 型。

2. Standford 分型(图 3-6-4)

(1) A 型:夹层累及升主动脉,无论远端范围如何。

(2) B 型:夹层累及左锁骨下动脉开口以远的降主动脉。

一般而言,夹层分离累及升主动脉的有外科手术指征,而对未累及升主动脉的夹层分离仍用药物保守治疗。夹层分离出现在两周以内的为急性,两周或两周以上为慢性。

主动脉中层退行性病变或中层囊性坏死是发病的基础。一般发病通过两个途径:一是主动脉囊性变中膜的滋养血管压力升高、破裂出血,形成壁内血肿,然后壁内血肿向主动脉腔方向扩张,造成主动脉壁内膜撕裂;二是由于主动脉内压升高,特别是老年人的主动脉弹性低,内膜破裂后血液从破口进入,形成夹层血肿,剥离主动脉壁将其分隔为双层。夹层血

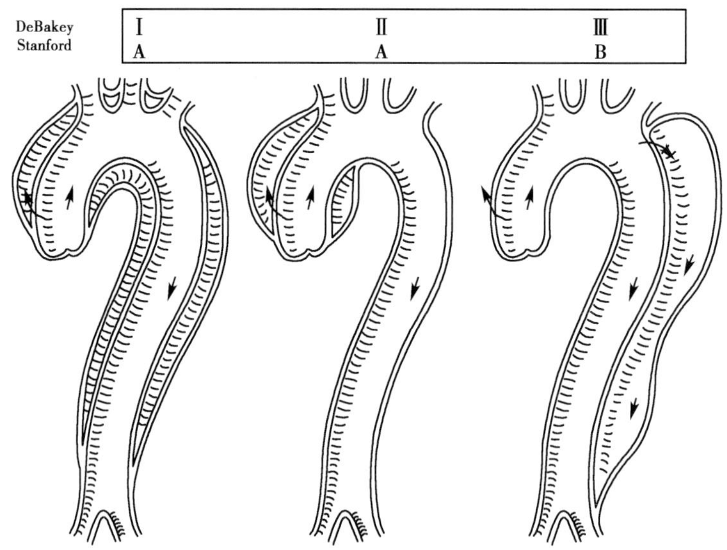

图 3-6-4 主动脉夹层分型

肿一旦形成，可沿主动脉壁延伸一定的范围，形成平行于主动脉的假腔，真、假两腔由内膜撕裂口贯通。

临床特点：最常见的典型症状是剧烈的持续性胸痛、休克和压迫症状。疼痛的部位与夹层发生的位置有关，一般在发病后即可出现上述症状，且不能使用镇痛药物缓解。但并非所有患者都会出现上述症状，有的患者可表现为轻微疼痛或无任何不适；部分患者的假腔内可形成血栓，通常与病程的长短有关。

二、超声心动图观察的重点

1. 二维超声心动图 可从胸骨旁左心室长轴切面、主动脉根部短轴切面、胸骨上窝主动脉长轴切面等多切面进行观察。

从上述切面可以观察到的超声表现有：主动脉腔内可见撕裂的主动脉壁内膜，并可观察到主动脉内膜破口的情况，撕裂的内膜呈带状较强回声，此回声带将主动脉分为真腔（TL）和假腔（FL）两腔（图 3-6-5）；主动脉内径增宽；主动脉瓣关闭不全。

2. M 型超声心动图 扩张的升主动脉腔内出现与主动脉壁平行的第三条回声带，可记录到撕裂内膜的活动曲线，收缩期扩张者为 TL，舒张期扩张者为 FL。

3. 彩色血流多普勒 彩色血流多普勒可以对 TL 和 FL 中的血流加以辨别，同时结合二维超声心动图还可对内膜破口进一步的观察。

从彩色血流多普勒上，可以观察到真腔内出现快速血流且颜色鲜艳；假腔内血流速度慢且颜色暗淡；如果假腔中有血栓，腔内无血流信号出现。同时，还可以观察到有血流经内膜破口处由真腔进入假腔，由于经过破口处的血流速度一般较快，血流多呈五彩镶嵌（图 3-6-6）。

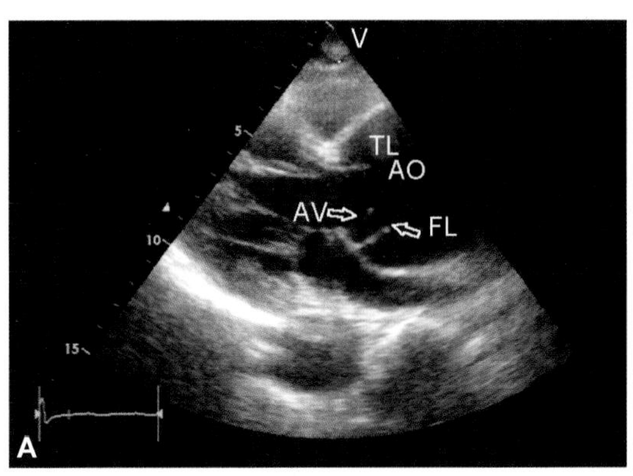

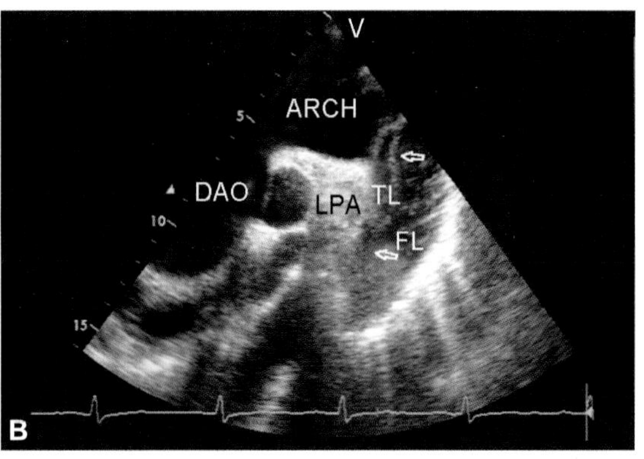

图 3-6-5　二维超声心动图示主动脉分为真、假两腔

A. 左室长轴切面显示主动脉腔内可见撕裂的内膜（箭头）将管腔分为真腔和假腔；B. 胸骨上窝主动脉长轴切面显示升主动脉腔内撕裂的内膜（箭头所示）；ARCH：主动脉弓；LPA：左肺动脉；DAO：降主动脉；AV：主动脉瓣；AO：升主动脉

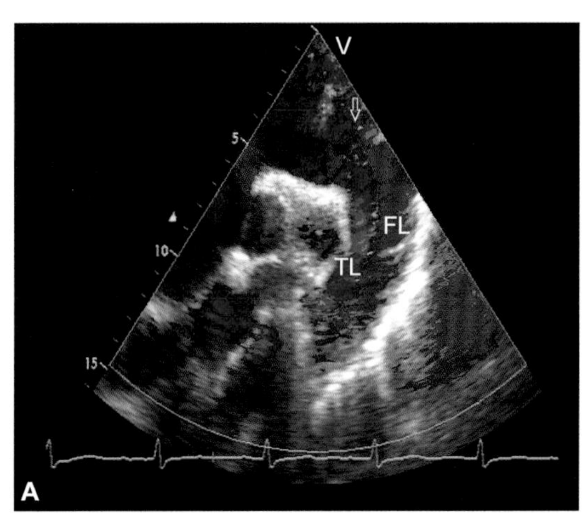

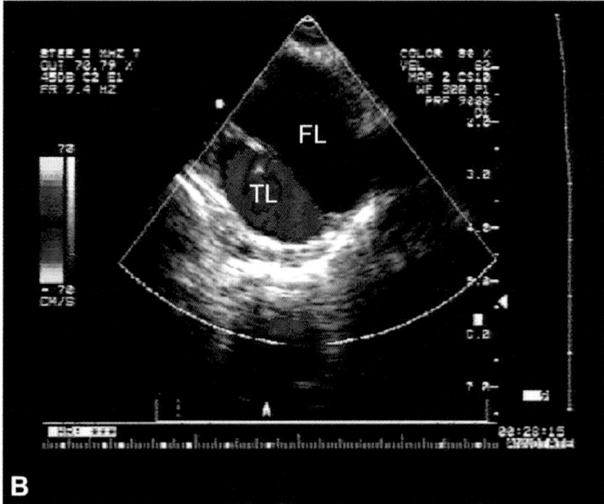

图 3-6-6　主动脉夹层彩色血流表现

A. 胸骨上窝主动脉长轴切面显示升主动脉夹层，假腔与真腔内血流信号相反，假腔内血流呈红色且颜色暗淡，真腔内血流呈蓝色，颜色鲜艳；B. 大血管短轴切面显示撕裂的内膜将主动脉分为真、假两腔，真腔内血流呈红色，假腔内无血流信号显示；FL：假腔；TL：真腔

三、TEE 检查

部分病人由于经胸超声检查透声较差等因素的影响，致使检查受到影响。如经胸检查不理想，高度怀疑此症的存在，在条件允许的情况下，需对患者行 TEE 检查。但行此检查前，需注意以下要点：

1. 选择做此检查的患者应注意：胸口持续疼痛且血压高的急性病人应慎重。

2. 对主动脉进行横向和纵向的切面扫射，可清楚显示撕裂的主动脉壁内膜、真腔、假腔以及破口处（图 3-6-7）。

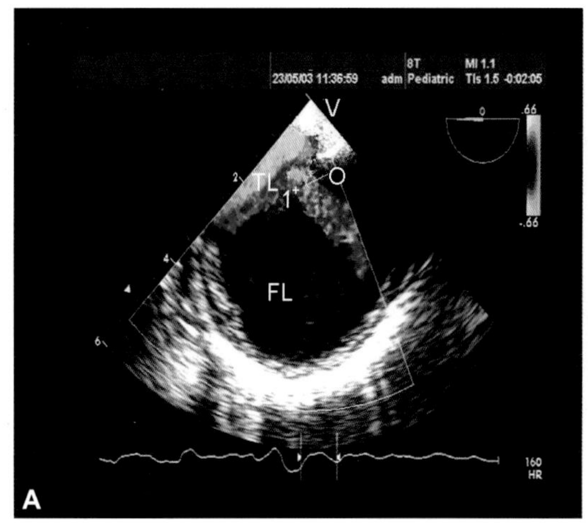

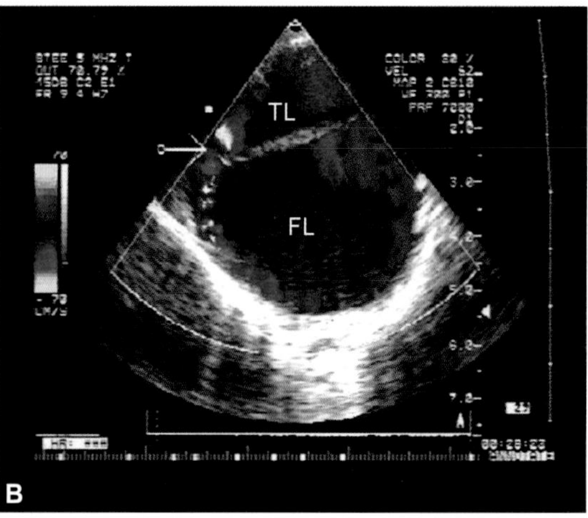

图 3-6-7　主动脉夹层 TEE 表现

四、主动脉夹层的介入治疗

1. 姑息性介入治疗　内膜开窗术。

目的：在真、假腔之间开窗，使血流通过假腔返回真腔，缓解真、假腔之间的压力梯度，防止假腔因高压而破裂，可避免开胸术和手术并发症，减轻心脏负荷，直接解除远端组织器官的血管阻塞。目前应用最多的是腹主动脉分叉处，以缓解急性下肢动脉缺血。

2. 带膜支架技术封闭原发撕裂口　可封堵夹层撕裂入口，扩大狭窄的真腔，消除假腔，改善远端器官组织血运，防止主动脉扩张及破裂。主要适用于 B 型夹层，可能成为首选的治疗方法。如果破口位于升主动脉或左锁骨下动脉，则不合适（图 3-6-8，图 3-6-9）。

【专家指点】

1. 某些升主动脉扩张但无夹层的患者，经 TEE 检查可见升主动脉腔内有一带状的回声反射，这是主动脉壁二次反射引起的。

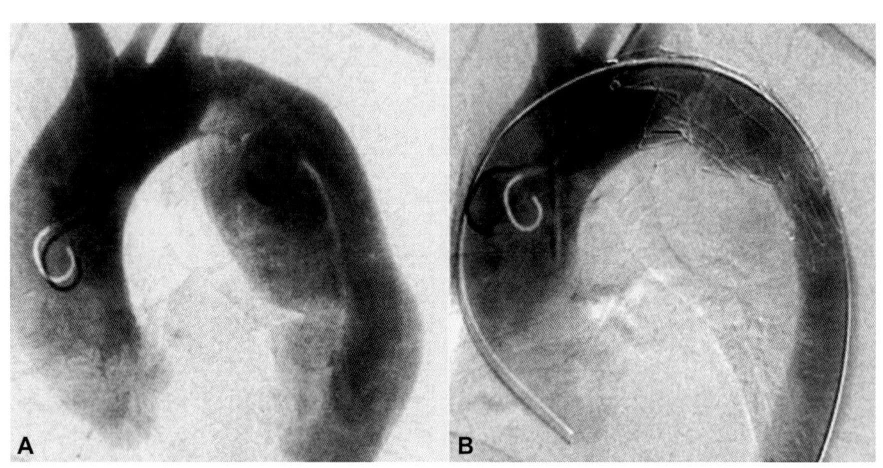

图 3-6-8　主动脉夹层支架放置后动脉造影

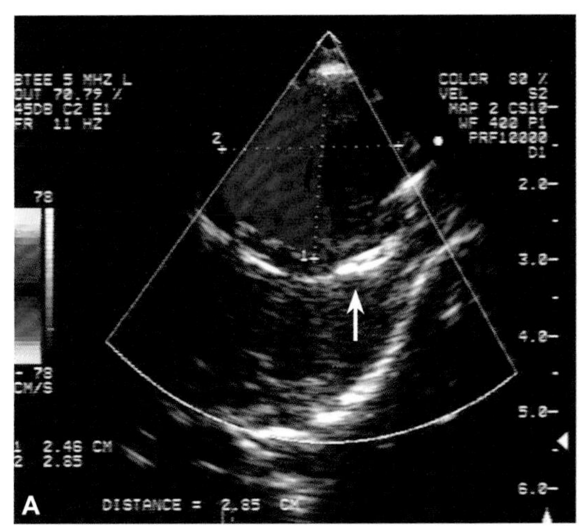

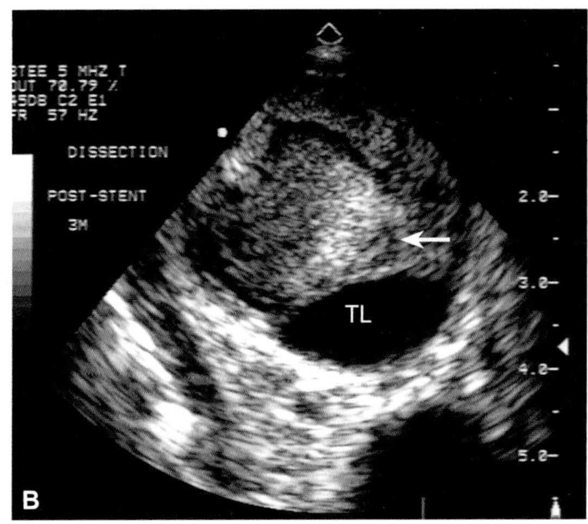

图 3-6-9　主动脉夹层支架术后超声表现

2. 主动脉壁内血肿多见于老年人,常有高血压、动脉粥样硬化。病变比较局限,无破口,主动脉壁局限增厚 >7mm。

3. 应与其他引起剧烈胸痛的疾病(如心肌梗死、肺血管栓塞、胸膜炎、消化道疾病等)鉴别,须结合临床和其他辅助检查。

4. 由于食管紧邻胸降主动脉,TEE 观察胸主动脉除了在主动脉弓部有一小的“盲区外”,能清晰显示胸主动脉的全程。因此,TEE 是检出主动脉夹层的最佳方法,其检出率和确诊率几乎均为 100%。

第四篇

心肌疾病及心包疾病

冠　心　病

第一节　室壁运动异常的诊断

一、室壁运动异常的一般特征表现

（一）冠心病的病理生理学特征

1. 冠心病（coronary artery disease）是指由冠状动脉循环改变引起冠状动脉血流供需之间不平衡，从而导致心肌损害，包括急性暂时性改变和慢性改变。

2. 病理基础是动脉硬化，病变主要发生在动脉的内膜层，主要改变是以胆固醇为主的脂质沉积并伴有内膜细胞的增生，形成斑块沉积在动脉内膜上，这种斑块称为动脉粥样硬化性斑块，使动脉管腔狭窄甚至闭塞，但闭塞的主要原因是血栓形成。

（二）心肌室壁运动与心肌供血密切相关

1. 心肌缺血性改变是形成左室壁运动障碍的基础。

2. 动物实验证实，冠状动脉结扎几秒钟后，心室壁即出现运动异常（减弱、无运动或反常运动），早于心电图 ST-T 改变。

3. 二维超声几乎能实时观察左心室的所有部位，并能检出异常，适用于冠心病的诊断，室壁节段性运动异常是心肌缺血或心肌梗死病变的特征性改变。

（三）室壁运动异常（asynergy）分类

1. 运动减弱（hypokinesis）　较正常运动幅度减弱，室壁收缩期增厚率 <30%，心内膜运动 <5mm。

2. 运动消失（akinesis）　室壁无运动，心内膜运动 <2mm。

3. 矛盾运动（dyskinesis）　收缩期室壁向外膨出，舒张期向内运动。

4. 运动增强（hyperkinesis）　较正常节段收缩期运动幅度及室壁增厚率增强。

（四）室壁运动的半定量分析

通常采用目测室壁运动计分法（wall motion score，WMS），将室壁运动分段积分，其计分标准为：运动正常为 1 分；运动减低为 2 分；运动消失为 3 分；矛盾运动为 4 分；如某段显示不清，则判定为 0 分。

室壁运动指数 = 左室壁各节段积分总数和 / 判分节段数。

二、超声心动图检查常用切面

1. **胸骨左缘左室长轴切面** 显示前间隔与后壁的基底段、中段。
2. **胸骨左缘左室短轴乳头肌切面** 显示间隔、前壁、侧壁、后壁、下壁中段。
3. **胸骨左缘左室短轴心尖切面** 显示前壁、侧壁、间隔、下壁尖段。
4. **心尖四腔切面** 显示侧壁及后间隔的基段、中段、尖段。
5. **心尖两腔切面** 显示前壁及下壁的基段、中段、尖段。
6. **心尖长轴切面** 显示前间隔与后壁的基段、中段，尖段。

三、左心室节段划分

目前常用的是1989年美国超声心动图学会（the American Society of Echocardiography，ASE）推荐的16节段左室分析方法。长轴切面如胸骨旁左心长轴、心尖四腔及心尖二腔切面等将长轴分为三段：从二尖瓣瓣环水平至乳头肌尖段为基底段，从乳头肌尖端至乳头肌根部为中间段，乳头肌根部以下为心尖段。短轴切面于二尖瓣瓣环及左室中尖端切面各分为前、前侧、后侧、下壁、前室间隔及后室间隔，共12节段；左室短轴心尖段分前、侧、间隔、下壁4节段及心尖部，总数是17段（图4-1-1）。

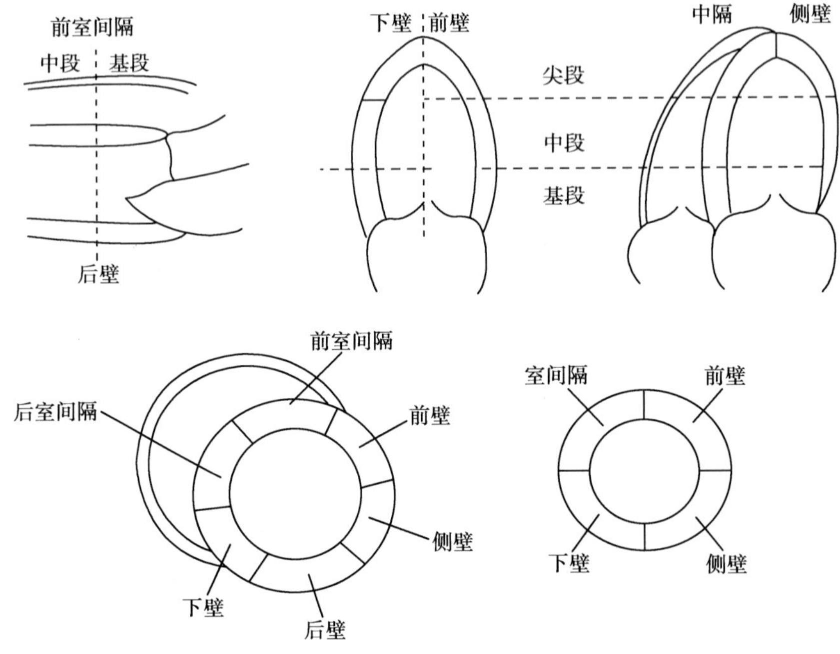

图4-1-1 左室壁16节段划分法

四、冠状动脉血供与室壁节段的关系

冠状动脉的供血部位与室壁节段的关系见表 4-1-1，冠状动脉各分支的供血区域相对应的超声图像节段见图 4-1-2。

表 4-1-1 冠状动脉的供血部位与室壁节段的关系

	左冠状动脉前降支	左冠状动脉回旋支	右冠状动脉
供血部位	左室前壁、室间隔前 2/3、心尖部	位置比较高的左室侧壁、后壁，左心房	室间隔后 1/3、左室下壁、后壁、右室(后、侧壁)
节段			
基段	前壁、前室间隔	侧壁、后壁	下壁、后壁、室间隔
中段	前壁、前室间隔	侧壁、后壁	下壁、后壁
尖段	全体	侧壁	下壁

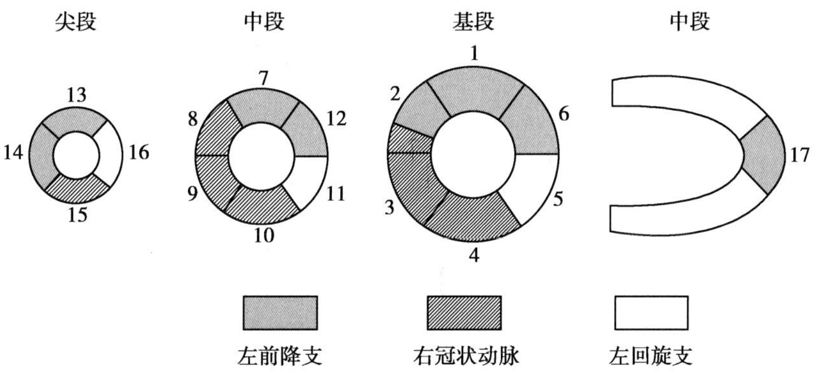

图 4-1-2 冠状动脉各分支的供血区域

1. 前间隔基段；2. 后间隔基段；3. 下壁基段；4. 后壁基段；5. 侧壁基段；6. 前壁基段；7. 前间隔中段；8. 后间隔中段；9. 下壁中段；10. 后壁中段；11. 侧壁中段；12. 前壁中段；13. 前壁尖段；14. 室间隔尖段；15. 下壁尖段；16. 侧壁尖段；17. 心尖部

五、室壁运动异常的鉴别

1. 心律失常所致的室壁运动异常 常见有完全性左束支传导阻滞、预激综合征、频发性室性期前收缩、快速心房颤动等，多由于心脏电激动顺序发生改变，其异常表现主要反映在室间隔的运动。

2. 非缺血性室间隔运动异常 最常见于心脏手术后，表现为室间隔异常前向运动，向内收缩幅度减低，这种改变不影响收缩期室壁增厚率。

3. 右心负荷过重 常见于一些先天性心脏病如房间隔缺损、三尖瓣下移畸形等，室间隔与左室后壁呈同向运动或运动幅度明显减低，常可同时检出明确的病因，易于鉴别。

六、彩色室壁动态技术对室壁运动的分析

彩色室壁动态技术(colour kinesis,CK)是通过心动周期中不同的时间段心内膜所在位置的不同,给予不同的颜色。这样室壁运动情况就可以通过观察某节段室壁的收缩期心内膜运动幅度大小、心内膜颜色变化的方向,判断有无节段性运动异常。

第二节 心肌梗死

一、病理特点

冠状动脉最常见的病理改变是动脉粥样硬化,好发于冠状动脉左前降支和右冠状动脉主干,其次为左旋支、后降支和左冠状动脉主干。斑块进一步发展可形成钙化、出血和血栓,使管腔闭塞引起心肌梗死(myocardial infarction)。

心肌梗死后可出现室壁破裂、室间隔穿孔、乳头肌断裂、室壁瘤形成等并发症。梗死大小对预后影响较大,大面积的心肌梗死恢复较差,心功能改变明显,易出现并发症;小面积的心肌梗死恢复较快,可不影响心功能。通过评价左室节段性室壁运动,结合冠状动脉各分支的供血区域相对应节段的超声图像,可初步诊断梗死部位及相应供血区的冠状动脉病变。如为单支冠状动脉病变,由于代偿作用,非梗死区的心肌运动会增强。

左冠状动脉开口在主动脉短轴切面 4~5 点钟,右冠状动脉开口 10~11 点钟(图 4-1-3),管腔内径为 3~6mm。内径 <3mm 为狭窄,>6mm 为扩张。

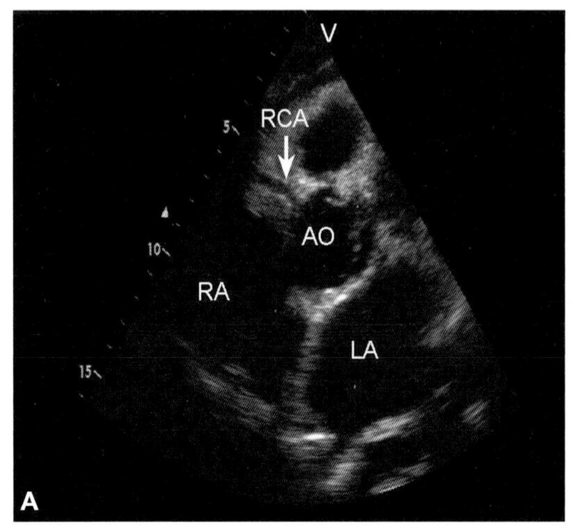

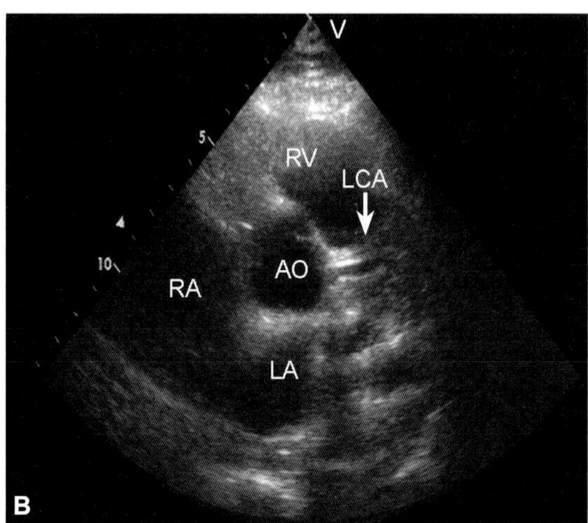

图 4-1-3 正常冠状动脉起始段声像图

二、临床特点

患者有典型的心绞痛，持续时间长，程度重，难以缓解，常伴有呼吸困难、心悸、焦虑、出冷汗、全身无力等。部分可有恶心、呕吐、腹泻等胃肠道症状。

三、检查方法

常用胸骨旁左室长轴切面、左室各短轴切面、心尖四腔心、两腔心及心尖左室长轴等切面，观察室壁的运动。

四、超声心动图观察的重点

1. 梗死部位心肌明显变薄，室壁运动幅度及室壁增厚率减低或消失（图 4-1-4）。

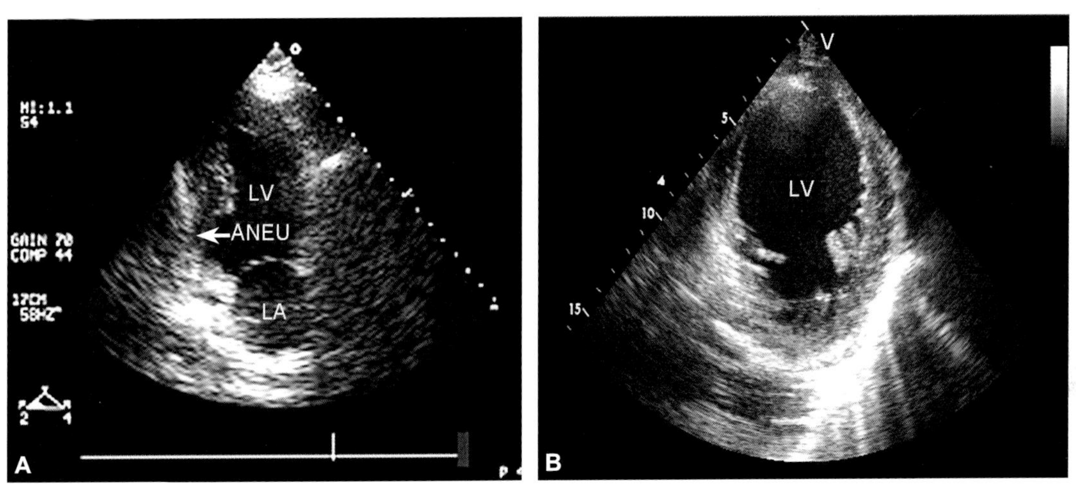

图 4-1-4 心肌梗死后声像图表现

A. 心尖两腔心切面显示左室下壁基底段心肌变薄，局部向外膨出；B. 心尖部心肌明显变薄

2. 急性心肌梗死时，梗死心肌的回声可减低或变化不明显；陈旧性心肌梗死时，由于结缔组织增生，心肌回声增强，呈点片状强回声；瘢痕形成时，回声强度最高（图 4-1-5）。

3. 梗死心肌的周围常有室壁运动减弱区，正常心肌的运动代偿性增强。

4. 左室形态不规则，左室短轴的圆形或椭圆形结构消失，左心室腔多偏大。

5. 多普勒可检出二尖瓣的反流，二尖瓣反流的程度与乳头肌缺血程度密切相关。

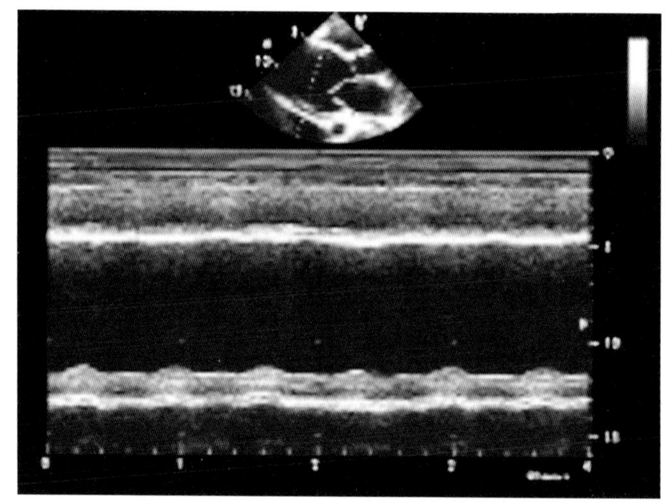

图 4-1-5 心肌梗死后 M 型曲线

左心室的 M 型曲线显示前间隔运动消失，回声增强，左心室腔扩大

五、心肌梗死的并发症

（一）心脏破裂

1. 心脏破裂是急性心肌梗死最严重的并发症，常见于急性透壁性心肌梗死，最常见于心室游离壁，其次为室间隔穿孔、乳头肌断裂。

2. 穿孔的室壁处心肌回声中断，穿孔部位心肌多较薄且运动失常。破口相对应的心包腔内，可见不同程度的液性暗区。彩色多普勒可见心包腔内液性暗区中红或蓝色血流束，由穿孔处至心包腔，穿孔处的血流速度多较低。

（二）室间隔穿孔

1. 二维超声可见室间隔呈瘤样突向右心室侧，并可见回声中断，断端极不规则且回声不增强，此处室间隔运动消失（图 4-1-6）。

2. 多普勒可于右心室侧探及穿过室间隔的分流血流频谱，分流以收缩期为主。

（三）乳头肌断裂

1. 二维超声可显示二尖瓣前、后叶对合关系消失，断裂的乳头肌呈连枷样回声，随心脏的运动而摆动在房、室之间，收缩期脱入左心房，舒张期甩向左心室，瓣尖部可见连于腱索的断裂乳头肌残端。

2. 彩色多普勒可于左心房内检出明显的收缩期五彩状二尖瓣反流束。

3. 左心房、左心室增大。

（四）室壁瘤（图 4-1-7）

1. 心室室壁瘤是透壁性心肌梗死常见的并发症，是心肌梗死局部坏死的心室壁呈瘤样向外膨出，并以收缩期更明显，膨出的室壁出现矛盾运动。

2. 超声可见局部室壁明显变薄，收缩功能消失，室壁在心室收缩期和舒张期均向外膨出，尤其在收缩期向外突出更明显，与其他部位的室壁形成明显的反向运动。

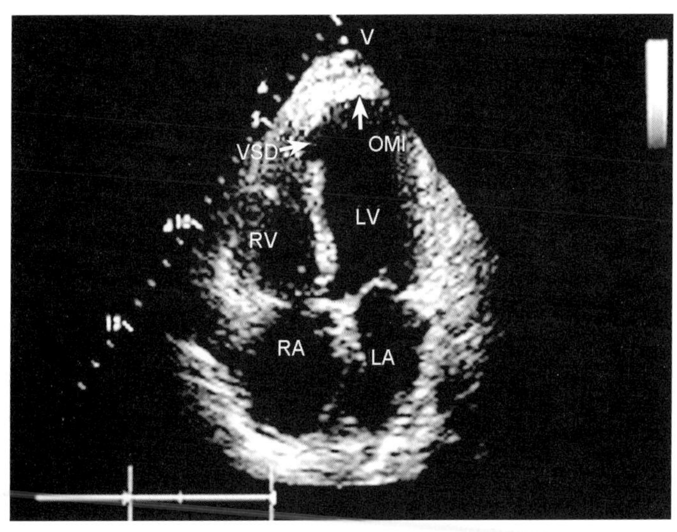

图 4-1-6 心肌梗死后合并室间隔缺损

VSD:室间隔缺损;OMI:陈旧性心肌梗死

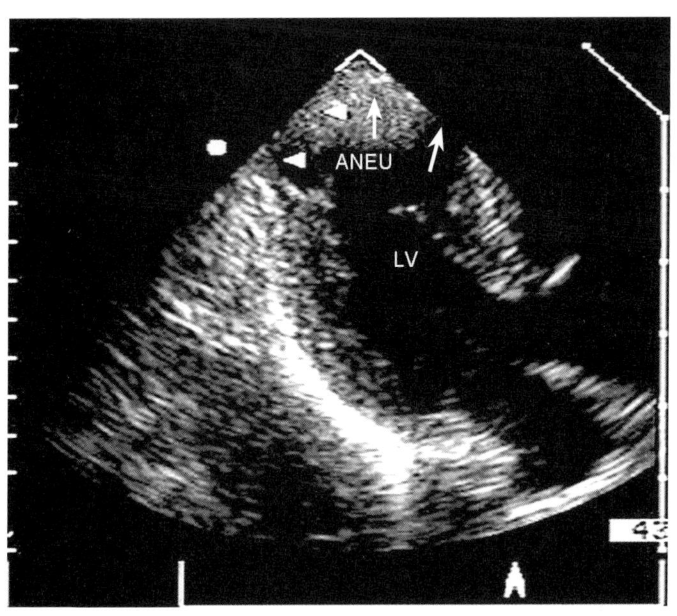

图 4-1-7 心肌梗死后室壁瘤形成

心尖三腔心切面显示心尖部心肌明显变薄,收缩功能消失,呈瘤样向外膨出(箭头所示);ANEU:室壁瘤

3. 彩色多普勒可显示室壁瘤内缓慢的血流。

(五)附壁血栓形成(图 4-1-8)

1. 附壁血栓最多见于运动消失或反向运动的心尖部。

2. 超声可见凸向左心室腔的形状不规则的团块状回声,基底较宽,团块回声不均,多数较邻近心肌的密度大,与心内膜有明确界限。

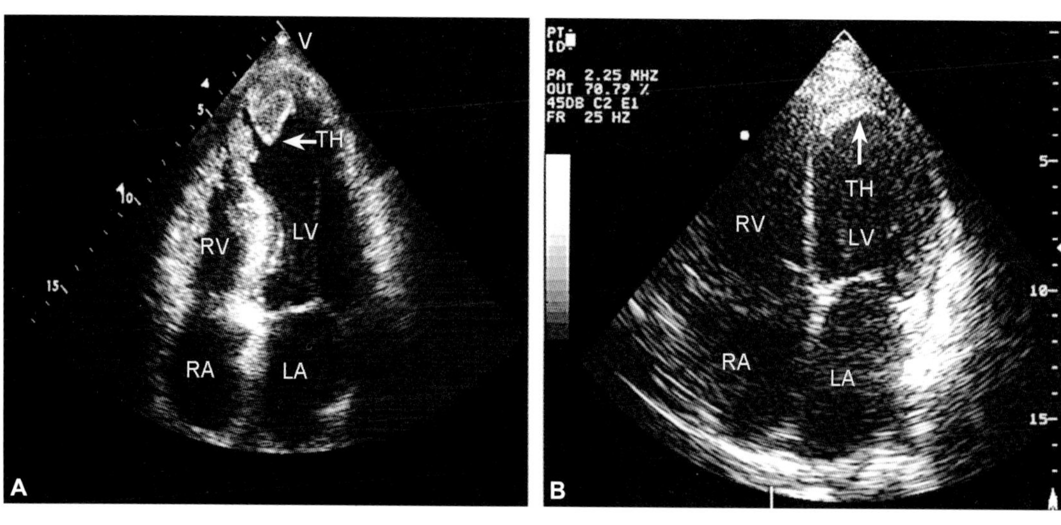

图 4-1-8 心肌梗死合并附壁血栓形成

A. 心尖四腔心切面心尖部新近形成的附壁血栓；B. 机化血栓，回声增强（箭头所示）；TH：血栓

（六）右心室心肌梗死

1. 常合并左室下壁心肌梗死。
2. 右室壁心肌变薄，运动减弱或消失。
3. 右心房腔、右心室腔可扩大，多普勒可检出三尖瓣反流。

（七）心肌梗死合并症的超声心动图观察重点（表 4-1-2）

表 4-1-2 心肌梗死合并症的超声心动图观察重点

合并症	超声所见
右心室心肌梗死	常合并左室下壁心肌梗死 右心房、右心室腔扩大，并有三尖瓣反流
心包积液	梗死后心包炎，左室后壁可见少量心包积液，四腔切面右房后方可见积液
乳头肌功能不全	梗死后乳头肌附着处的心肌收缩不全，瓣膜关闭有错合 彩色多普勒可见瓣膜反流
乳头肌断裂	二维超声可见断裂的乳头肌腱索及瓣膜脱入心房内 彩色多普勒可检出重度反流
室间隔穿孔	二维可见室间隔回声中段 彩色多普勒可见确切的过隔血流
心脏破裂	急诊检查，心包腔可见大量液性暗区及破裂口
假性室壁瘤	心室与室壁瘤囊腔间由小而窄的破裂口相连 室壁瘤颈心肌的连续性突然中断是与真性室壁瘤的鉴别点
真性室壁瘤	运动消失及矛盾运动多发生在左室前壁及心尖的心肌梗死 左室壁的形态在舒张期及收缩期均出现扭曲，并向外膨出 室壁显著变薄，瘤颈较宽

续表

合并症	超声所见
左心室腔内血栓	发生部位多在心尖部 形状不规则的团状不均匀回声 血栓突出左室壁多呈弧形 与周围心肌界限明确

【专家指点】

1. 心肌缺血引起的室壁运动异常应与其他疾病所致的心肌运动异常相鉴别。

2. 心尖部的附壁血栓应与心室内的假腱索鉴别,血栓一般呈团块状、斑点状回声,机化时回声增强,而多切面扫查假腱索呈多个条状回声。

3. 心肌梗死后,由于心腔扩大、形态不规则,用 M 型超声测量心功能可出现很大的误差,此时应使用 Simpson 法来估测左心室的收缩功能。

第三节 川 崎 病

一、病 理 特 点

川崎病(Kawasaki disease,KD)又称皮肤黏膜淋巴结综合征,1967 年由日本川崎富作首次报道,是好发于 4 岁以下婴幼儿的一种急性发热性出疹性疾病,以冠状动脉病变为中心的全身性血管炎。

二、临 床 特 点

患儿有发热,常持续 5 天以上,抗生素治疗无效。双侧眼结膜充血,但无分泌物。口腔、咽弥漫性充血,草莓舌,唇充血、干裂、结血痂。病变早期手足硬肿、掌柘充血,亚急性期指(趾)甲周围膜状脱皮。皮肤可见皮疹、红斑。颈部淋巴结非化脓性肿大。

三、检 查 方 法

常用左室长轴切面显示右冠状动脉,大动脉短轴切面显示左、右冠状动脉,心尖五腔心切面显示与主动脉相连的左冠状动脉主干及与主动脉的右侧壁相连的右冠状动脉。

四、超声心动图观察的重点

1. 冠状动脉内径增宽,出现球形、囊形、梭形扩张,或呈串珠样改变(图 4-1-9)。

2. 正常 < 冠状动脉内径(CA diameter)<4mm,提示冠状动脉扩张。

3. 0.16< 冠状动脉内径(CA diameter)/ 主动脉根部内径(AO)<0.3,提示冠状动脉扩张。

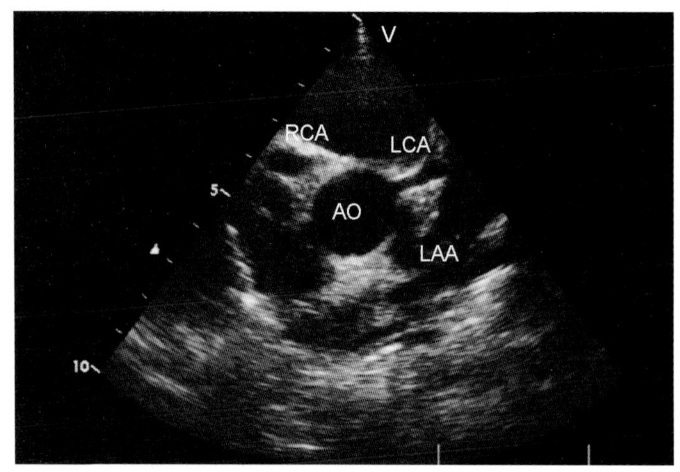

图 4-1-9　大血管短轴切面显示左、右冠状动脉起始段内径明显增宽
大血管短轴切面显示左、右冠状动脉起始段内径明显增宽；RCA：右冠状动脉；LCA：左冠状动脉；LAA：左心耳；AO：主动脉

4. CA diameter 主干内径 >4mm，一级分支 >3mm，提示冠状动脉瘤。

5. CA/AO>0.3，提示冠状动脉瘤。

【专家指点】

1. 发生于儿童的冠状动脉扩张多为先天性和川崎病所致，两者的超声表现相似，其鉴别关键在于有无川崎病的症状和体征。

2. 冠状动脉瘤应与冠状动脉瘘相鉴别，前者冠状动脉呈局限性扩张，后者冠状动脉与心腔和大血管间有异常交通。

第二章

高血压性心脏病

一、疾病的一般特征表现

高血压性心脏病(hypertensive heart disease)是继发于动脉血压增高后心脏发生的功能性与器质性的损害。血流动力学主要改变是外周血管阻力增高,左心室收缩期负荷加重,导致心肌缺氧、胶原细胞增生、心肌肥厚及心肌重量增加,左心室舒张功能减退;长期左心负荷过重,进入失代偿期,心肌收缩力减弱,心排血量下降,心室扩大,出现左心衰竭。

左室壁肥厚形式可分为三种类型:不对称性室间隔肥厚、对称性肥厚、扩张性肥厚。

高血压性心脏病功能改变分三期:功能亢进期、稳定期和左心衰竭期。心功能改变早期以收缩功能正常而舒张功能异常为特征。高血压性心脏病在超声心动图上的表现均为间接征象,其诊断必须结合临床表现,病人有长期的高血压病史。

近年研究表明,随着病程的进展,在高血压患者可出现左心室重构(remolding),与患者的预后密切相关。超声心动图室是发现左心室重构的最佳检查手段,通过测量室间隔厚度、舒张期左心室内径和左室后壁厚度,将心脏形态类型分成四种(图 4-2-1)。

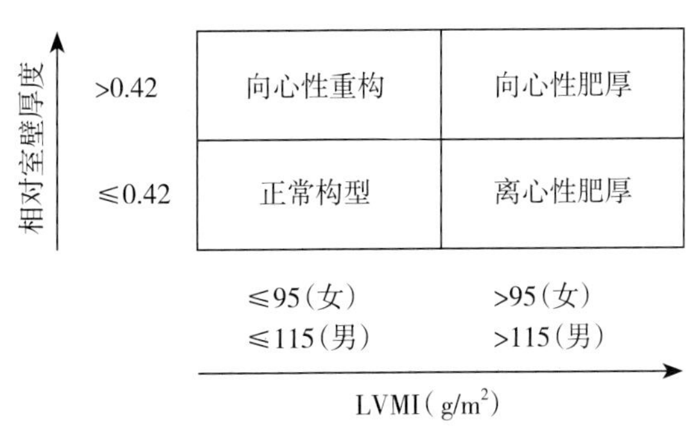

图 4-2-1 左心室重构的分型

(1) 正常构型:左室壁相对厚度及左室质量指数(LVMI)均正常。

(2) 向心性重构:左室壁相对厚度增加而 LVMI 正常。

(3) 向心性肥厚:室壁厚度及 LVMI 均增加。

(4) 离心性肥厚:相对厚度正常而 LVMI 增加。

高血压患者的左心室可出现多种心室几何构型的变化，左心室向心性重构和离心性肥厚比向心性肥厚更常见。

相对室壁厚度（RWT）=（室间隔厚度 + 后壁厚度）/ 左心室舒张期内径

二、病理特点

1. 主动脉根部及升主动脉增宽，动脉硬化。
2. 室壁肥厚，可表现为对称性肥厚、乳头肌肥大。
3. 心腔改变表现为左心房扩大，左心室腔大小决定于病理分型与病程，可正常也可扩大。
4. 主动脉瓣环、二尖瓣环扩大，部分患者主动脉瓣环、二尖瓣环有钙化灶。

三、临床特点

1. 症状 一般在高血压数年后，可出现头痛、眩晕、气急、疲劳、心悸、耳鸣、劳力性呼吸困难，甚至夜间阵发性呼吸困难。

2. 体征 心尖搏动有力，呈抬举样。听诊主动脉瓣第二心音亢进、主动脉瓣区收缩期杂音或收缩早期咯喇音，长期持续高血压合并左心室肥厚可闻及第四心音。

3. 心电图 电轴左偏，左心室肥厚并劳损，可出现心律失常。

4. 胸部X线检查 主动脉弓迂曲延长、增宽，左心室增大，肺门充血。

四、检查方法

常用胸骨旁左室长轴切面、左室各短轴切面、心尖四腔心、两腔心及心尖左室长轴等切面，可清晰观察心肌的回声，并测量心肌的厚度。

第四篇

五、超声心动图观察的重点

（一）二维及M型超声心动图

1. 左心室壁肥厚 左室后壁及室间隔呈均匀的向心性肥厚，一般以心尖部明显，亦有少数呈不规则型肥厚，室间隔与左室后壁厚度 >11mm（图 4-2-2）。

2. 室壁运动 高血压早期，由于左心室压力负荷增加，心肌收缩力增强，室壁运动幅度增高，左室射血分数正常或增高。随病程进展至失代偿期，左室收缩功能减退，室壁运动幅度普遍减低，收缩期增厚率减低，射血分数减低。

3. 心室内径正常或略减少，左心房轻 - 中度增大；病程晚期失代偿时，左心室扩大，舒张末期容积增大。

4. 主动脉壁活动幅度减少，重搏波消失，呈圆拱形，主动脉根部可增宽。

5. 心肌重量增加 心肌重量是评价心肌肥厚的重要指标。采用下列公式可计算心肌重量和心肌重量指数。

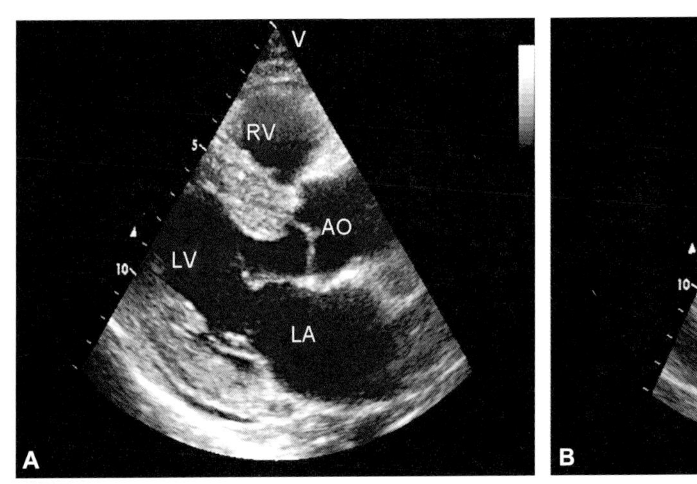

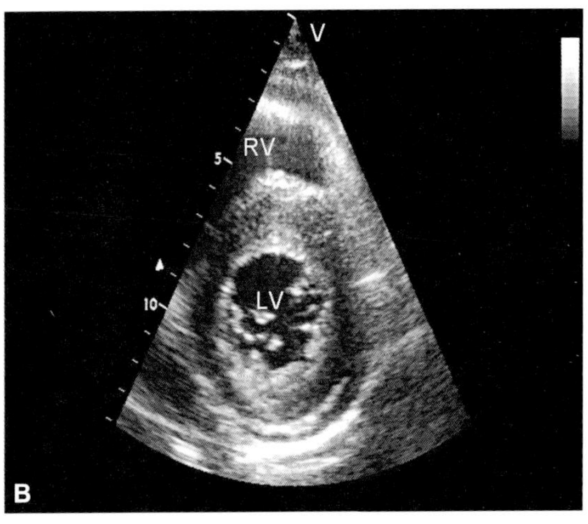

图 4-2-2　高血压性心脏病二维图像表现

(1) 左室心肌重量：LVM(g)=1.05[(IVSTd+LVDd+LVPWTd)^3-LVDd^3]

LVM：左室心肌重量；IVSTd：室间隔舒张期厚度；LVDd：左室舒张末期内径；LVPWTd：左室后壁舒张期厚度

(2) 左室心肌重量指数：LVMI=LVM/BSA

BSA：体表面积。

(二) 彩色及频谱多普勒超声心动图

1. 二尖瓣瓣环扩大，瓣口可见以蓝色为主的收缩期反流，范围较小。

2. 主动脉瓣上可见蓝色亮度增加的收缩期血流，瓣下可见以红色为主的舒张期反流，范围较小。

3. 舒张功能异常　高血压引起的左室心肌肥厚，首先影响左心的舒张功能，左心舒张功能异常往往发生在左室肥厚前。早期，二尖瓣口舒张期血流频谱 A 峰 >E 峰，E/A<1，E 峰减速时间延长（图 4-2-3）；病程晚期失代偿，左室顺应性减退，二尖瓣口舒张期血流频谱 E 峰增高或正常，A 峰减低，E/A>2，E 峰减速时间、充盈时间均缩短。

六、与其他疾病的鉴别诊断

1. 主动脉瓣狭窄　风湿性主动脉瓣的狭窄，先天性主动脉瓣上、瓣下狭窄，老年瓣膜退行性变造成主动脉瓣的狭窄均可导致左室心肌不同程度肥厚及左室顺应性的减低。超声心动图可直接显示瓣膜及瓣上、瓣下狭窄的特征性改变。

2. 肥厚型心肌病（又称特发性肥厚型主动脉瓣下狭窄，IHSS）　其典型的超声表现：室间隔非对称性肥厚，凸入左室流出道，左室流出道狭窄，二尖瓣的收缩期前向运动即 SAM 现象。

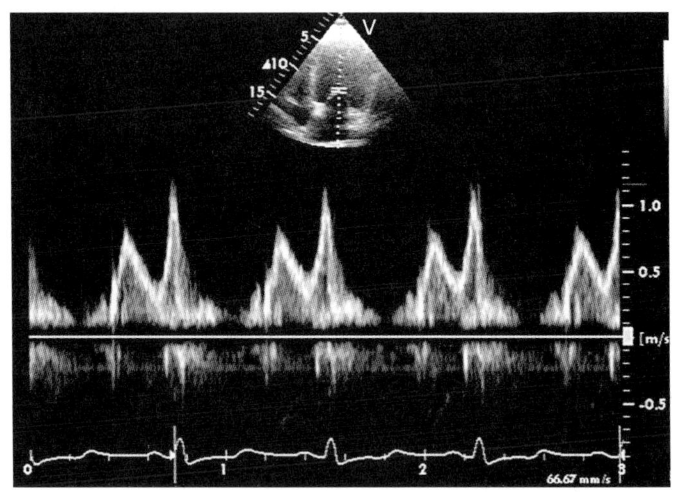

图 4-2-3 高血压二尖瓣口血流频谱

二尖瓣口舒张期血流频谱 A 峰 >E 峰，E 峰减速时间缩短

七、临床意义

超声心动图对高血压心脏病的诊断有一定价值，可以评价左室肥厚程度和心肌重量，评价心功能状态，还可动态观察心肌改变的过程和发展状况。

【专家指点】

1. 超声心动图对高血压性心脏病的评价，主要在于对左心室心肌肥厚和心肌重量的评价以及左心功能的评价。

2. M 型超声受到取样线角度影响，因此应用二维超声心动图测量左室心肌厚度更为准确。心肌重量是评价心肌肥厚的重要指标，超声方法得到的心肌重量值与实际值相关性很高。

3. 注意胸骨上窝切面的扫查，观察降主动脉内径，以排除降主动脉缩窄所致的心肌肥厚。

4. 在与肥厚型非梗阻性心肌病鉴别时应注意，高血压所致的心肌肥厚是对称、均匀的，而肥厚型心肌病心肌肥厚多为非对称、不均匀的，且心肌回声增强紊乱。

第三章

肺源性心脏病

一、疾病的一般特征表现

慢性肺源性心脏病（chronic cor pulmonale）是由支气管-肺组织、肺血管或胸廓的慢性病变引起肺组织结构和功能异常，肺血管阻力增加，肺动脉压力增高，右心负荷增大，右心室肥大，最后导致右心功能不全。

急性肺源性心脏病（acute cor pulmonale）主要由来自静脉系统或右心的栓子进入肺循环，造成肺动脉干或其分支的广泛栓塞，同时并发广泛肺细小动脉痉挛，使肺循环受阻，肺动脉压急剧升高而引起右心室扩大和右心衰竭。

二、病理特点

肺心病的临床病程分为三期：肺动脉高压期、右心肥大期、右心功能衰竭期。按原发病的不同部位，可分为三大类：支气管-肺疾病（主要是COPD）、胸廓障碍性疾病（胸廓或脊柱畸形、脊髓灰质炎）、肺血管疾病。

肺心病主要表现为肺动脉高压、肺功能和结构的不可逆性改变、产生反复的呼吸道感染和低氧血症，导致一系列的体液因子和肺血管的变化，使肺血管阻力增加、肺动脉血管的重构，产生肺动脉高压。继而右心室的顺应性减低，并伴有心肌的肥大、心腔的扩张。

三、临床特点

1. 肺心病代偿期主要是以慢性阻塞性肺疾病的表现为主。失代偿期临床表现主要以呼吸衰竭为主，有或无心力衰竭。
2. X线检查除有肺、胸基础疾病及急性肺部感染的特征外，还有肺动脉高压。
3. 心电图主要表现为右心房、室肥大。

四、检查方法

由于肺心病多见于老年人和肺气肿患者，超声探测时因心窗狭小，常规部位探测不能获得满意的图像，需采取特殊的探测方法。取胸骨左缘第5、6肋间，可显示主动脉根部短轴切面、左室长轴切面，观察右室流出道、右心室及肺动脉情况。

剑突下探测是常用的检查部位，可显示剑突下左室长轴切面、心尖四腔心切面，观察右室流出道、右室壁和心腔改变；右室流入道及心底短轴切面可观察三尖瓣、右室流出道、肺动脉。经食管超声心动图检查不受胸壁和肺的影响，图像清晰，可弥补肺心病患者经胸超声探查的不足。

五、超声心动图观察的重点

（一）二维及M型超声心动图

1. 右室流出道增宽 左室长轴切面及M型超声心动图显示右室流出道增宽，内径>30mm，右室流出道与左房内径比值增大>1.4。

2. 右心室、右心房增大 心尖四腔心切面显示右室腔扩大（>20mm），室间隔向左室侧膨出，左心室相对变小，左、右心室内径之比<2。右心室增大明显时，右室腔的形态由正常的月牙形变成椭圆形（图4-3-1）。

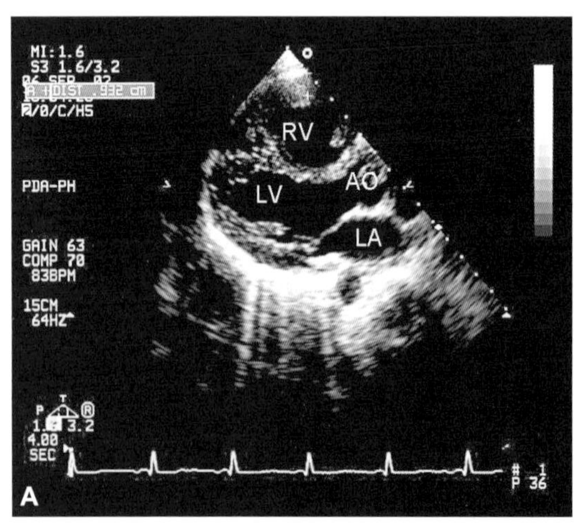

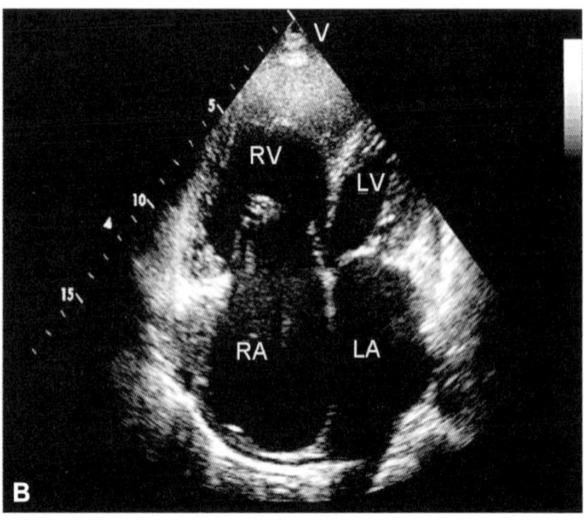

图4-3-1 二维及M型超声心动图示右心室、右心房增大

A. 左室长轴切面显示右心室增大，右室流出道增宽，右室前壁增厚，室间隔变平；B. 心尖四腔心切面显示右心房及右心室腔增大

3. 右室前壁增厚、搏动增强 右室前壁厚度≥6mm，活动幅度增高。

4. 肺动脉内径增宽 肺动脉扩张（≥26mm），内径大于主动脉内径，左、右肺动脉增宽，右肺动脉内径>18mm，左肺动脉内径>20mm。

5. 室间隔的改变 室间隔作为右心室的内侧壁，当右心室的压力负荷过重时也代偿性增厚。随着压力的增高，室间隔的运动发生改变，随右室运动而运动，与左室后壁呈同向运动。左室短轴切面可显示室间隔变平直失去正常的圆弧形（图4-3-2）。

6. 二尖瓣、三尖瓣活动曲线异常 肺心病患者可出现假性“二尖瓣狭窄”的超声征象。

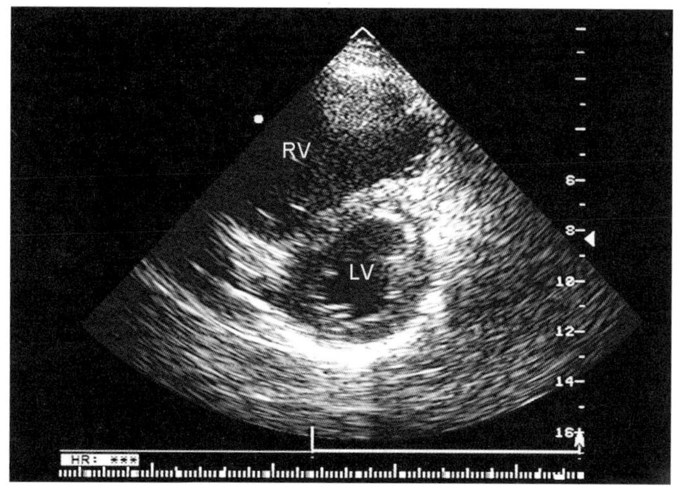

图 4-3-2 左心室短轴切面示右心扩大、室间隔变平直，失去正常的圆弧形

7. 肺动脉瓣活动曲线异常 主要是收缩期肺动脉瓣开放时，可出现收缩中期关闭或切迹，肺动脉瓣开放曲线（即 CD 段）呈“W”型或“V”型，ef 段抬高呈弓形、斜率降低，a 波缩小或完全消失，bc 斜率增大等（图 4-3-3）。

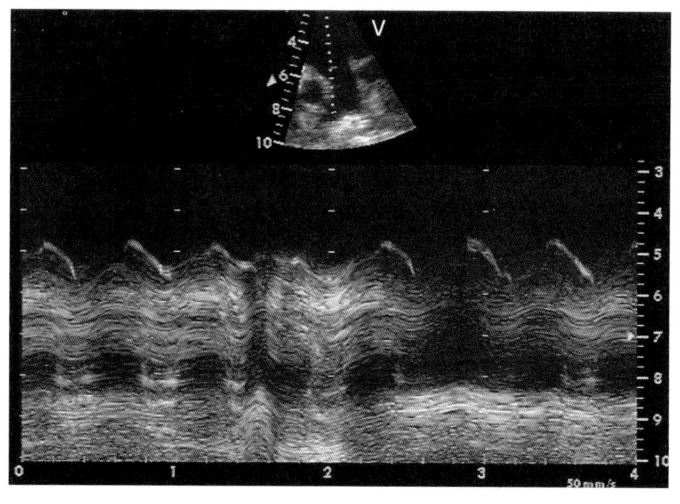

图 4-3-3 肺心病肺动脉 M 型曲线

胸骨左缘肺动脉长轴切面肺动脉瓣开放曲线（即 CD 段）呈“V”型

（二）彩色及频谱多普勒超声心动图

1. 肺动脉收缩期血流频谱呈典型的三角形，表现为收缩期血流加速时间缩短、加速度增快、峰值前移、射血时间缩短、峰速度较低、肺血管阻力增加（图 4-3-4）。

2. 当伴有三尖瓣反流时，将取样线置于三尖瓣口，用连续多普勒测量三尖瓣的反流峰值速度，可间接估测肺动脉收缩压。

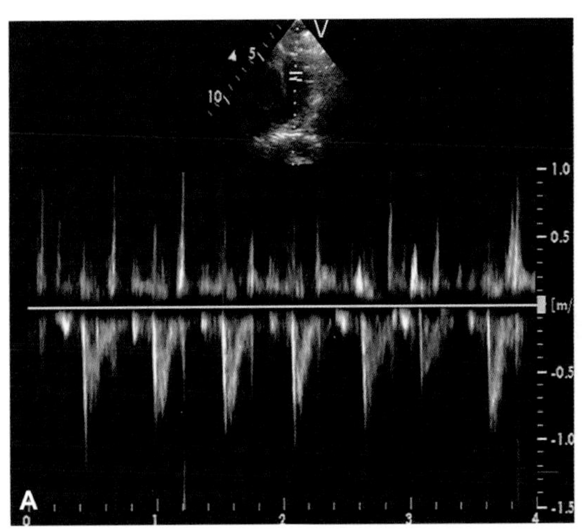
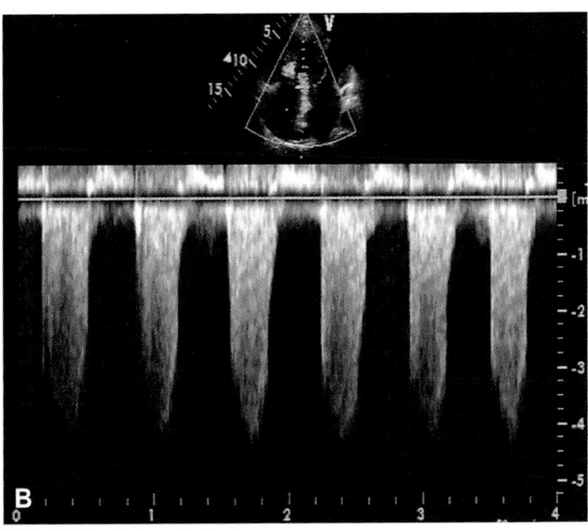

图 4-3-4　肺心病血流频谱

A. PW 显示肺动脉瓣血流频谱呈典型的三角形，收缩期血流加速时间缩短，加速度增快，峰值前移，射血时间缩短，峰值流速较低；B. CW 测三尖瓣口反流的峰值速度，估测肺动脉收缩压为 70mmHg，肺动脉压中度升高

六、肺动脉高压

肺动脉高压的形成是肺心病产生的主要机制，因此测量肺动脉压力相当重要（图 4-3-5）。

1. 肺动脉收缩压（SPAP）　通过测量三尖瓣反流速度计算，肺动脉收缩压受年龄、肥胖、血压、左心室每搏量的影响。

无肺动脉狭窄时，SPAP= 右心室收缩压（RVSP）$=4V^2+$ 右心房压。

存在肺动脉狭窄时，SPAP=RVSP- 右心室与肺动脉压差。

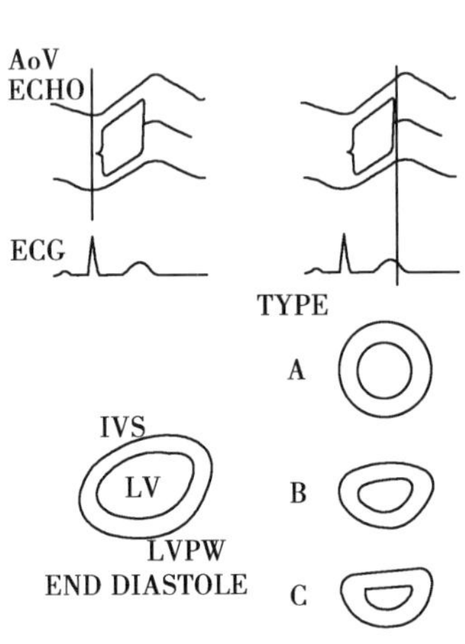

图 4-3-5　肺动脉高压左心短轴切面

在二维超声心动图左室短轴切面显示，舒张末期（左图）左室形态和收缩末期（右图）室间隔的四种曲度 A、B、C 和 D 型（END DIASTOLE：舒张末期；END SYSTOLE：收缩末期；LV：左心室；LVPW：左心室后壁；IVS：室间隔；AoV：主动脉瓣叶活动曲线；ECG：心电图）

2. 肺动脉舒张压(PADP)(图 4-3-6) 通过测量肺动脉瓣反流速度计算。

PADP=4× 舒张末期肺动脉瓣反流速度 ^{2}+ 右心房压

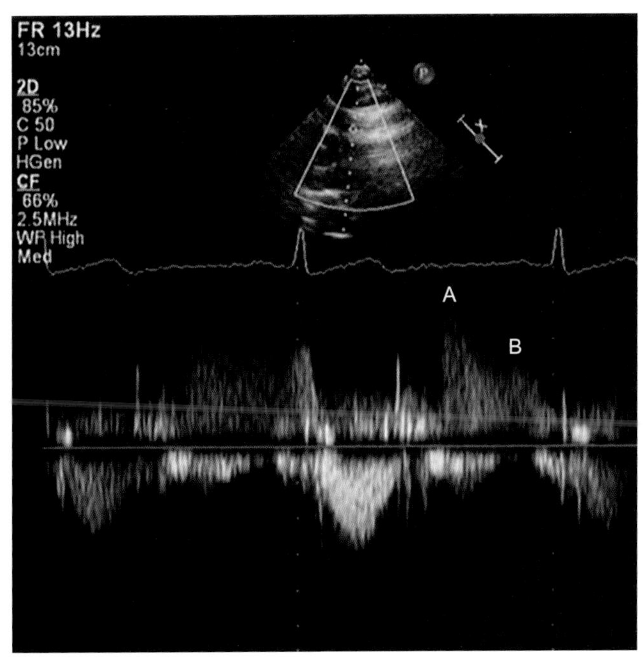

图 4-3-6　肺动脉瓣反流速度

A. 舒张早期肺动脉瓣反流速度;B. 舒张末期肺动脉瓣反流速度

3. 肺动脉平均压

肺动脉平均压 =1/3(SPAP)+2/3(PADP)

肺动脉平均压 =4 × 舒张早期肺动脉瓣反流速度 ^{2}+ 右心房压

肺动脉平均压 =79-(0.45×AT);当 AT<120ms,肺动脉平均压 =90-(0.62×AT)。AT 为收缩期肺动脉血流频谱加速时间,心率须在正常范围(60~100 次 / 分)。

4. 右心房压 吸气末下腔静脉塌陷程度,是评估右心房压的主要指标(表 4-3-1)。最佳切面为剑突下下腔静脉长轴切面,吸气末测量距右心房入口 0.5~3cm。

表 4-3-1　根据下腔静脉内径随呼吸变化判断右心房压

	正常(0~5mmHg)	可疑增高(5~10mmHg)*	增高(15mmHg)
下腔静脉内径	≤2.1cm	≤2.1cm 或 >2.1cm	>2.1cm
下腔静脉塌陷指数(IVC-CI)	>50%	<50% 或 >50%	<50%
评价右心房压增高的其他指标	三尖瓣 E/e>6,右心舒张充盈受限,肝静脉明显的舒张期血流		

注:IVC-CI=(呼气末 IVC 内径 - 吸气末 IVC 内径)/ 呼气末 IVC 内径

* 对于估测的右心房压为中间值(5~10mmHg)的患者,需结合其他指标判断,若这些指标均为阴性时右心房压应 <5mmHg,若这些指标同时存在时右心房压 >15mmHg,仍然不能确定的右心房压为 8mmHg

上述测量可以在 M 型超声下施行。

第四篇

【专家指点】

1. 剑突下切面是探查肺心病患者的重要切面。

2. 需与能引起右心增大的疾病如房间隔缺损、三尖瓣脱垂伴反流、三尖瓣下移畸形、右心扩张型心肌病及右心室肌纤维发育不良等鉴别。

3. 肺心病的超声检查在临床诊断中具有重要的辅助作用,常能正确测定右心大小、肺动脉内径,亦可判断肺动脉压力改变及右心系统的状况。

第四章

心 肌 疾 病

心肌疾病(myocardial disease)是指病变原发于心肌,多数没有明确的病因,临床和血流动力学表现有一定的特异性,并除外心脏瓣膜病、冠状动脉粥样硬化、高血压、肺源性和先天性心脏病等所引起的心肌病变。病因基本明确或心肌疾病作为全身性疾病的一部分,称为特异性或继发性心肌病。克山病是我国的一种病因不明的地方性心肌病,它不是由全身性或其他脏器疾病组成的心肌病,是原发性心肌病(简称心肌病)。按心脏病理生理和功能特征,主要分为扩张型心肌病、肥厚型心肌病和限制型心肌病三种。

第一节　扩张型心肌病

一、疾病的一般特征表现

扩张型心肌病(dilated cardiomyopathy)是心肌疾病常见的临床类型,又称充血性心肌病,是以弥漫性心肌变性、坏死和纤维化为主要病理基础,以心肌收缩期泵功能障碍、心腔扩大、心排血量减少和舒张末期容量增加为主要病理生理特点,临床上以充血性心力衰竭、心律失常或栓塞征象为主要表现的一类心肌病。各年龄组均可发病,以中、青年多见,男性多于女性。

二、病 理 特 点

心脏普遍性扩大,多数以左心室扩大为著,较少以右心室腔扩大为著。心脏重量增加,心室壁厚度正常或略薄,由于有明显的左心室腔扩张,左室壁相对变薄。房室瓣环多数扩大,乳头肌伸长、位置改变,但各瓣膜形态和结构均正常。心腔内可有附壁血栓,心肌纤维组织增多,血流动力学呈慢性进行性心力衰竭的改变。

三、临 床 特 点

本病起病缓慢,有气短甚至端坐呼吸、水肿和肝大等充血性心力衰竭的症状,部分病人可发生栓塞或猝死。主要体征为心脏扩大,常合并各种类型的心律失常。

四、检查方法

常用左室长轴切面、心室各短轴切面、心尖四腔心等切面观察室壁的运动，注意房室大小及形态、各瓣膜的活动情况、有无瓣膜的增厚及钙化等。

五、超声心动图观察的重点

（一）二维及M型超声心动图

1. 心腔扩大　以左心室增大较显著，室间隔向右室侧膨出，呈球形改变。室间隔与左心室后壁的厚度明显变薄，以室间隔更明显，运动平坦，左室流出道增宽（图4-4-1）。

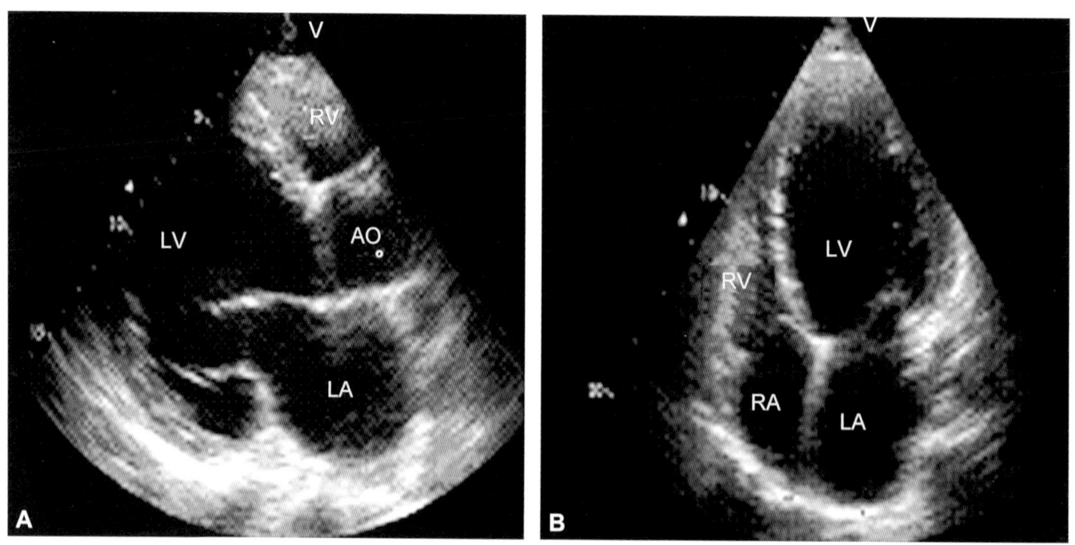

图4-4-1　扩张型心肌病二维图像表现

A、B图为左室长轴及心尖四腔心切面，均显示左心室明显增大，室间隔向右室侧膨出，呈球形改变，室间隔与左心室后壁的厚度明显变薄，二尖瓣开放幅度减低

2. 瓣膜开放幅度减低　由于左心室明显扩大及心肌收缩力减弱，舒张期二尖瓣口血流减少、活动幅度减低，于左室长轴及二尖瓣口短轴切面显示“大心腔、小开口”征象。二尖瓣活动曲线呈“钻石”样改变，舒张期二尖瓣前叶开放顶点至室间隔距离（EPSS）增大，一般>10mm，CD段平直（图4-4-2）。主动脉波群运动幅度减低，重搏波消失，主动脉瓣开放幅度减小。肺动脉瓣运动曲线的形态类似于燕形，开放幅度亦减小。

3. 室壁运动普遍减弱　室间隔与左室后壁仍呈逆向运动，室壁运动幅度普遍性降低，收缩期室壁增厚率下降，左心室收缩功能明显减低（图4-4-3）。

4. 左室腔内可见附壁血栓　由于心肌收缩无力，心腔内血液流动缓慢，各心腔尤其是心尖部多有附壁血栓。

5. 美国超声心动图学会提出，将左心室舒张末期内径≥60mm、左心室舒张末期容积

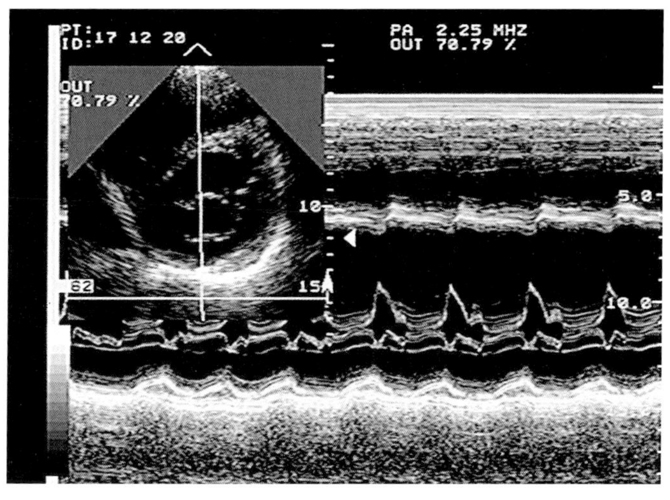

图 4-4-2 扩张型心肌病二尖瓣 M 型曲线
左心室二尖瓣水平 M 型曲线显示二尖瓣活动曲线呈"钻石"样改变,EPSS 增大,CD 段平直

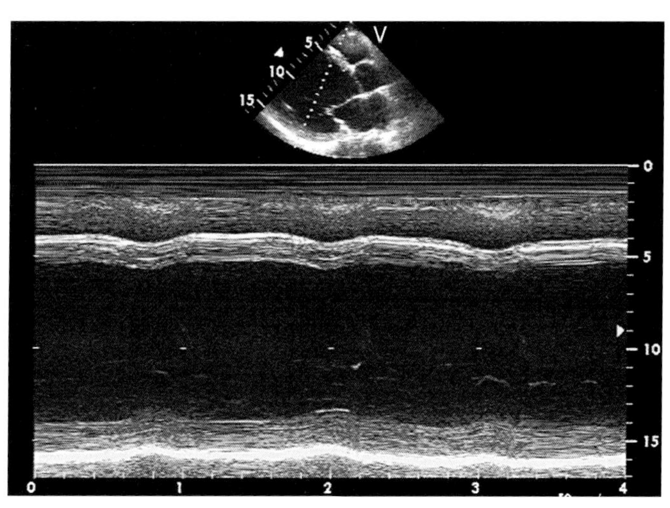

图 4-4-3 扩张型心肌病左室 M 型曲线
左室长轴 M 型曲线显示室间隔与左室后壁的厚度明显变薄,室壁运动幅度减低,收缩期室壁增厚率下降

≥80ml/m^2、心脏总容量≥200ml/m^2 作为左心室明显扩大的标准。

(二) 彩色及频谱多普勒超声心动图

1. 各瓣口及各心腔内的血流速度明显减低,主动脉瓣口的血流速度减低更明显,一般在 1.0m/s 以下,表现为主动脉瓣口的血流频谱上升支缓慢,下降支与上升支基本对称,呈细长三角形。

2. 肺动脉瓣口的血流频谱显示加速时间短,上升较陡,下降较缓,形成近三角形,射血时间缩短。

3. 二尖瓣口血流频谱的形态因舒张期功能受损的程度而异(图 4-4-4)。

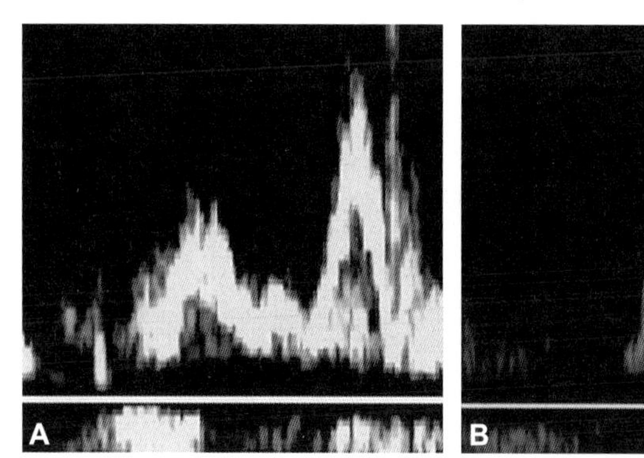

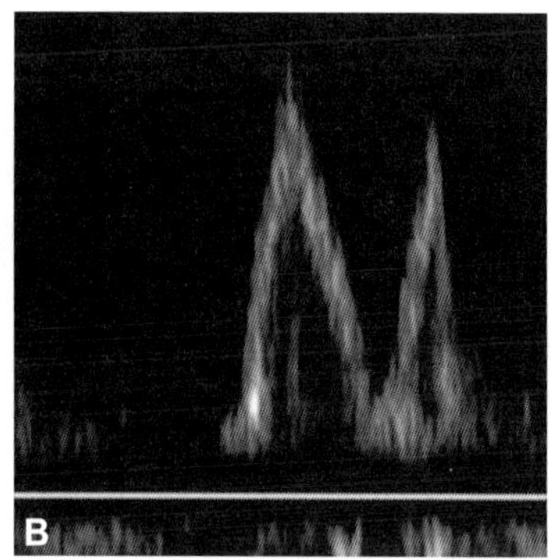

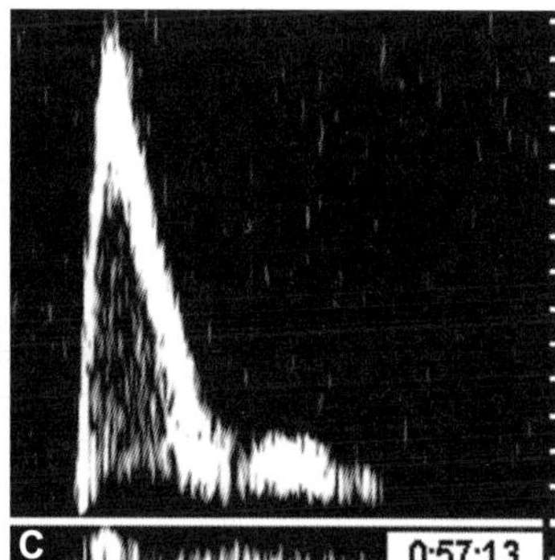

图 4-4-4 扩张型心肌病二尖瓣口血流频谱
A. 舒张弛缓;B. 假性正常;C. 可逆性或不可逆性限制性充盈

4. 由于房室瓣环的扩大,可检测到多个瓣膜口的反流束,反流束一般为细窄状,分布范围较小,色彩较暗淡,瓣口血流出现彩色逆转且瓣口血流显色时间缩短。

六、扩张型心肌病的超声表现(表 4-4-1)

表 4-4-1 扩张型心肌病的超声表现一览表

超声类型	超声所见
二维	左心室壁心肌变薄 左心室腔扩大 心肌运动弥漫性减低 左心室腔内可有附壁血栓形成 二尖瓣运动曲线呈"大心腔、小开口"征象
M 型	左心室心肌运动幅度明显减低 左心室腔显著扩大
多普勒	检出二尖瓣反流 代偿期 E 峰低、A 峰高 病情进一步加重,可出现假性正常

【专家指点】

1. 扩张型心肌病患者心腔内的血流速度缓慢,因此,彩色多普勒超声检查时,应调低速度标尺,增加增益,以便观察。

2. 与风湿性心脏病鉴别:扩张型心肌病因房室腔扩大,常伴有瓣膜口血液反流,但瓣膜本身无病理改变;风湿性心脏病瓣膜明显增厚,回声增强,多有粘连,开放受限,关闭时不能完全合拢。

3. 少数扩张型心肌病患者可有室壁节段性运动异常,应与冠心病多支病变鉴别。后者表现为左心室腔扩大、室壁运动减弱及心功能不全，与扩张型心肌病相似，结合病史可有助于鉴别。

第二节 肥厚型心肌病

一、疾病的一般特征表现

肥厚型心肌病(hypertrophic cardiomyopathy)是以心肌的非对称性肥厚、心腔变小为特征，以左室血流充盈受阻、左室舒张期顺应性下降为基本病变的原因不明的心肌病。肥厚的心肌分布不均匀，多数累及室间隔，室间隔增厚可呈梭形，其次是心尖部、左室游离壁。本病多发于儿童或青年，常有明显的家族史(约占 1/3)，目前认为是一种主要由肌小节收缩蛋白的基因突变引起的常染色体显性遗传病。根据有无左室流出道梗阻，可分为肥厚型梗阻性心肌病与肥厚型非梗阻性心肌病。其中，肥厚型梗阻性心肌病也称为特发性肥厚型主动脉瓣下狭窄(IHSS)。

根据心室壁肥厚的不同部位，可分为四型：①Ⅰ型：前室间隔肥厚；②Ⅱ型：前、后室间隔肥厚；③Ⅲ型：左室壁均肥厚，但以室间隔的肥厚尤为突出；④Ⅳ型：后室间隔和左室前侧壁肥厚。

二、病 理 特 点

典型的病理改变为心肌细胞异常肥大、肌束排列明显紊乱及间质纤维化等，其病理生理异常主要表现为舒张功能不全，以左室异常僵硬并导致心室充盈受损为特征，早期收缩功能正常。尽管左室收缩功能呈典型的高动力性，但这种舒张期弛缓异常仍可引起左室舒张末压升高，从而导致肺淤血和呼吸困难，是肥厚型心肌病最常见的症状。

三、临 床 特 点

部分病人可完全无自觉症状而在体检中被发现或猝死；许多患者有心悸、胸痛、劳力性呼吸困难等；有流出道梗阻的病人，可出现运动时眩晕，甚至神志丧失等表现，听诊第一心音正常，常可闻及第三、第四心音；有流出道狭窄的病人，可闻及粗糙的收缩期喷射样杂音，心电图常有 ST 段和 T 波异常，左心室肥厚，Ⅱ、Ⅲ、aVF 导联的 Q 波异常。

四、超声心动图观察的重点

(一) M 型超声心动图

1. “SAM”征是肥厚型梗阻性心肌病的典型征象，即左室流出道梗阻，二尖瓣口 M 型取样能显示二尖瓣前叶活动曲线 CD 段的前叶与后叶分离，向前运动，可达室间隔左心室面，称为收缩期二尖瓣前叶的前向运动(图 4-4-5)。

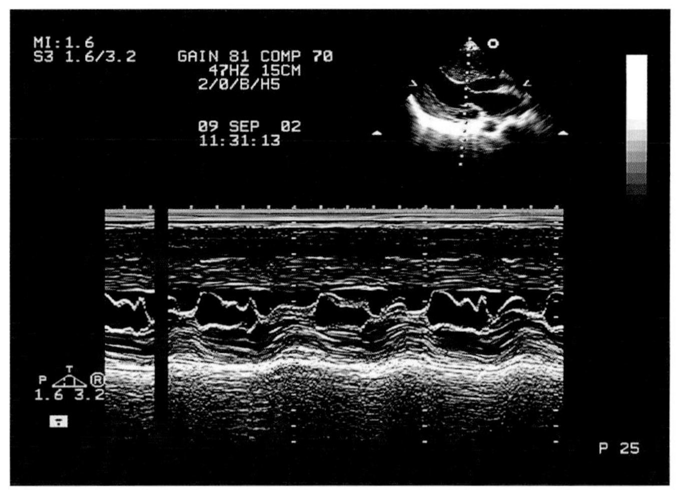

图 4-4-5 左室长轴 M 型曲线

室间隔明显增厚，室间隔与左室后壁厚度之比≥1.5，EF 斜率明显减低，二尖瓣前叶活动曲线 CD 段的前叶与后叶分离，向前运动，可达室间隔左室面即呈“SAM”征

2. 心室波群可见室间隔与左室后壁增厚，以室间隔增厚明显，厚度 >15mm，左室后壁厚度正常或轻度肥厚，室间隔与左室后壁厚度之比≥1.3~1.5，心肌回声紊乱，颗粒粗糙，运动幅度和收缩期增厚率均降低，左室流出道狭窄。

3. 左房增大，二尖瓣 E/A 比值降低，EF 斜率明显减低，等容舒张期延长，舒张功能受损。

（二）二维超声心动图

1. 心肌呈不同程度肥厚　室间隔肥厚多呈梭形，室间隔基部和尖段的厚度明显小于室间隔中段（图 4-4-6），如室间隔尖段心肌肥厚明显，并突入到右室流出道内，常引起右室流出道梗阻。肥厚型心肌病还可表现为心尖部肥厚，称为心尖肥厚型心肌病（图 4-4-7）。

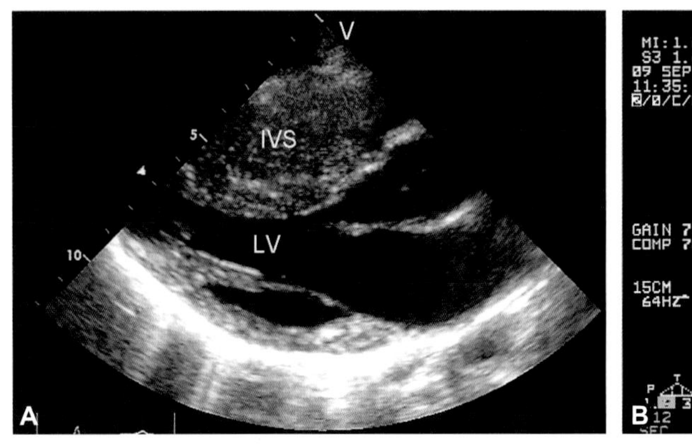

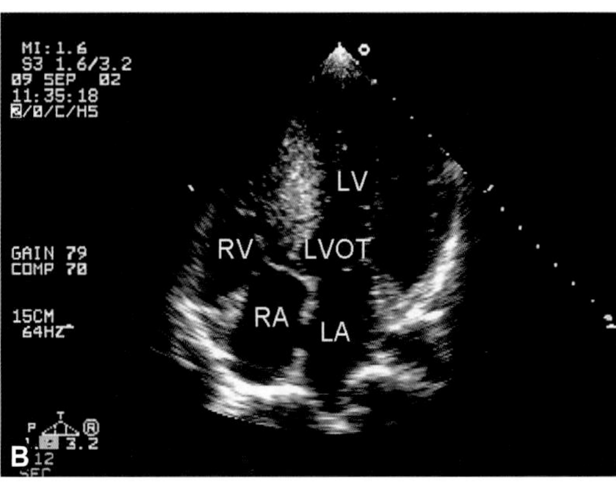

图 4-4-6 肥厚型心肌病二维图像表现

A. 左室长轴切面；B. 心尖四腔心切面。两个切面均显示室间隔呈梭形肥厚，致左室流出道狭窄，室间隔与左室后壁厚度之比≥1.3~1.5，心肌回声不均匀，有回声强弱不等的斑点，心室腔变小；IVS：室间隔；LVOT：左室流出道；LA：左心房；LV：左心室；RA：右心房；RV：右心室

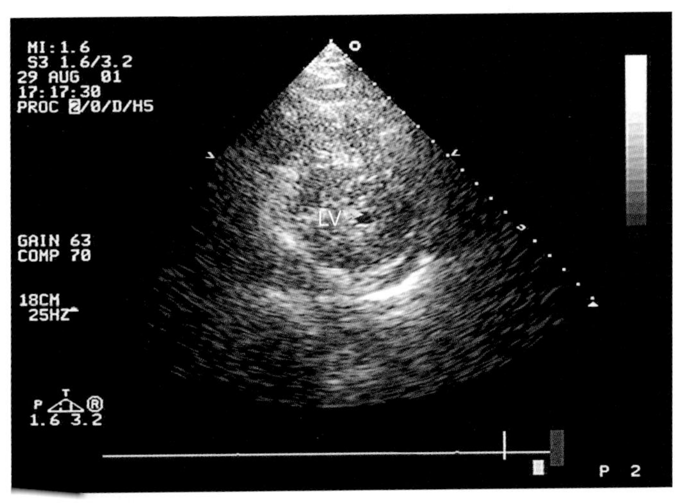

图 4-4-7 左室短轴心尖切面显示心尖部心肌均匀性肥厚

2. 病变部位心肌呈强弱不均匀的斑点状强回声,室间隔的心内膜面可有强回声斑点。

3. 室间隔运动幅度减小,左室后壁运动可代偿性增强。

4. 心室腔变小,收缩期甚至消失。

(三)多普勒超声

1. 肥厚型梗阻性心肌病彩色多普勒可见血流通过左室流出道时,流速增高,色彩呈五彩镶嵌色,亮度增加,主动脉内的血流速度升高(图 4-4-8)。

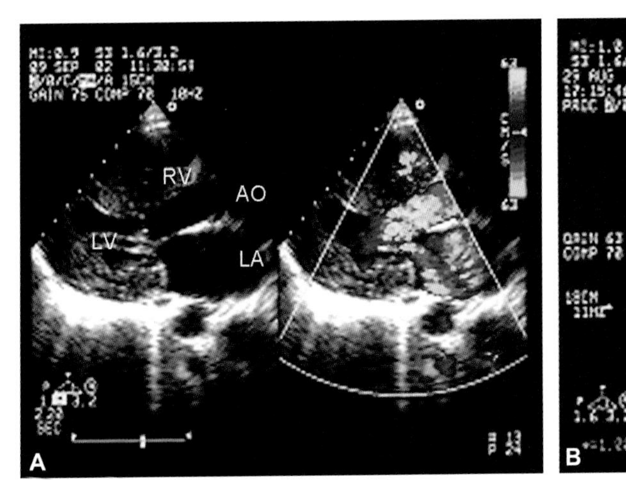

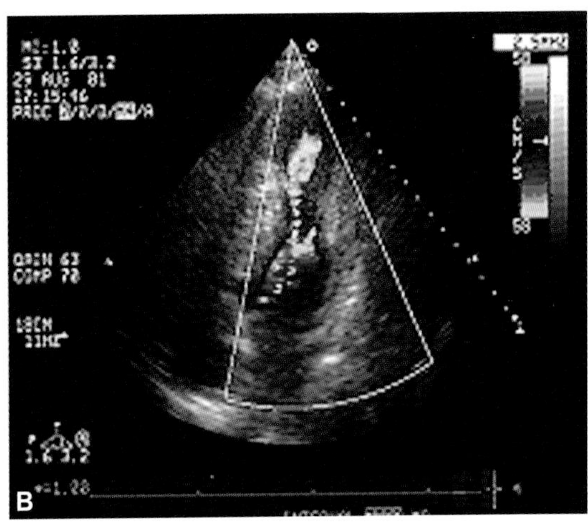

图 4-4-8 肥厚型心肌病彩色血流显示

A. 左室长轴彩色血流显示室间隔肥厚致左室流出道狭窄,左室流出道内见五彩镶嵌色的高速血流,收缩期二尖瓣腱索前向运动,CDFI 检出二尖瓣反流;B. 心尖四腔心切面显示室间隔中段明显肥厚,致左室腔内狭窄,CDFI 于狭窄处检出高速血流

2. 脉冲及连续多普勒可探及位于零线下的高速血流,频谱的形态似匕首状。血流速度取决于梗阻的程度,一般在 2m/s 以上,重度者可达 4m/s(图 4-4-9)。

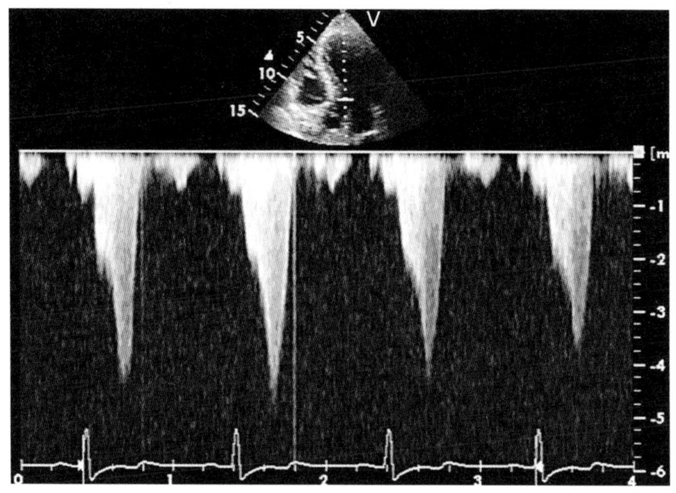

图 4-4-9　梗阻性肥厚型心肌病狭窄部位的血流频谱
室间隔肥厚致左室流出道狭窄，CW 于左室流出道内检出高速血流，频谱的形态似匕首状

3. 舒张期二尖瓣血流频谱，E 峰减低，A 峰增高。

五、非梗阻性和梗阻性肥厚型心肌病超声特点（表 4-4-2，表 4-4-3）

表 4-4-2　非梗阻性肥厚型心肌病超声特点一览表

超声类型	超声所见
二维	左室心肌非对称性肥厚（室间隔：后壁≥1.5）
M 型	左室腔变小 肥厚的左室心肌回声呈斑点状增强
多普勒	E 峰低、A 峰增高 随病情进行性加重 E 峰增高，A 峰降低

表 4-4-3　梗阻性肥厚型心肌病超声特点一览表

超声类型	超声所见
二维	室间隔的左室流出道肥厚
M 型	二尖瓣前叶的收缩期前向运动“SAM”现象 主动脉瓣的收缩中期半关闭状态
彩色多普勒	左室流出道高速血流，通过流速可判断狭窄段的压差 左室舒张运动的变化

【专家指点】

1. 胸骨旁左室短轴切面探查时，应从瓣环水平扫查至心尖水平，避免少数局限性肥厚的肥厚型心肌病（如心尖、高侧壁、前侧壁肥厚等心肌病）被漏诊。

2. 梗阻性肥厚型心肌病致流出道狭窄在用CW测压差时，取样线应避开二尖瓣口的收缩期反流，否则容易高估流出道压差。

3. 肥厚型心肌病应与高血压性心脏病鉴别，主要鉴别点见表4-4-4，另外要与主动脉瓣、瓣上或瓣下狭窄引起的左心室心肌肥厚鉴别。

表4-4-4 肥厚型心肌病与高血压性心脏病的鉴别诊断

鉴别项目	肥厚型心肌病	高血压性心脏病
家族史	多数有	通常无
高血压病史	无	有
心肌回声	紊乱	正常
SAM	有	无
肥厚心肌的均匀性	多不均匀，非对称性多见	均匀，对称性
左室流出道狭窄	多存在	无

第三节 限制型心肌病

一、疾病的一般特征表现

限制型心肌病（restrictive cardiomyopathy）指以心室心内膜、内层心肌出现纤维化和瘢痕形成，造成舒张功能障碍为特征的心肌病，也称闭塞性或缩窄性心肌病。本病较少见，由于心室舒张功能严重受损，回心血流发生障碍，心排血量减少，酷似缩窄性心包炎改变。本病病因见于心内膜心肌纤维化（Davies病）、嗜酸性粒细胞增多症心内膜心肌炎（Loffler心内膜炎）及心内膜弹力纤维增生症等。

二、病理特点

心内膜及心内膜下心肌纤维变性、心肌浸润或心内膜心肌瘢痕组织形成，心内膜增厚可达正常心脏的10倍，心肌不厚。心内膜表层为玻璃样变性的纤维组织；其下为胶原纤维，可有钙化灶；再下为纤维化的心肌，心肌间质有水肿和坏死灶。纤维化主要浸润心尖和流入道及部分流出道或侵及二尖瓣、三尖瓣、腱索和乳头肌。病变多数两侧心室（60%）受累，心内膜和心内膜下心肌纤维化增厚，心室僵硬，弹性降低舒张阻抗增高，回心血流受限，充盈量减少，心排血量减少，心房存血量增多，致心房扩大。

三、临床特点

由于限制型心肌病患者不能通过进一步损害心室充盈的心动过速来增加心输出量，故常表现为对运动的不耐受性。乏力和呼吸困难常很突出，有些病人可有劳力性胸痛，其他可有发热、全身不适、体重减轻等症状，多数与基础病变有关。累及左心室者可有咳嗽、呼吸困难等，累及右心室者多有腹胀、肢体水肿等。

体格检查可显示颈静脉扩张，出现吸气时静脉压增高现象（Kussmaul 征）。心脏听诊可闻及第三心音（S3）、第四心音（S4）或同时有 S3 和 S4。限制型心肌病时常可触及心尖搏动，这与缩窄性心包炎相反。

四、超声心动图观察的重点

1. M 型超声心动图 主动脉波群显示左心房增大。左心室波群显示心内膜回声增强，多呈对称性增厚。心室舒张期活动受限有僵硬感，室间隔舒缩运动呈摆动状，室壁收缩期运动幅度和增厚率明显减低。二尖瓣前叶活动曲线 EF 斜率减慢，A 峰增高。

2. 二维超声心动图 心内膜增厚，室壁厚薄不均。心尖处的心腔狭小甚至闭塞，因而整个心腔变形。三尖瓣常固定于开放位置，增厚、变形。乳头肌、腱索缩短、扭曲，导致房室瓣活动障碍和反流，两侧心房增大或右房增大明显，左房正常或轻到中度增大。肝静脉及腔静脉内径增宽，有时可检出心包积液。

3. 多普勒超声 彩色多普勒可于二尖瓣、三尖瓣瓣口探及收缩期反流。脉冲多普勒见二尖瓣前叶 E 峰减速时间及等容舒张期延长，而肺静脉的收缩期峰值流速及舒张期流速增高。

【专家指点】

限制性心肌病在临床上诊断困难，心肌活检对本病有确诊价值，超声检查有重要诊断价值，应与缩窄性心包炎、扩张型心肌病等鉴别（表 4-4-5）。

表 4-4-5 心肌病的鉴别诊断

项目	限制型心肌病	缩窄性心包炎	扩张型心肌病
心腔扩大	双房	双房	全心
心内膜增厚	有	无	无
心包增厚	无	有	无

心 包 疾 病

心包可因细菌、病毒、自身免疫、物理、化学等因素而发生急性炎性反应、渗液以及心包粘连、增厚、缩窄、钙化等慢性病变。心包分为脏层心包和壁层心包，后者为坚韧的纤维组织，内衬以浆膜；脏层为浆膜，紧贴于心肌表面。两层心包之间为心包腔，内有少量液体，正常心包腔内约含 50ml，在心脏搏动时起润滑作用。

心包疾病（pericardial disease）有急性心包炎（acute pericarditis）、心包积液（pericardial effusion）、缩窄性心包炎（constrictive pericarditis）和其他心包疾病等。心包炎往往伴有心包积液，心包积液是心包炎最重要的表现之一，但心包炎并非一定有心包积液。

第一节　心 包 积 液

一、病 理 特 点

心包积液（pericardial effusion）可出现于整个心包，也可局限于心包的局部。心包积液按积液性质一般分为：①漏出液：其蛋白含量低、细胞数量少、液体清澈，多见于心力衰竭；②渗出浆液性：其蛋白含量较高、细胞数量较多，心包液较清澈或呈半透明状液体；③脓性：含有大量白细胞，多见于细菌性、病毒性心包炎；④乳糜性；⑤血性等：血性者多见于特发性、病毒性、结核性、创伤性、霉菌性、放射性、尿毒症性和肿瘤性心包炎等。

二、临 床 特 点

慢性心包积液患者，包括大量心包积液但心包内压无显著升高的患者，常无明显症状。有时，患者有持续性胸部钝痛。缓慢积聚的大量心包渗液可压迫周围组织结构，引起吞咽困难、咳嗽、呼吸困难、呃逆或声音嘶哑等。体检时，也可无明显异常发现。大量心包积液可引起心浊音界增大，心音低钝。

三、超声心动图观察的重点

（一）少量心包积液（<100ml）

积液可仅局限于左室后壁的后方、房室沟处，不出现于心尖部、侧部和前方，M 型超声左室后壁可见液性暗区，室间隔与左室后壁仍呈逆向运动（图 4-5-1）。

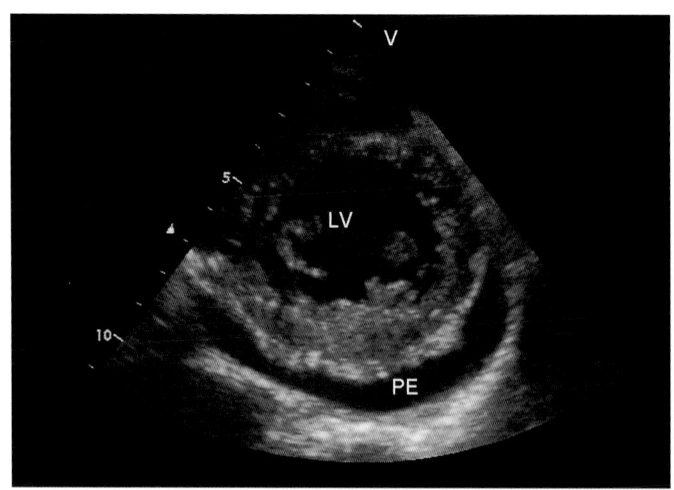

图 4-5-1 少量心包积液

左室短轴切面乳头肌水平左室后壁的后方及房室沟处均见液性暗区；PE：心包积液；LV：左心室

（二）中量积液（100~500ml）

液性暗区弥漫分布于左室后壁后方、右室前壁前方及心尖处，整个心包腔内可见呈均匀分布的液性暗区，液性暗区内径 <20mm（图 4-5-2）。左心室短轴见左室后方液性暗区呈弧形，尚可见主动脉根部活动幅度减小，右心室前壁运动幅度略增大。

（三）大量积液（>500ml）

整个心脏位于液性暗区之内，内径≥20mm，可见心脏在液性暗区中的摆动征（图 4-5-3），并受压变小，大动脉根部可出现液性暗区。室间隔与左室后壁、右室前壁出现同步、同向运动。心尖部 M 型取样时，可出现心尖间断撞击取样线的荡击波形。

（四）心包积液的定性及定量分析

1. 定性分析 根据液性暗区的回声特点，可初步鉴别积液的性质。

（1）浆液性的积液：以液体渗出为主，心包腔内透性较好，随体位活动变化较大。

（2）纤维性渗出为主的积液：液性暗区中可见纤维素细光带回声，漂浮于液性暗区内。

（3）脓性和血性积液：心包腔液性暗区较混浊，可见较多的光点或絮状物回声。

2. 定量分析

（1）半定量方法：在后方（左室后壁后方心包腔）有小于 10mm 的无回声区，一般积液量小于 100ml；当无回声区分布于左室后方以及外侧、心尖部和前方，前方无回声区宽度小于

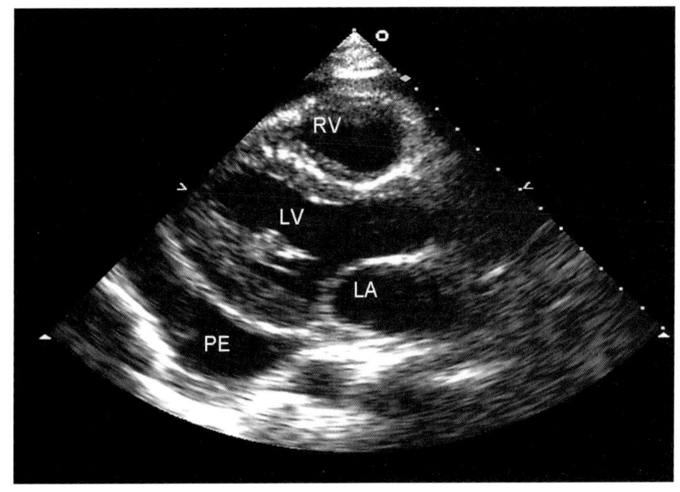

图 4-5-2　中量心包积液

整个心包腔内可见呈均匀分布的液性暗区；PE：心包积液；LA：左心房；LV：左心室

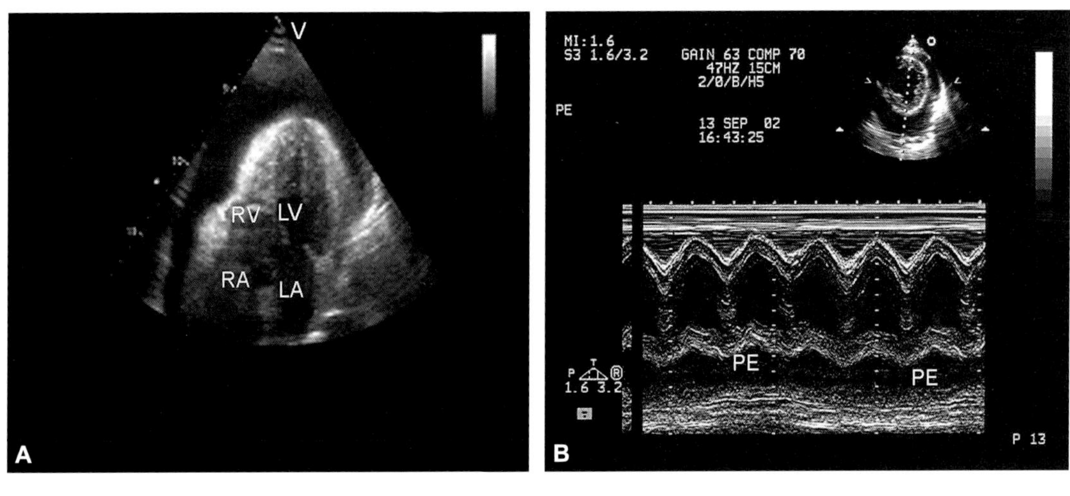

图 4-5-3　大量心包积液

A. 心尖四腔心切面显示整个心尖部、右室前壁及左室侧壁心包腔内均见液性暗区；B. 左心室短轴 M 型曲线显示室间隔与左室后壁同步、同向运动，左室前、后壁心包腔内均见液性暗区；PE：心包积液

10mm 时，心包积液量为 100~500ml；大量心包积液时，心室的后方、前方、外侧、心尖等处都有无回声区，心室前方的无回声区宽度达 10mm 时，积液量约 800ml；无回声区宽度达 20mm 时，提示积液量约 1250ml。

(2) 心包积液积液量的计算法：此法仅适用于中量以上的积液。

$$心包积液量(ml)=D_1^3-D_2^3$$

D_1 为左室短轴切面乳头肌水平壁层心包前壁到后壁的直径；D_2 为左室短轴切面乳头肌水平脏层心包前壁到后壁的直径。

【专家指点】

1. 超声检查对心包积液有肯定的诊断价值，诊断符合率90%以上，并能初步估计积液量，准确定位，有助于临床穿刺抽液，在X线胸片发现的心脏增大的鉴别诊断方面有重要价值。

2. 与胸腔积液的鉴别：心包积液可使降主动脉与心脏的距离加大，而胸腔积液使降主动脉与心脏距离缩小，紧贴心脏，随呼吸而变化。

3. 心包脂肪：心脏表面脂肪呈低回声，附着于心包之外，多出现于心尖部、心室壁前外侧；心包脂肪回声无完整、规则的边缘，覆盖于心包壁层表面，而非心包腔内。

4. 局限性心包积液较难检出，故需从不同断面对心包各个部位做仔细检查，还需与其他含有液体的心包病变或心包附近结构相鉴别，包括各种囊肿、降主动脉、肺静脉、扩大的冠状静脉窦等心血管结构。

第二节 缩窄性心包炎

一、病理表现

缩窄性心包炎（constrictive pericarditis）是由急性心包炎发展而来，以结核性最多见，心包脏层与壁层增厚、钙化，呈广泛粘连。心包腔闭塞形成一个纤维瘢痕外壳，附着于心脏外层，限制心肌的舒张功能，使回心血流受阻，心排血量下降，出现静脉淤血征象。心包厚度多在3~5mm，厚者可达10mm以上。

二、临床特点

患者可有发热、出汗、全身不适、体重减轻、食欲不振和乏力等，往往与基础病因有关，最常见的症状是心前区疼痛，可伴有胸闷、咳嗽、咳痰、呼吸困难、腹胀、下肢水肿等。严重者被迫采取坐位，身体前倾，呼吸快而费力。心脏压塞者多伴有恶心、焦虑、谵妄，甚至发生休克和意识丧失等。

患者呈慢性病容、消瘦、肝大、周围静脉压明显增高、奇脉、明显的Kussmaul征，可出现第二心音分裂和心包扣击音。多数在心尖部可观察到收缩期向内回缩，心脏搏动弥散。除非合并其他心血管病变，心脏杂音一般不常见，有时可出现类似于房室瓣狭窄、关闭不全的体征。

三、超声心动图观察的重点

1. 心包增厚 多个切面均可显示心包脏层和壁层增厚，且增厚程度不一（图4-5-4），如有心包钙化，回声明显增强，严重时呈强的回声光带。

2. 房室大小改变 左、右心房常增大，心室腔多正常或稍小，房室交界后角常小于150度。

3. 室壁运动受限　增厚缩窄的心包可限制室壁的舒张活动，左室壁在舒张期运动受限，呈平直状，或向后运动消失。室间隔反常运动，随呼吸变化其运动幅度增大，并可在舒张期出现异常向后运动。

4. 心脏外形改变　增厚缩窄的心包可使心脏外形发生改变，形态失常。如缩窄部位位于房室环处，则于四腔切面显示心脏形态酷似"葫芦状"（图 4-5-5）。

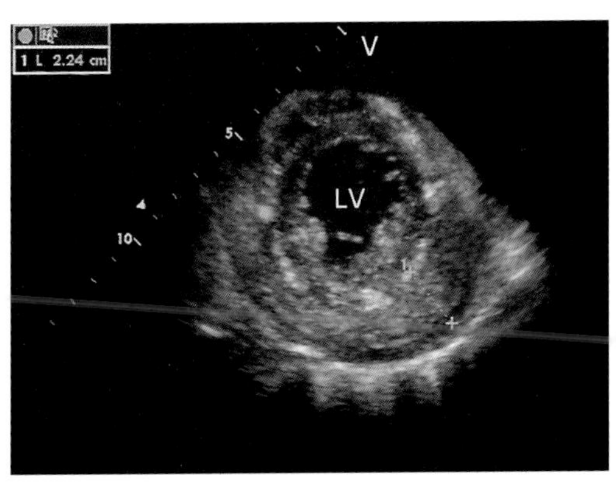

图 4-5-4　心包炎、心包增厚

左室短轴切面显示整个心包明显增厚，尤以左室侧后壁增厚明显（最厚处为 2.24cm）

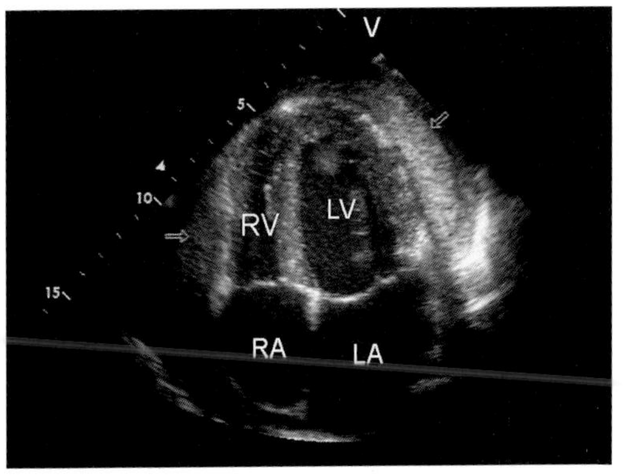

图 4-5-5　缩窄性心包炎

心尖四腔心切面显示心尖部及右室前壁脏层心包增厚，回声增强（箭头所示），右室前壁舒张期运动受限，呈平直状，心脏外形发生改变

5. 二尖瓣口血流频谱可显示峰值流速减低，充盈时间缩短，E 峰减速度增快（图 4-5-6）。

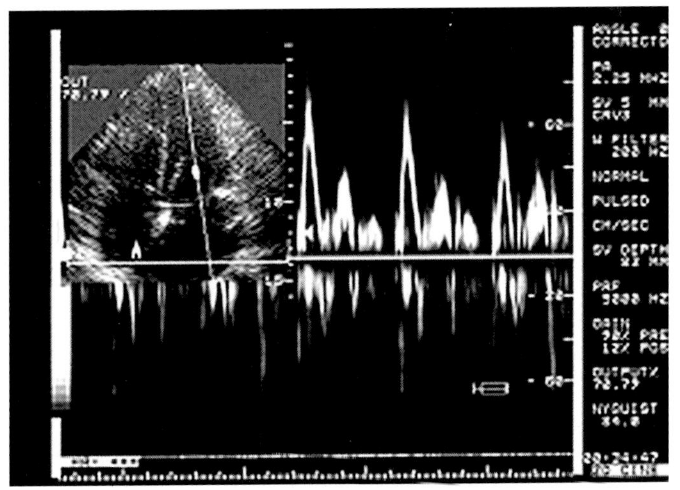

图 4-5-6　缩窄性心包炎二尖瓣口血流频谱

PW 显示二尖瓣口血流峰值流速减低，E 峰速度增快

6. 下腔静脉、肝静脉扩张，在深呼吸时增宽更明显（图 4-5-7）。

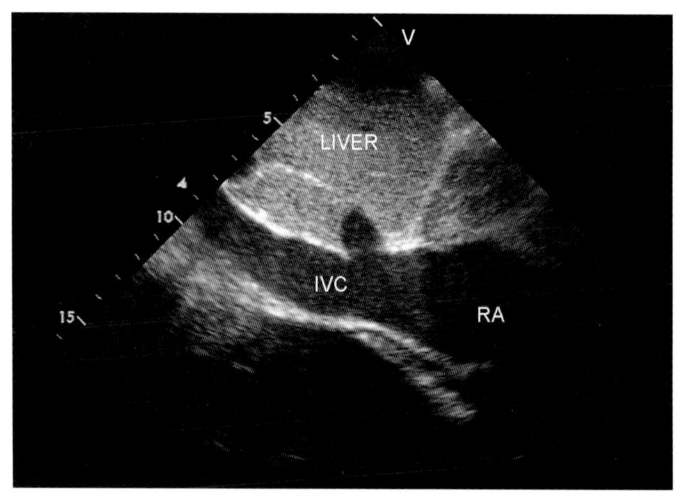

图 4-5-7　缩窄性心包炎下腔静脉图像

剑突下下腔静脉长轴切面显示下腔静脉扩张；LIVER：肝脏；IVC：下腔静脉；RA：右心房

【专家指点】

1. 缩窄性心包炎时，各瓣口的血流频谱随呼吸发生变化，吸气时主动脉瓣和肺动脉瓣口的血流速度减少，呼气时二尖瓣口的流速低于吸气时的流速。

2. 与限制性心肌病鉴别，后者表现为室壁和室间隔增厚，收缩期运动幅度减低，而无心包增厚、钙化等表现。

第五篇

先天性心脏病

先天性心脏病的种类很多。正常情况下，心脏内的血液是沿着一个方向流动的；先天性心脏病时，由于心脏结构异常，致使血流动力学发生了障碍。首先，可以出现机体组织器官供血障碍，造成组织缺氧，影响患儿生长发育；肺部血流增加，容易反复发生肺部感染；血流动力学异常还可加重心脏的负担，发生心力衰竭，诱发恶性心律失常，甚至猝死；心脏结构异常造成的血液湍流，可造成局部心内膜结构受损，容易滋生细菌，发生感染性心内膜炎。

心脏由三个节段和其间的两个接口组成，三段是指心房、心室和大动脉，两个接口是指左、右心室与大动脉的连接。心脏超声分段诊断有以下几个关键问题：①心脏位置；②心房及其与静脉的连接；③心室及其与心房的连接；④大动脉及其与心室的连接；⑤间隔的缺损与定位诊断；⑥流出道梗阻的存在及定位。

1. 心房正位 右心房与肝脏均在右侧，左心房与脾脏均在左侧。

2. 心房反位 右心房与肝脏均在左侧，左心房与脾脏均在右侧。

3. 心室右襻 形态右心室在右侧，形态左心室在左侧。

4. 心室左襻 形态右心室在左侧，形态左心室在右侧。

5. 心脏位置的异常

(1) 镜面右位心：心尖在右胸腔，心房反位，心室左袢，主动脉与左心室、肺动脉与右心室连接。

(2) 单发右位心：即右旋心，心尖在右胸腔，心房、心室位置正常，大血管的连接关系正常。

(3) 单发左位心：即左旋心，心尖在左胸腔，心房反位，心室左袢，主动脉与左心室连接，肺动脉与右心室连接。

先天性心脏病的发生率较高，有报道在1000个出生婴儿中8~10个有各种类型的先天性心血管畸形。根据畸形严重或缺损的大小、两侧心腔及血管压力阶差、主动脉与肺动脉之间压力差以及流出道有无梗阻等因素，来决定其性质及严重程度。

先天性心脏病可分为两大类型：①非发绀型：常见的有左向右分流，包括房间隔缺损、部分性肺静脉异位引流、室间隔缺损、动脉导管未闭、瓦氏窦瘤破裂等，一般无发绀，但当分流量大、肺血阻力高、肺动脉压逐渐增高、发展到肺动脉高压接近体循环压力时，最后会出现艾森曼格综合征，故对此类强调早期诊断、及时治疗；还有动脉及瓣叶畸形，如肺动脉瓣狭窄、先天性二叶式主动脉瓣、马方综合征等。②发绀型：常见的有法洛四联症、完全性肺静脉异位引流、右心室双出口、大动脉转位、永存动脉干、三尖瓣下移等。

非发绀型先天性心脏病

第一节　房间隔缺损

一、一般特征和临床特点

房间隔缺损（atrial septal defect，ASD）是指房间隔部位出现先天性缺损，造成左、右心房之间直接交通及血液分流的疾病，是最常见的先天性心脏病之一。胚胎第 3 周末，在心房的顶部背侧首先长出一镰状间隔组织，形成第一房间隔，即原发隔；镰状组织的下缘向心内膜垫方向生长，但暂时不与心内膜垫融合，留有一孔即原发孔。胚胎第 5 周左右，原发隔前上部的部分组织吸收形成一孔并迅速扩大，称为继发孔；继发孔形成后，原发孔将与心内膜垫融合而关闭。原发孔的作用为在继发孔出现之前不至于使左、右心房过早分隔，因胎儿肺无呼吸作用，肺循环血流少，左心房的回心血流主要来自经房间隔的孔道右至左的分流。同时，在原发隔右侧的心房顶部形成第二房间隔或称继发隔，继发隔向心内膜垫方向生长并覆盖继发孔，最终继发隔与心内膜垫融合，但继发隔的中部仍留有孔。左侧原发隔覆盖于继发隔的中心部位即形成卵圆孔，左侧原发隔形成卵圆孔的部分类似于活瓣样结构且不与右侧继发隔形成卵圆孔的部分融合，胎儿期卵圆孔的存在使左、右心房之间存在交通。出生后，该交通消失即卵圆孔闭合，如不闭合则形成卵圆孔未闭。

按胚胎学来源，可将房间隔缺损分为原发孔型和继发孔型。原发孔型房间隔缺损是指心内膜垫发育不全所致的缺损，又称不完全型心内膜垫缺损。继发孔型房间隔缺损按照缺损的部位，又可分为四型：①中央型或卵圆孔型：缺损位于房间隔中心卵圆窝部位，此型最常见；②下腔静脉型：缺损位于房间隔的后下方，与下腔静脉开口相连续；③上腔静脉型或称静脉窦型：位于房间隔的后上方，与上腔静脉入口相连续；④混合型：兼有上述两种以上的大房间隔缺损（图 5-1-1）。

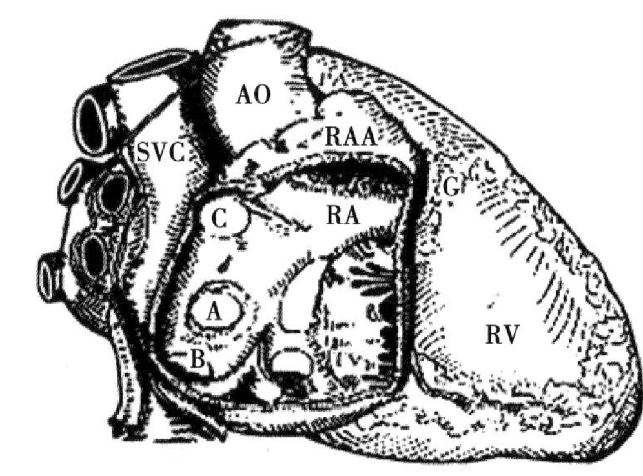

图 5-1-1　ASD 病理解剖部位和分型
A. 中央型 / 卵圆孔型；B. 下腔静脉型；C. 上腔静脉型 / 静脉窦型

临床症状和体征：临床症状多无特异性，主要表现为体循环供氧不足，如乏力、气急、咯血、易患呼吸道感染等肺淤血症状。胸骨左缘第2、3肋间可闻及Ⅱ~Ⅲ级收缩期杂音，第二心音P_2亢进并有固定分裂，常伴有三尖瓣关闭不全。

二、病理生理学特征

正常时，左心房压高于右心房压。房间隔缺损时，房水平由左向右分流，缺损小时分流量少，右心系统扩大不明显；分流量大时，右心系统的容量负荷加重，导致右心系统明显扩大。随着病程进展，肺动脉压升高，房水平可出现右向左分流。

三、检 查 方 法

常选取主动脉根部短轴切面、心尖四腔心切面、胸骨旁四腔心切面、剑突下四腔心切面或剑突下双房切面，可清楚、完整地显示房间隔。

四、超声心动图观察的重点

（一）二维及M型超声心动图

房间隔回声中断，断端回声增强，这是由缺损残端与血液之间存在强回声界面所致（图5-1-2）。右心房、右心室腔增大，右心室流出道及肺动脉增宽，左心室相对较小，室间隔运动异常，与左室后壁呈同向运动（图5-1-3）。

（二）多普勒超声心电图

彩色多普勒显示红色血流束自左心房经房间隔缺损部位进入右心房（图5-1-4）。亮度

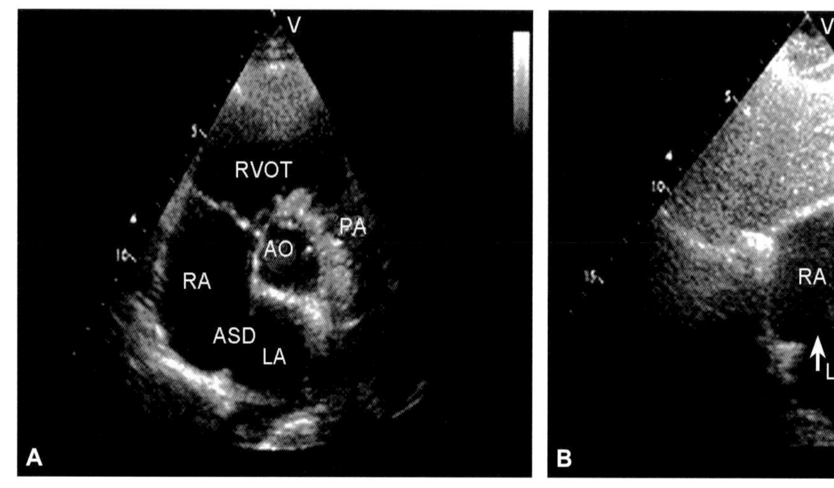

图5-1-2 ASD二维超声表现

图A、B分别显示大动脉短轴切面及剑突下四腔心切面房间隔回声中断，断端回声增强；RVOT：右心室流出道；ASD：房间隔；LA：左心房；RA：右心房；PA：肺动脉

第五篇

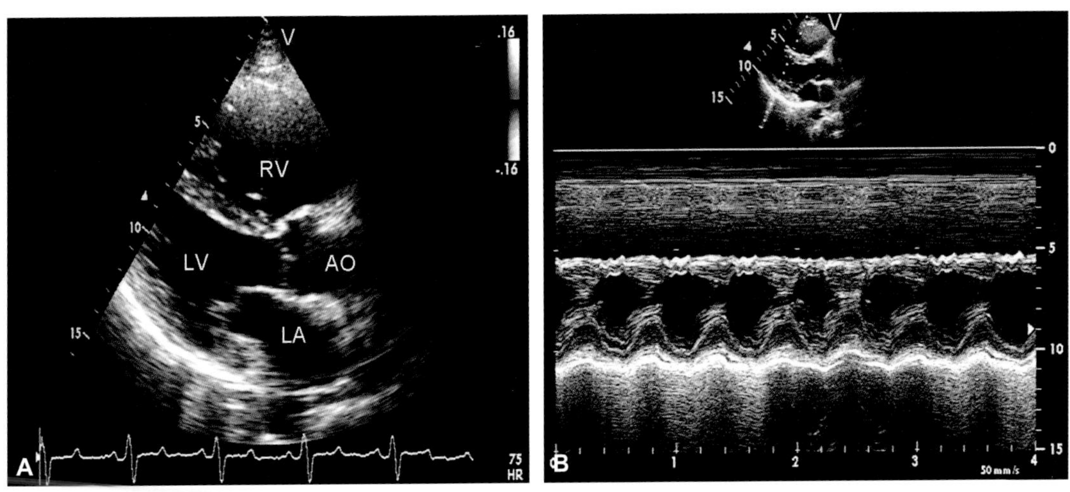

图 5-1-3　ASD 二维及 M 型超声表现

A. ASD 二维超声表现；B. ASD M 型曲线表现

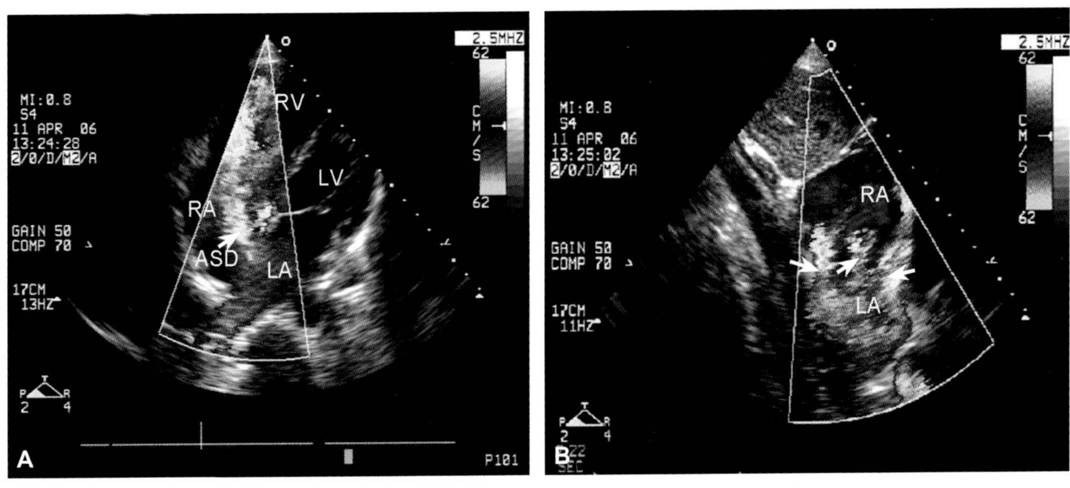

图 5-1-4　ASD 的彩色血流图

A. 心尖四腔心切面显示房水平由左向右分流；B. 剑突下双心房切面显示房水平三束左向右分流为多孔型房间隔缺损

代表分流速度，缺损小时流速较高，缺损大时流速低。不同类型的房间隔缺损，其彩色血流束分流的部位不同，如中央型缺损血流通过房间隔中部，上腔静脉型缺损血流通过房间隔顶部，靠近腔静脉开口处等。由于右室容量负荷过重，三尖瓣和肺动脉瓣口血流速度增快，可有血流返折。多个缺损或筛孔样缺损，彩色多普勒可显示多束分流信号。

脉冲多普勒可显示分流频谱持续双期，多呈双峰或三峰。收缩期左向右分流速度逐渐增加，至收缩晚期达最高峰为第一峰；舒张早期分流速度减低，舒张中期又增高，形成第二峰；舒张晚期心房收缩，分流速度增加，形成第三峰，最大的分流速度通常为 1.0~1.3m/s（图 5-1-5）。

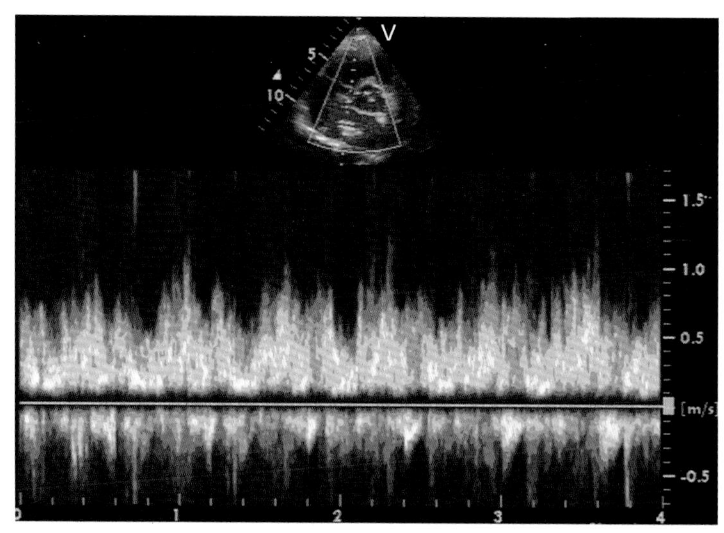

图 5-1-5 ASD 的血流频谱图

PW 示分流频谱持续双期，呈三峰

（三）经食管超声心动图检查（TEE）

TEE 是诊断 ASD 的最佳方法，可清晰显示整个房间隔的形态结构，明确 ASD 的具体部位、数目（图 5-1-6），观察四条肺静脉进入左心房及上、下腔静脉进入右心房的开口。TEE 对诊断静脉窦型缺损也有重要帮助，双房切面可清晰显示中央型，上、下腔静脉型 ASD 的大小（包括筛孔状和较大的 ASD），以及与主动脉、上腔静脉、下腔静脉及右肺静脉的关系。

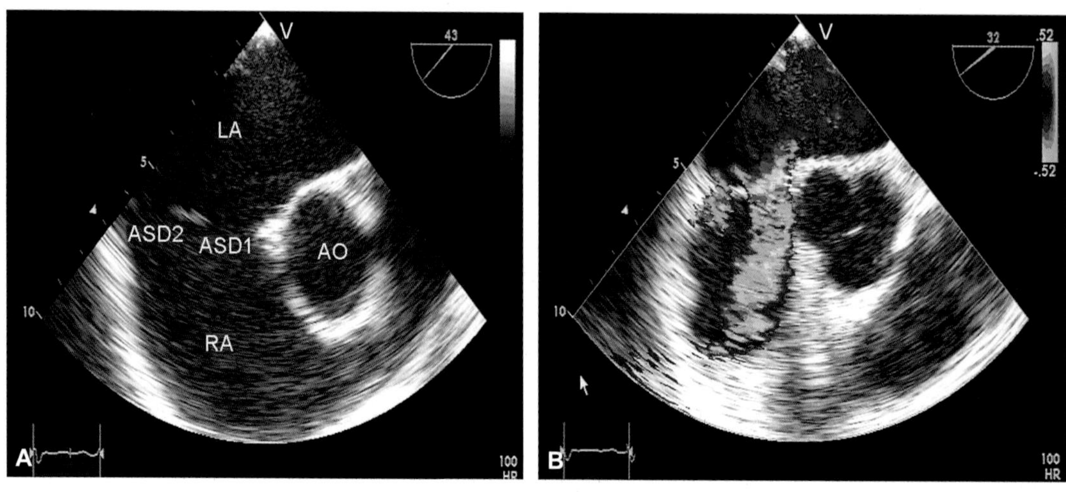

图 5-1-6 ASD 的 TEE 二维图及彩色血流图

A. TEE 显示房间隔两处回声中断；B. CDFI 显示两束左向右分流

（四）注意事项

1. 出现回声失落时，调节仪器以增加其灵敏度，若房间隔回声增强且卵圆窝处出现较

第五篇

薄的线性回声，则为假性回声失落。

2. 应多切面扫查，综合判断，不能仅通过一个超声切面得出定论。

3. 缺损时，缺损残端在心动周期中的摆动较明显。

五、常见合并畸形

1. 合并二尖瓣脱垂　最为常见，发生率为 10%~20%，表现为二尖瓣增厚、冗长、肥大，部分患者仅有瓣叶脱垂而无二尖瓣反流，而另一部分患者存在不同程度的二尖瓣反流。

2. 合并二尖瓣狭窄　又称鲁登巴赫综合征（Lutembacher syndrome）。

3. 合并右上肺静脉畸形引流　上腔静脉型房间隔缺损，右上肺静脉与上腔静脉及右心房相通。

4. 合并右下肺静脉畸形引流　下腔静脉型房间隔缺损，右下肺静脉与下腔静脉及右心房相通。

六、介入性治疗

手术是治疗先天性心脏病的传统方法，但先天性心脏病外科手术创伤大，有时术后会发生严重并发症或手术治疗效果不理想，随着医学的发展，无须开刀的介入治疗被越来越广泛地用于先天性心脏病的治疗。

超声可清晰显示送伞导管的位置，以及封堵伞的整体形态、位置、与房间隔周边结构的关系，并可观察封堵伞从送入到安置完毕的连续过程。虽然 X 线检查也可显示封堵伞的形态，但却不能显示房间隔组织、缺损口、心脏周边结构的解剖形态及与封堵伞间的位置关系，因而超声显像已成为这一治疗过程中必不可少的方法。

1. 封堵伞的类型　1976 年首次出现 ASD 封堵治疗，常见双伞装置有 Clamshell、Buttoned、Angel Wings、Cardioseal、ASDOS 及 Amplatzer 等。前几种伞由于残余分流率大且易发生伞臂折断、不能重新定位、纽扣状伞不易扭紧等缺点，已很少应用于临床。新近出现的 Amplazter 封堵伞为一种自中心装置，由镍钛合金编织成以腰相连的两个扁平盘。其特点是腰位于缺损部位，易于关闭缺损；送伞导管直径小（7F~10F）；引导系统易于撤出或重新放置；伞不易扭曲，关闭成功率高，可用于关闭各种类型的继发孔型 ASD。

2. 原理　沿长鞘管将压缩的封堵器送至左心房，打开左心房伞覆盖在继发孔上，然后将鞘管退回右心房打开右心房伞，封堵器以房间隔缺损边缘为依托呈“三明治夹层”结构覆盖在房间隔缺损上，阻断房水平分流（图 5-1-7，图 5-1-8）。

3. 适应证

（1）有手术适应证又具备以下条件的继发孔房间隔缺损：房间隔缺损边缘距二尖瓣根部、大血管开口 >4mm；房间隔缺损直径 < 已有封堵器最大型号直径；房间隔直径 > 封堵器最大伞直径。

（2）有脑梗死病史的卵圆孔未闭。

（3）房间隔缺损外科手术后残余分流。

（4）房间隔穿刺术后残存明显分流。

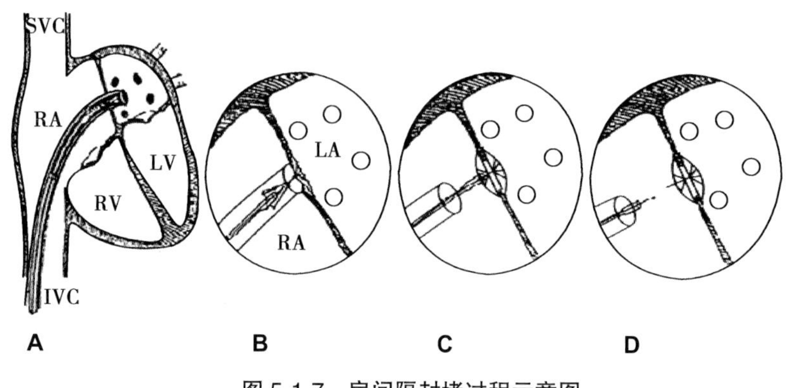

图 5-1-7 房间隔封堵过程示意图

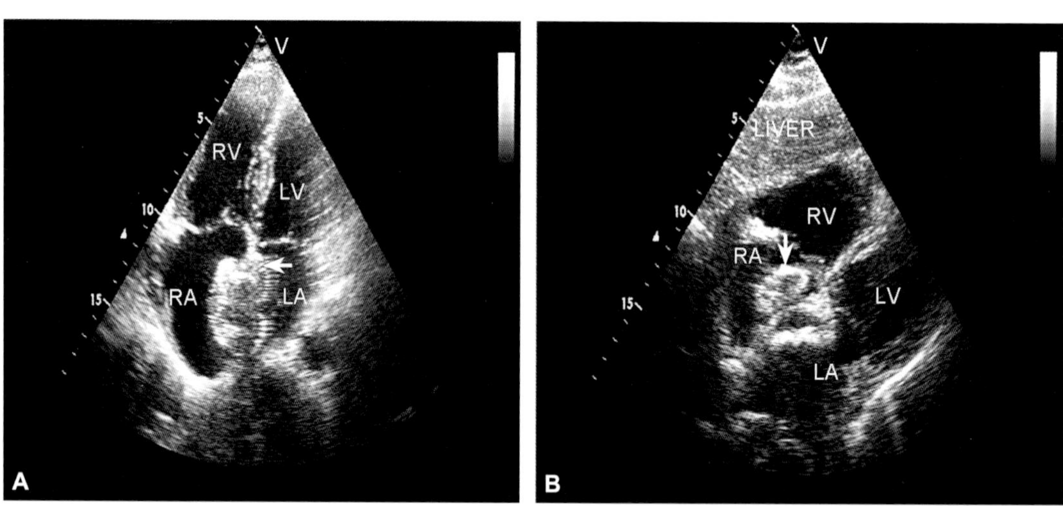

图 5-1-8 房间隔封堵超声显像

A、B 均显示四腔切面封堵伞的位置及形态(箭头所示)

(5) 直径合适且间距较近的多发性继发孔房间隔缺损。

4. 禁忌证

(1) Ⅰ孔型及冠状静脉窦型 ASD。

(2) ASD 缺损最大径≥38mm,边缘组织过短,尤其是下腔静脉端及房室瓣环部位。

(3) 房间隔组织发育差,有大的房间隔瘤。

(4) 合并重度肺动脉高压。

(5) 合并其他必须手术矫正的畸形。

(6) 合并血栓、感染、败血症或其他严重并发症患者。

【专家指点】

1. 剑突下四腔心切面是显示房间隔缺损的最佳切面,该切面声束与房间隔垂直,可避免假性回声失落。常用提高仪器灵敏度、改变探头位置、彩色多普勒检查及心脏声学造影等方法,以确定房间隔回声连续有无中断。

2. 房间隔缺损的诊断必须具备两点：首先，房间隔回声中断，即有缺损；其次，要有经过缺损处的过隔血流，且在两个以上切面显示。

3. 对右心增大经胸超声高度怀疑有房间隔缺损的患者，应行 TEE 检查以除外特殊类型的房间隔缺损。

4. 某些下腔静脉型房间隔缺损合并下腔静脉瓣异常肥大时，由于下腔静脉血流可直接导流入左心房，患儿在儿童时期即可出现不同程度的发绀，但并无重度肺动脉高压和心功能不全的其他表现，应与艾森曼格综合征（Eisenmenger syndrome）鉴别，以免误当作病程晚期而放弃手术治疗。

5. 上腔静脉型房间隔缺损常合并右上肺静脉畸形引流，下腔静脉型房间隔缺损常合并右下肺静脉畸形引流。超声扫查时，应多切面、多方位进行检查，仔细观察右肺静脉的开口位置及流向，以免漏诊。

6. 继发孔型房间隔缺损常合并有二尖瓣脱垂，是由增大的右心室压迫室间隔使其凸向左心室，左心室腔相对变小，乳头肌、腱索相对过长所致。

第二节 室间隔缺损

一、一般特征和临床特点

室间隔缺损（ventricular septal defect，VSD）是指胚胎时期室间隔部位发育异常导致缺损，形成两侧心室之间出现异常分流的先天性心脏病，是最常见的先天性心脏病之一。

心室发育在胚胎的第 4~8 周，胚胎发育过程中，原始心室及心球的圆锥部通过发育扩张、心肌小梁化以及心腔扩大等变化最终发育为成熟的左、右心室。原始心室底部向上生长，将左、右两心室分隔成肌部室间隔，而心球近端的圆锥部其背侧及腹侧同时形成肌性隆起并相互连接成圆锥间隔，将圆锥部分成左、右心室流出道，其中右心室流出道发育良好呈管状，而左心室流出道不呈管状结构。膜部室间隔是由肌部室间隔、圆锥室间隔和心内膜垫共同发出膜样组织而形成。胚胎发育过程中，室间隔的肌部、圆锥部（漏斗部）和膜部三部分中任何一部分发育异常，均可导致室间隔缺损的发生（图 5-1-9）。

目前，多数主张根据其部位可分为三类：

1. 膜周部 多由膜部室间隔发育或融合不良所致，多数患者属此类，膜周部又可分为单纯膜部（最常见）、嵴下型（一般位于室上嵴下方）和隔瓣下型（缺损大部分位于三尖瓣隔叶下方）。

2. 漏斗部 缺损位于漏斗部，多系圆锥部间隔融合不良所致，很少能自然闭合，该型又可分为嵴内型（位于室上嵴之内）和干下型（位于肺动脉瓣下）。

3. 肌部 多位于心尖部和节制索后方的肌肉组织内，位置较低。

临床症状和体征：因室间隔缺损大小、部位、时间、年龄等因素不同，临床表现有所不一。一般缺损较小时，临床表现不明显；缺损较大时，发育差，出现活动后气促、心悸、易疲乏等体循环供血不足症状，部分患儿早期即有心力衰竭。胸骨左缘第 3、4 肋间可闻及响亮而粗糙的全收缩期杂音，可达Ⅲ~Ⅳ级以上，常伴有震颤，杂音和震颤多十分明显，但细小缺损和

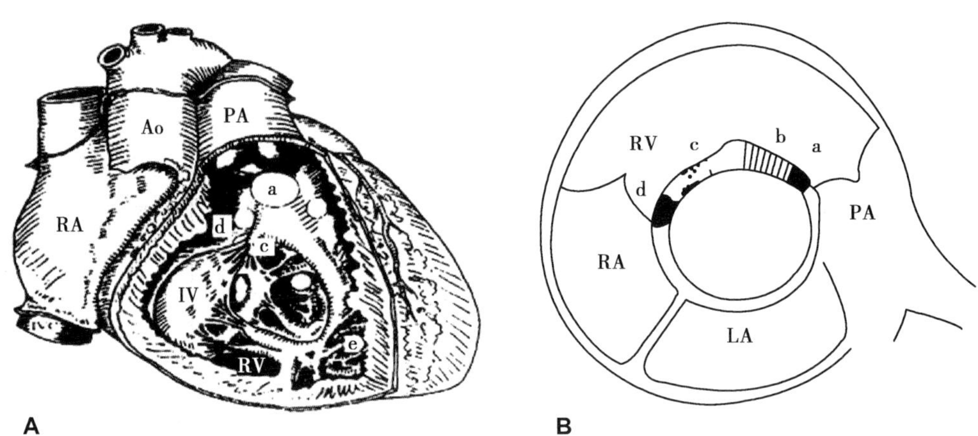

图 5-1-9　室间隔缺损解剖示意图

A. 室间隔缺损解剖示意图；B. 大动脉短轴切面室间隔缺损示意图。a. 干下型；b. 嵴上型；c. 膜周部；d. 膜部；e. 肌部

十分巨大的缺损杂音则不明显。肺动脉高压时 P_2 亢进，肺动脉瓣区可闻及收缩期吹风样杂音。对缺损面积小、分流量小、临床无明显症状且肺动脉压正常的室间隔缺损，称之为 Roger 病。

二、病理生理学特征

室间隔缺损时，收缩期部分血流通过缺损处自左心室分流至右心室，肺循环血流量增加，再经肺循环回流至左心，导致左心容量负荷增加，可出现左心衰竭。分流量的大小取决于缺损的大小、两心室间的压差以及体循环和肺循环阻力。在压差不变的情况下，分流量与缺损面积呈正比，当压差减小或肺动脉压增高时，分流减小。

室间隔缺损较小时，由于分流量不大，一般不引起明显的血流动力学改变；缺损较大时，分流量增加，随着流经肺部的血流量增加，肺血管产生进行性病变，阻力升高，左向右分流减少。当肺血管阻力超过体循环时，左向右分流减少，出现右向左分流，患者将出现发绀，形成艾森曼格综合征。

三、检 查 方 法

常用切面为左室长轴切面，右室流出道长轴及主动脉根部短轴切面，胸骨旁、心尖及剑突下四腔、五腔切面。观察肌部间隔缺损应采用左室长轴、四腔切面及胸骨旁各短轴切面。

四、超声心动图观察的重点

（一）二维及 M 型超声心动图

相应缺损部位的室间隔回声连续中断，断端部位回声增强，较大的 VSD 可观察到室间隔与主动脉前壁的连续性中断；左心房、左心室腔增大，左室流出道增宽，室间隔和左室后壁的运动增强（图 5-1-10）。

缺损较大伴肺动脉高压者，可显示右心室扩大、右室前壁肥厚、室间隔膨向左心室、左心室不大、肺动脉干及两条分支扩张。

1. 大动脉短轴切面 可对部分 VSD 做出分型诊断。缺损部位靠近三尖瓣隔叶部位（10 点钟）多为膜部；靠近三尖瓣瓣叶根部者，多为三尖瓣隔瓣下缺损；位于 11~12 点钟位置者，属于嵴下型；靠近肺动脉瓣下（12~13 点钟）为干下型 VSD（图 5-1-11）。

2. 室间隔膜部瘤 膜部室间隔扩张膨出，呈瘤样，壁薄，基底较宽，收缩期瘤膨大，舒张期则缩小（图 5-1-12）。室间隔膜部瘤的形成，提示小室间隔缺损自行愈合的过程。有时可见瘤样扩张的壁上有一个或多个细小连续中断，即室间隔膜部瘤样室间隔缺损。

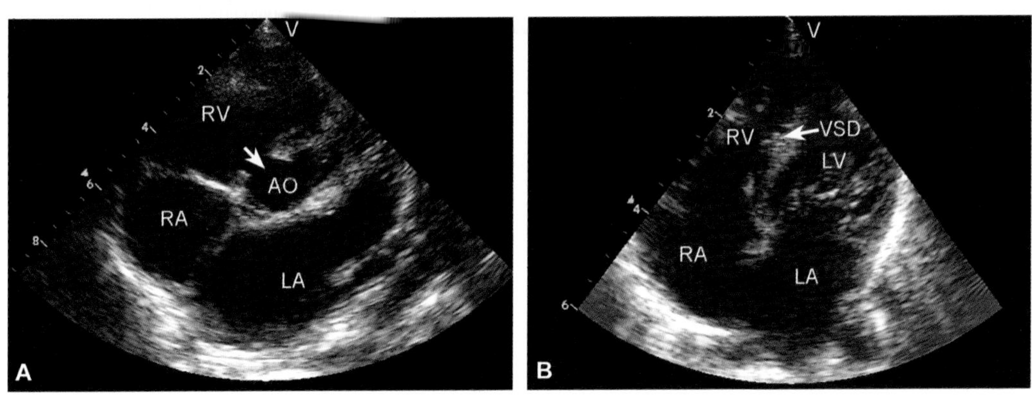

图 5-1-10 室间隔缺损二维超声显像

A. 室间隔膜周部回声中断（箭头示），断端部位回声增强；B. 肌部回声中断（箭头示）。VSD：室间隔缺损；LA：左心房；RA：右心房；LV：左心室；RV：右心室

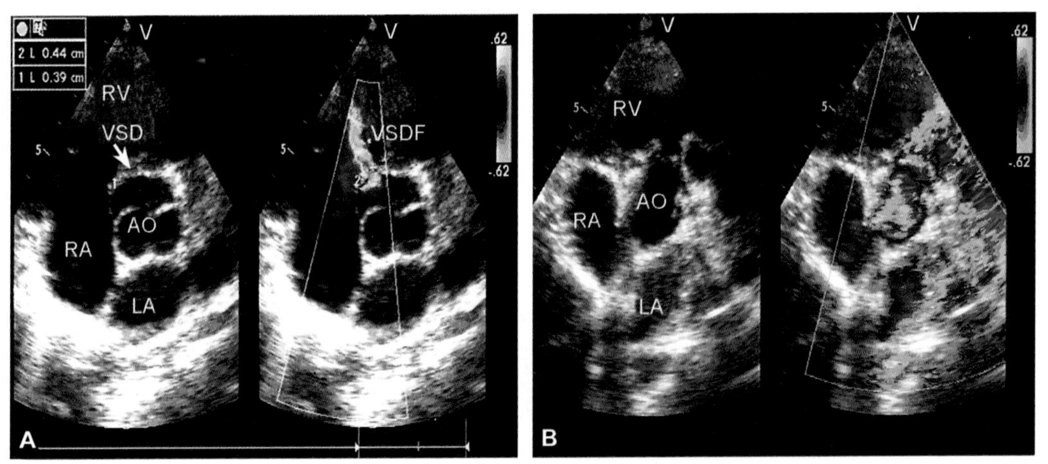

图 5-1-11 室间隔缺损彩色多普勒超声显像

A. 大动脉短轴切面显示为膜部室间隔（10 点钟），彩色血流显示室水平左向右分流（箭头示）；B. 大血管短轴切面显示干下型 VSD（12~13 点钟），彩色血流显示室水平左向右分流（箭头示）

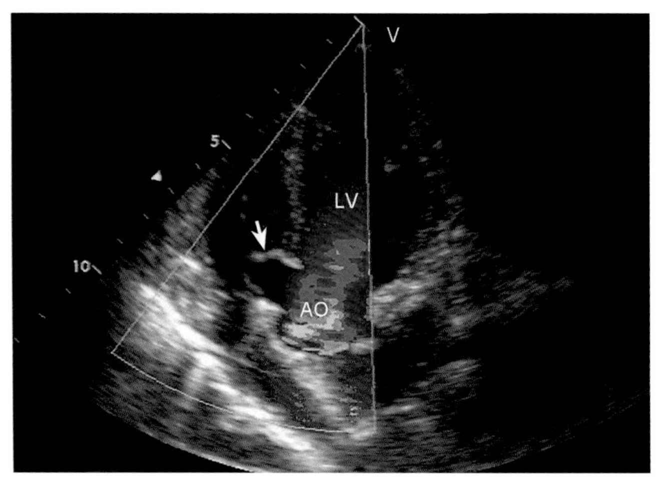

图 5-1-12　室间隔膜部瘤超声显像

心尖五腔心切面显示室间隔膜部膨出，呈瘤样（箭头所示）

（二）多普勒超声心动图

彩色多普勒于缺损处可探及源于左心室的红色为主的五彩镶嵌色高速湍流性过隔血流（图 5-1-13）。分流量大、血流速度高，则呈多彩镶嵌；分流量小、流速低者，左向右分流呈红色。过隔异常血流束的起始宽度与缺损口大小密切相关。

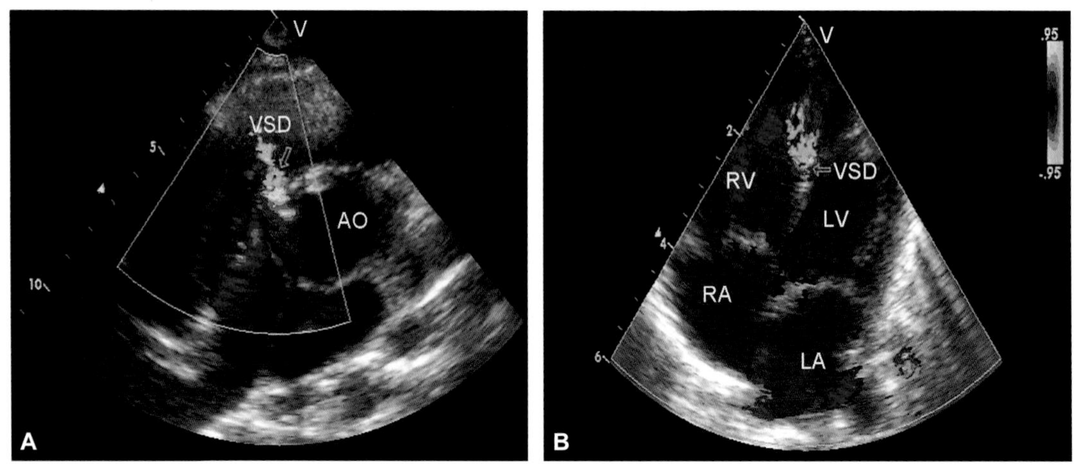

图 5-1-13　室间隔缺损彩色多普勒超声显像

A. 膜部室间隔缺损的大动脉短轴切面；B. 肌部室间隔缺损的心尖四腔心切面彩色多普勒显示室间隔缺损处过隔血流

缺损较大的肺动脉高压患者，因两侧心室间的压差小、阻力小，彩色的分流束基本呈层流状态，左向右分流呈纯红色，右向左分流呈纯蓝色。

CW 于缺损处检出收缩期高速的正向充填样频谱，常伴有粗糙的杂音（图 5-1-14）。肺动脉压增高后，左向右的分流速度减低，呈双向充填样频谱。

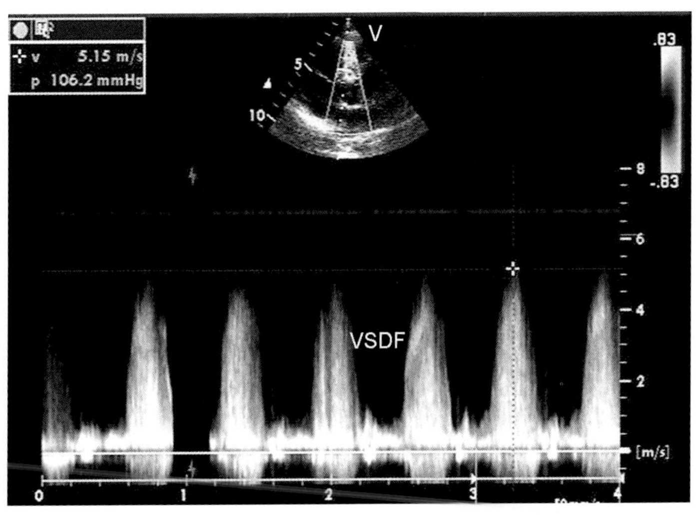

图 5-1-14 室间隔缺损频谱多普勒超声成像

CW 于缺损处检出高速的正向充填样频谱

肺动脉压的常用测量：应用 CW 测量缺损处的收缩期最大流速，并按简化的伯努利方程计算分流压差 P，肺动脉收缩压等于左心室收缩压与分流压差的差值。

五、介入性治疗

目前，国内外应用最为广泛、成功率最高的封堵器仍为 Amplatzer 室间隔缺损封堵器。Amplartzer 室间隔缺损封堵器是由镍钛合金网密集编织而成的自膨性双盘结构，双盘间由一短的腰部连接，腰部直径与室间隔缺损大小一致。双盘及腰部充填的三层聚酯补片由聚酯线牢固缝合至每个盘，通过聚酯片诱导血凝增加装置的封堵能力，从而达到完全封闭。

早期双盘状封堵器对膜周部室间隔缺损可造成瓣膜功能障碍，封堵治疗主要局限于肌部室间隔缺损。目前随着封堵器的改进，已突破膜周部室间隔缺损介入治疗的禁区。

开胸手术创伤大，易造成房室传导阻滞等并发症；肌部室间隔缺损手术难度大，易漏诊，术后残余漏发生率高，常遗留心律失常、心功能减低、室壁瘤等后遗症。因此，介入治疗被越来越广泛地用于室间隔缺损的治疗。

（一）室间隔缺损介入治疗的适应证

1. 先天性单发或多发肌部室间隔缺损，通常≥5mm。
2. 肌部室间隔缺损术后残余漏。
3. 后天性肌部室间隔缺损：如心肌梗死或外伤后的室间隔缺损，可采用先天性心脏病 VSD 的封堵术进行关闭。
4. 符合条件的膜周部室间隔缺损。

（1）嵴下型膜周部室间隔缺损。

（2）膜周部室间隔缺损 <8mm；室间隔缺损距主动脉瓣根部 >1mm，无主动脉右冠瓣脱入 VSD 及主动脉瓣反流。

（3）膜周部室间隔缺损 >8mm 和 <14mm；室间隔缺损距主动脉瓣根部 >1mm，室间隔缺损距三尖瓣根部 >3mm。

5. 膜部膨出瘤不影响右心室流出道。

6. 年龄 3 岁以上，无严重肺动脉高压。

7. 外科手术后残余分流。

（二）室间隔缺损介入治疗的禁忌证

1. 活动期心内膜炎、心内有赘生物或引起菌血症的其他感染。

2. 封堵器安置处有血栓存在，导管插入处有静脉血栓形成。

3. 缺损解剖位置不良，封堵器放置后影响主动脉瓣或房室瓣功能。

4. 重度肺动脉高压伴双向分流者。

（三）室间隔缺损封堵器的特点

1. 肌部室间隔缺损封堵器特点（图 5-1-15）

（1）比房间隔缺损封堵器更小巧。

（2）比房间隔缺损封堵器腰部更长（7mm）。

（3）比房间隔缺损封堵器边缘更短小。

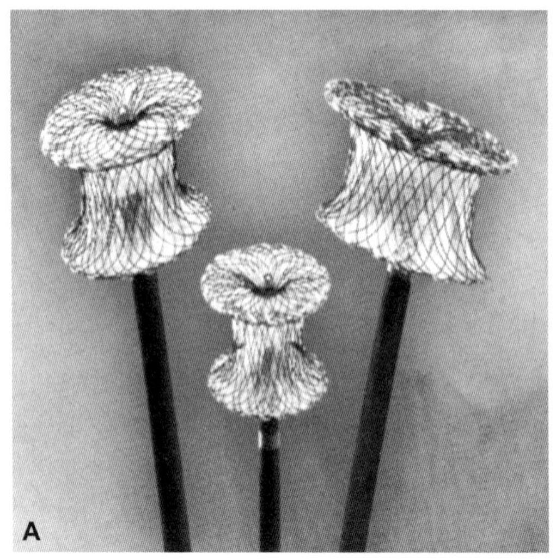

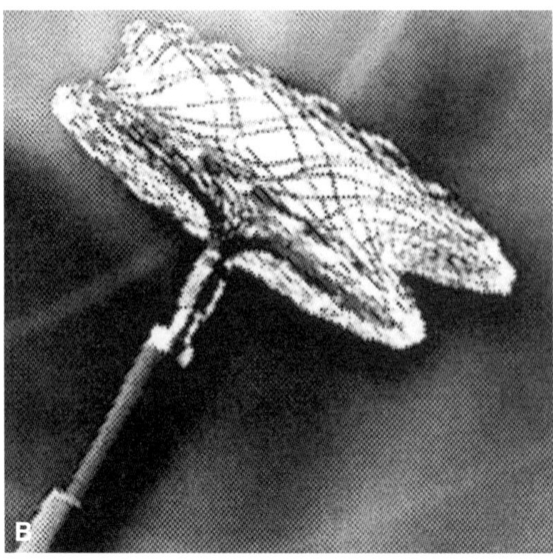

图 5-1-15 室间隔缺损封堵器示意图

A. 肌部室间隔缺损封堵器；B. 膜周部室间隔缺损封堵器

2. 膜周部室间隔缺封堵器特点（见图 5-1-15）

（1）比肌部室间隔缺损封堵器更小巧。

（2）比肌部室间隔缺损封堵器腰部更短（3mm）。

（3）膜周部室间隔缺损封堵器边缘为偏心非对称型。

（四）经胸超声或经食管超声检查在室间隔缺损封堵中的作用

1. 评价 VSD 的位置、大小、数目、邻近结构以及与瓣膜的关系，膜部 VSD 需测缺损边缘距主动脉瓣距离等，观察有无主动脉瓣脱垂及反流。

2. 术前测定室间隔缺损大小，选择封堵器型号。

3. 确认导引钢丝、导管与室间隔缺损关系。

4. 术中监护封堵器左、右伞的打开。

5. 术后第1、3、6、12个月随访，观察有无残余漏、主动脉瓣和三尖瓣功能及其他并发症（图5-1-16）。

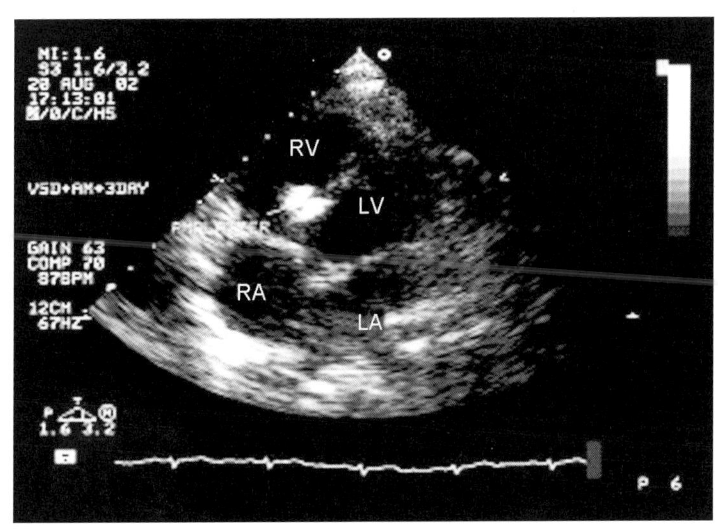

图5-1-16　室间隔缺损封堵后超声显像

心尖四腔心切面显示：膜部室间隔缺损封堵术后，封堵器位置良好

（五）急性心肌梗死后室间隔穿孔的封堵

室间隔穿孔是AMI的严重并发症之一，以往仅能外科手术治疗但疗效差，AMI并发室间隔穿孔多是老年病人，有多种病变，不宜手术治疗，经导管封堵提供了很好的治疗手段。

（六）并发症

1. 心导管术并发症。

2. 心律失常　如室性期前收缩、室性心动过速、束支传导阻滞及房室传导阻滞，后者可延迟发生。

3. 封堵器脱落、栓塞。

4. 主动脉或三尖瓣瓣膜反流。

5. 残余分流。

6. 溶血。

7. 心脏及血管穿孔。

8. 神经系统并发症　头痛、脑卒中等。

9. 局部血栓形成及周围血管栓塞。

【专家指点】

1. 由于室间隔是一向右侧凸出的曲面结构，任何一个二维切面均不能显示室间隔结构的全貌。因此,应从多个切面、多个角度、多个方位去扫查,以免漏诊。

2. 应在两个以上切面显示缺损,若更换切面在相应解剖位置不能出现缺损,多为假阳性。胸骨旁大动脉短轴切面是定位室间隔缺损分型的重要切面。扫查时应注意缺损口与毗邻结构的相对位置关系,这些结构对缺损的定位很重要。

3. 干下型室间隔缺损由于缺损与瓣环之间无肌性组织分隔,主动脉瓣环与肺动脉瓣环之间的正常肺动脉瓣下圆锥组织缺如,两者仅靠纤细的纤维组织分隔,故此型缺损常伴有主动脉瓣脱垂,其中以右冠瓣脱垂最为常见,导致不同程度的主动脉瓣反流。脱垂的主动脉瓣常可部分封闭室间隔缺损口,限制左向右的分流,超声测量时易低估室间隔缺损口的大小。

4. 剑突下四腔心切面因声束和室间隔较垂直,假阳性较少,对室间隔中断主要依靠横向分辨力,故剑突下四腔图比胸骨旁四腔图更为敏感。

5. 与主动脉右冠窦破入右室流出道相鉴别,后者血流频谱呈双期连续性左向右分流。

第三节 动脉导管未闭

一、一般特征和临床特点

动脉导管是胎儿期连接主动脉与肺动脉的正常血管,一端起于肺动脉主干分叉处或左肺动脉近端,另一端紧邻左锁骨下动脉的下方(图 5-1-17)。一般新生儿在出生 2~3 周后,动

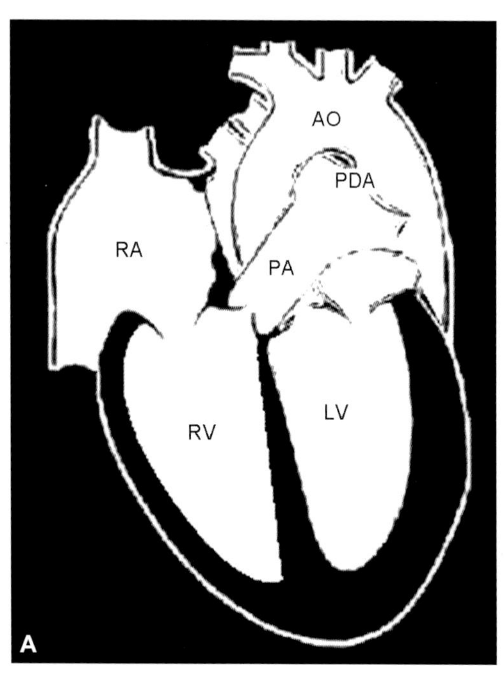

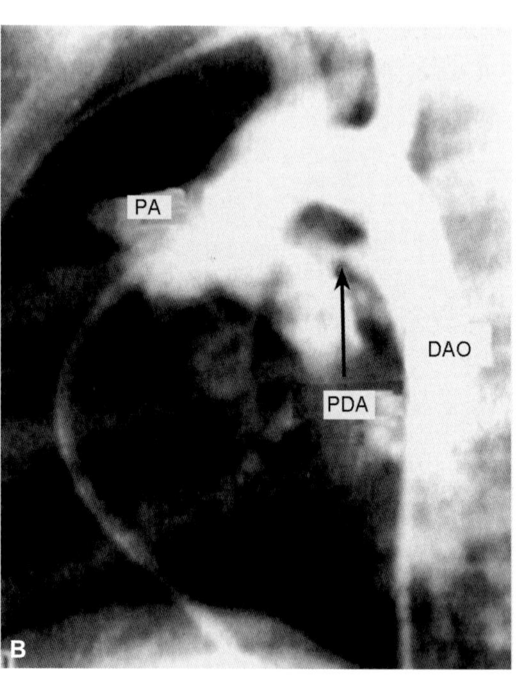

图 5-1-17 动脉导管未闭示意图

A. 动脉导管未闭病理解剖示意图;B. 动脉导管未闭造影后显像

第五篇

脉导管自行闭合，形成动脉韧带。如出生一年动脉导管仍未闭合，即为动脉导管未闭，是最常见的心外分流性先天性心脏病，女性多见，男女发病比率为 1 ∶ 2~3。导管可为细长状、粗短状，也可呈弯曲状，长短多在 0.6~2cm，管径约 1cm，细者可仅 0.2cm。

根据其形态，动脉导管未闭（patent ductus arteriosus，PDA）可分为以下几型：

1. 管型　此型最常见，导管内径均匀一致，导管较长。

2. 漏斗型　一端内径大，另一端较小，似漏斗状。

3. 窗型　导管短粗，外观似主动脉、肺动脉窗样结构。

4. 动脉瘤型　罕见，导管两端细、中间扩张呈瘤状。

临床表现：分流量小时，患者多无明显症状；分流量大时，患者多出现体循环和心肌供血不足的症状，如活动后气促、心悸、疲乏无力、胸痛等，可出现反复的呼吸道感染及相关症状。晚期出现肺动脉高压后，患者可有差异性发绀，最典型的体征是胸骨左缘第 2、3 肋间可闻及连续性粗糙的机器样杂音，多伴有震颤，并可向心前区传导，P_2 亢进及分裂。

二、病理生理学特征

胎儿出生后，由于脱离母体开始自主呼吸，其肺循环阻力降低，故血液将不再由肺动脉通过导管流向主动脉，而是开始反向由主动脉通过导管分流至肺动脉。分流量的大小主要取决于导管的粗细及肺血管阻力的大小。

较细的未闭导管在肺动脉压正常时，由于主动脉 - 肺动脉顺向压差存在于整个心动周期，故将始终保持主动脉 - 肺动脉的左向右的分流，但由于分流量不大，故不会在短期内造成血流动力学方面的改变；未闭导管较粗大时，分流量将显著增加导致肺循环负荷过重，从而左心系统前负荷将随之增加并逐步发展为左心腔扩大、左心衰竭。同时，肺动脉将逐步增宽且肺动脉压也将增高，伴随肺小动脉病变的发生，最终将发展成为不可逆性的阻力性肺动脉高压。

三、检 查 方 法

常用胸骨旁大动脉短轴切面充分显示肺动脉长轴，左、右肺动脉分叉及胸主动脉起始段；胸骨上窝主动脉弓长轴切面显示降主动脉及左肺动脉；左室长轴、短轴及心尖四腔心切面显示左心房、左心室扩大。

四、超声心动图观察的重点

（一）二维及M型超声心动图

常选取主动脉短轴切面和胸骨上窝主动脉长轴切面，对未闭导管进行观察。一般大动脉短轴切面能清楚显示主肺动脉与降主动脉之间异常通道（图 5-1-18），并结合彩色多普勒确定导管的两端开口，并测量管腔的内径、长度，确定其类型。

左肺动脉起始部与降主动脉之间可见异常通道，并可显示导管的形态、粗细及长度；左心房、左心室增大，室壁运动增强；肺动脉及左、右肺动脉增宽，搏动增强。

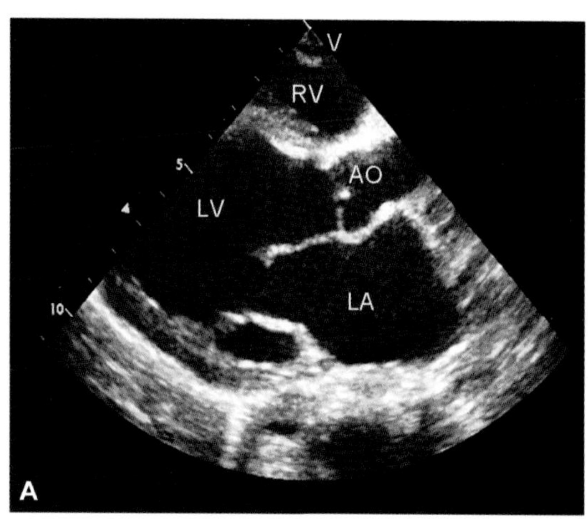

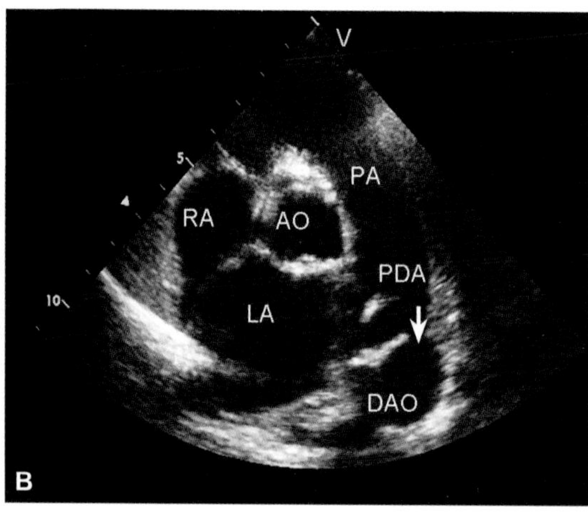

图 5-1-18　动脉导管未闭超声显像

A. 左室长轴切面显示左心房、左心室增大；B. 大血管短轴切面显示肺动脉增宽，左肺动脉起始部与降主动脉之间可见异常通道（箭头所示）。PDA：动脉导管未闭；DAO：降主动脉

（二）多普勒超声心动图

胸骨旁短轴切面可显示自后方的降主动脉经导管进入肺动脉的以红色为主的多彩镶嵌样血流束，多沿肺动脉左侧上行（图 5-1-19）。分流量较小时，可显示细小的束状分流信号，断续出现在舒张期。肺动脉高压时，出现双向分流，收缩期右向左的分流束显示为蓝色，舒张期左向右的分流束显示为红色。

胸骨上窝主动脉长轴切面可见通过管状结构的以蓝色为主的多彩镶嵌血流，可借助血流显示导管两开口端的内径及导管的长度。

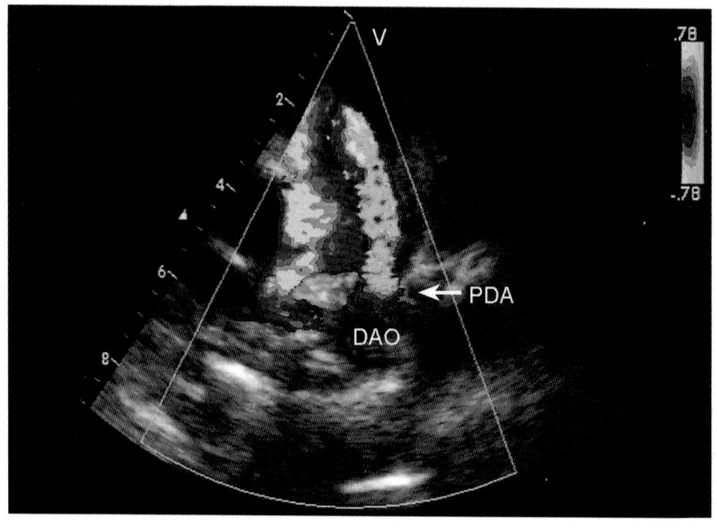

图 5-1-19　动脉导管未闭彩色多普勒超声显像

大动脉短轴切面彩色血流显示自后方的降主动脉经导管进入肺动脉的以红色为主的多彩镶嵌样血流束。PDA：动脉导管未闭；DAO：降主动脉

典型的 PDA 频谱表现为收缩期和舒张期连续的湍流频谱。导管细小时，频谱显示为全舒张期的湍流频谱。肺动脉高压时，主 - 肺动脉之间的压差降低，分流速度明显降低；收缩期右向左分流时，为负向频谱；舒张期左向右分流时，为正向频谱（图 5-1-20）。

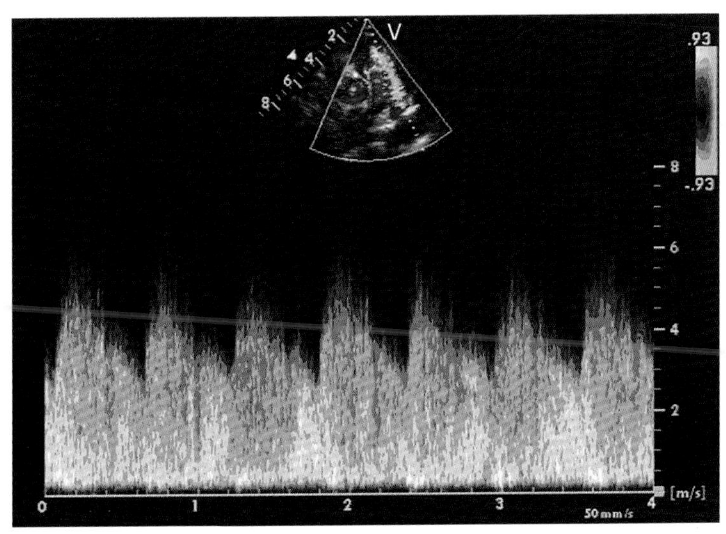

图 5-1-20　动脉导管未闭频谱多普勒超声成像

CW 显示收缩期和舒张期连续的湍流频谱

肺动脉压的常用测量：应有 CW 测量缺损处的收缩期最大流速，并按简化的伯努利方程计算大血管水平的分流压差 P，肺动脉收缩压等于左心室收缩压与分流压差的差值。

（三）**食管超声心动图检查**

在 TEE 主动脉弓水平，可见位于降主动脉与主肺动脉之间的 PDA，可显示 PDA 的形态、长度、内径等；主肺动脉及分支扩张；多普勒检查可显示从主动脉经动脉导管进入肺动脉的分流血流。肺动脉高压时，分流束仅出现在舒张期。

【专家指点】

1. 胸骨上窝切面是诊断 PDA 的重要切面，该切面更易显示导管的形态及结构。大动脉短轴切面对显示 PDA 有重要价值，由于动脉导管的走向不同，检查时应调整探头的扫描角度，仔细寻找。彩色多普勒有较高的敏感性与特异性，对二维切面难以显示的细小动脉导管未闭，彩色多普勒常可显示呈束状的高速分流信号。

2. 二维超声直接显示未闭的动脉导管和多普勒超声检出经未闭导管的分流束，是 PDA 的超声诊断依据。导管细小时，分流束较细、窄，仅局限于主肺动脉的前外侧壁，超声扫查时应在动脉导管的开口处及肺动脉的外侧壁多点探查，以免漏诊。

3. 与主动脉 - 肺动脉间隔缺损、冠状动脉肺动脉瘘等相鉴别，前者在主动脉根部短轴切面上可显示缺损部位、大小，并可显示起源于缺损处的异常血流；后者于肺动脉内可显示多彩镶嵌的异常血流束。

第四节 三 房 心

一、一般表现和临床特点

三房心(cor triatriatum)是指左心房或右心房被纤维隔膜分成两个心房腔,即左心房或右心房共有三个腔,其中以左心房被分成两部分更为常见。发病率在0.1%左右,男女比为1.5∶1。与二尖瓣和左心室相连者称为真性左心房,与肺静脉相连者称为副房。大部分在纤维隔膜上有一个或数个小孔与真性左心房相通,小部分无孔者则多合并有房间隔缺损。

根据肺静脉的回流情况,可分为两类:

1. 部分型三房心 只有部分肺静脉回流到副房,其中又分为与左心房交通者和与左心房不交通者。

2. 完全型三房心 全部肺静脉均回流到副房,亦可分为与左心房交通者和与左心房不交通者。

临床表现:差异较大,多数患者可在出生后无明显的临床表现,但长期的肺血流回流受阻将出现类似于二尖瓣狭窄的临床症状,如心慌、气促、出汗,严重时出现咯血、贫血、发绀及周围水肿症状。严重的患儿多有呼吸困难、反复的呼吸道感染等。

二、病理生理学特征

病理生理改变主要取决于肺静脉的回流途径、受累程度和合并的其他心血管畸形。由于该疾病类型很多,病理变异明显,因此其血流动力学亦较复杂。主要的血流动力学异常是左心室的充盈受阻,与二尖瓣狭窄相似,易引起肺淤血。

完全型肺静脉回流入副房者,若隔膜上无交通口,则必须合并房间隔缺损以及其他异常通道,使得肺静脉回流血先进入右心房;同时必须有真房与其他异常通道右向左的分流,从而形成双向分流,患者才可存活。副房与真房间有交通口,而副房与右心房的房间隔保持完整者,肺静脉血流只能通过交通口进入真房,此时交通口大小将决定血流的通畅程度。部分型肺静脉血回流入副房者,引流入副房的肺静脉血可通过隔膜上的交通口流入真房或经过ASD分流。

若隔膜交通口较大且副房与右心房之间合并ASD,则部分肺静脉血可经交通口入真房,部分肺静脉血经ASD左向右分流;若交通口狭小,只有少部分的肺静脉血经交通口入真房,此时大部分肺静脉血经过副房与右心房之间的ASD或其他异常通道左向右分流入右心房,再经真房与右心房之间的ASD或其他缺损右向左分流入真房。

三、检 查 方 法

常用左室长轴切面,大动脉短轴切面,四腔心、两腔心及三腔心切面,充分显示心房,探查肺静脉与左心房的关系。

四、超声心动图观察的重点

（一）二维及M型超声心动图

1. 左心房内可见一横向的隔膜样回声，将左心房分为真房和副房，副房内可见肺静脉开口，一般隔膜位于房间隔中下部、左心房游离壁和主动脉后壁之间（图 5-1-21）。

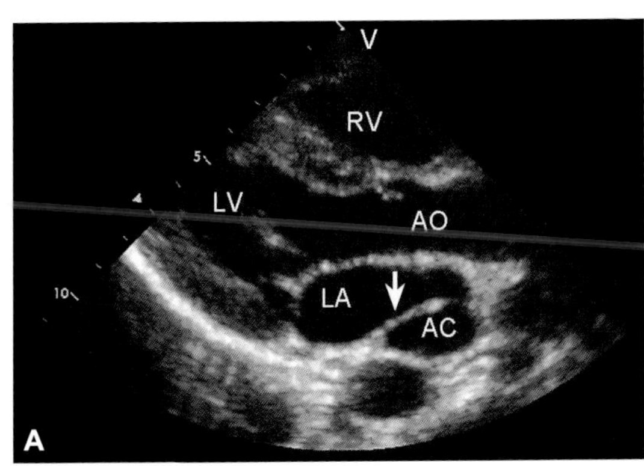

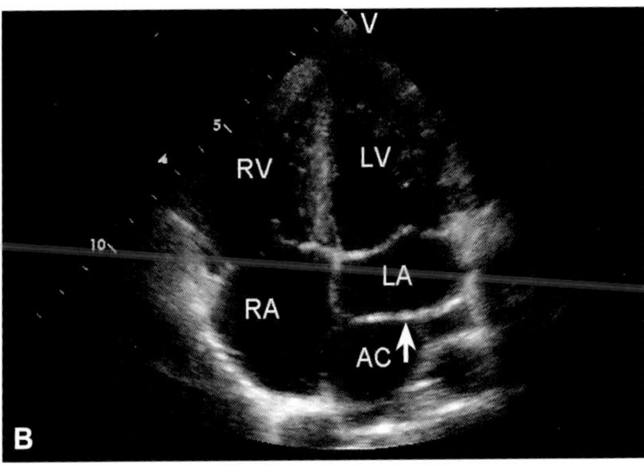

图 5-1-21　三房心二维超声显像

A. 左室长轴切面；B. 心尖四腔心切面。两个切面均显示左心房内可见一横向的隔膜样回声（箭头示），将左心房分为真房和副房，副房内可见肺静脉开口；AC：副房

2. 隔膜上可见交通口（图 5-1-22），交通口内径较小者，副房多明显增大，左心室内径相对偏小，右心房、右心室内径可有不同程度的扩大。

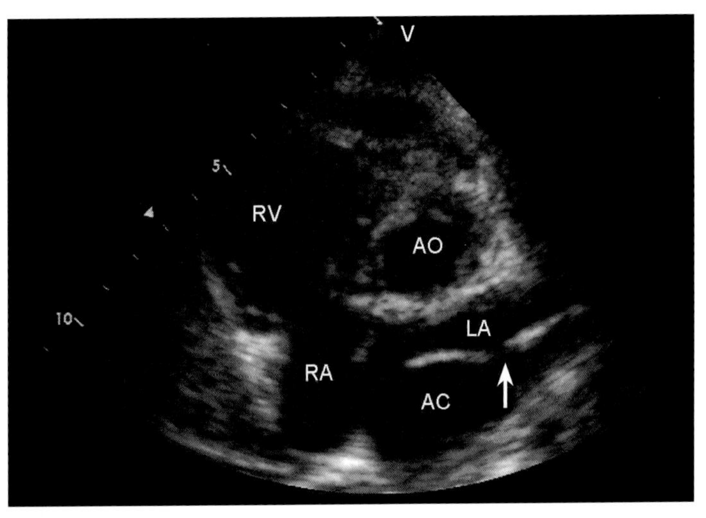

图 5-1-22　三房心二维超声成像

大血管短轴切面显示隔膜上可见交通口（箭头示）；LA：左心房；AC：副房；RA：右心房；RV：右心室；AO：主动脉

（二）多普勒超声心动图

多普勒超声可显示从副房通过交通口到真房的异常血流束，交通口较小时，可显示通过交通口的五彩镶嵌的高速血流（图 5-1-23）。脉冲多普勒显示以舒张期为主的高速湍流频谱。

同时，多普勒超声可显示左心房的血流通过缺损进入右心房，部分患者还可显示右心房的血流通过缺损进入真房，并可显示肺静脉的回流情况。

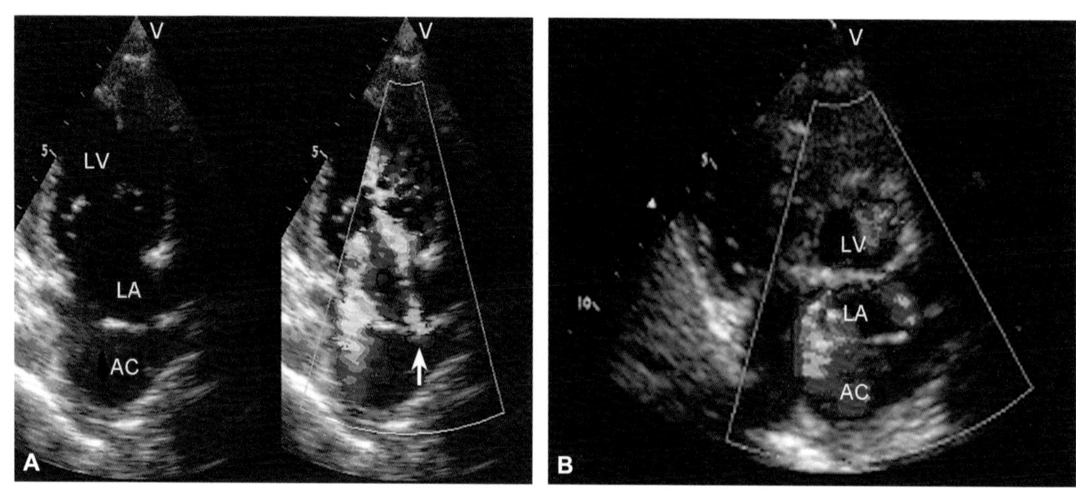

图 5-1-23 三房心彩色多普勒超声显像

A. 心尖两腔心；B. 大血管短轴切面彩色血流。两个切面均显示从副房通过交通口到真房的异常血流束（箭头示）；AC：副房

【专家指点】

1. 胸骨旁左室长轴切面、心尖四腔心切面是诊断三房心最有价值的切面。

2. 检查时应注意左、右心房内有无异常回声光带，重点观察光带的运动情况及是否存在连续中断，再行彩色多普勒超声观察破口处及真房、副房血流显像差异。

3. 应全面观察心脏内外结构，以免遗漏其他合并畸形，尤其注意肺静脉引流情况。经胸超声检查结构显示不清者，应行经食管超声心动图检查。

4. 与二尖瓣瓣上隔膜鉴别：该病与三房心类似，在左心房内出现隔膜，形成类似于二尖瓣狭窄的血流动力学改变，但二尖瓣瓣上隔膜位于二尖瓣环部位，靠近二尖瓣，肺静脉和左心耳通常都在隔膜的上方，一般不能将心房分隔成两个明确的心房腔。

5. 与冠状静脉窦扩张鉴别：冠状静脉窦明显扩张时，其窦壁向左心房腔内膨出，心尖四腔切面观察时，易误认为是左心房内的隔膜样回声，应多切面仔细观察房间隔处有无隔膜的附着点。

第五节　主 - 肺动脉间隔缺损

一、一般特征和临床特点

主 - 肺动脉间隔缺损（aorta pulmonary septal defect，APSD）又称主 - 肺动脉窗或主 - 肺动脉瘘，是一种少见的先天性畸形，约占心血管畸形的 0.1%。本病系升主动脉与主肺动脉间有缺损，主动脉和肺动脉的血流直接沟通，通常为位于主动脉瓣上方升主动脉左侧壁与主肺动脉右侧壁之间的单个缺损，大小不等。

本病系原始动脉干分隔不全，使升主动脉与主肺动脉之间遗留大小不等的缺损，通常位于主动脉瓣左冠状动脉开口上方的升主动脉左壁与毗邻的肺动脉主干右壁之间，缺损常呈圆形或卵圆形。

主 - 肺动脉间隔缺损可分为四型（图 5-1-24）：

1. 近端型（Ⅰ型）　指缺损位于紧靠半月瓣上方的升主动脉，缺损下缘与半月瓣瓣叶水

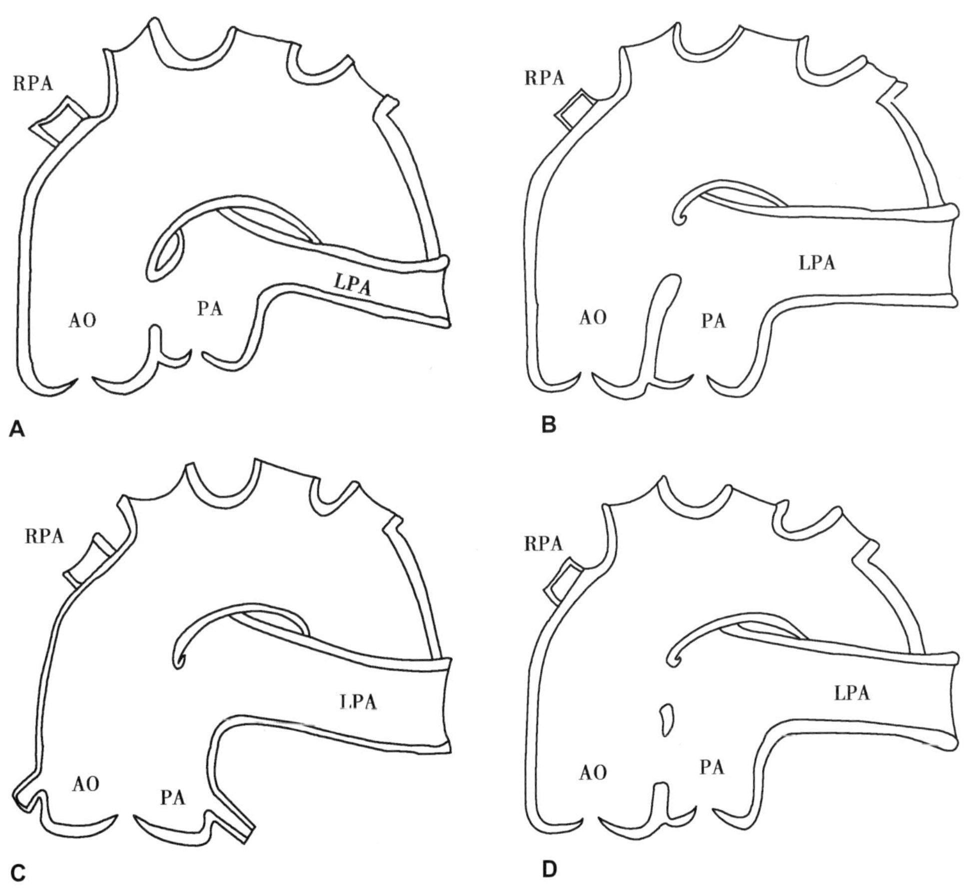

图 5-1-24　主 - 肺动脉间隔缺损病理解剖及分型示意图

A. Ⅰ型；B. Ⅱ型；C. Ⅲ型；D. Ⅳ型。RPA：右肺动脉；LPA：左肺动脉；AO：主动脉；PA：肺动脉

平之间多有一定的间隔组织存在。

2. 远端型(Ⅱ型) 缺损位于升主动脉的远端,与大动脉半月瓣之间的距离较远。

3. 完全缺损型(Ⅲ型) 主动脉与主肺动脉之间的间隔几乎完全消失,通常多累及肺动脉的分支。

4. 出现两个缺损(Ⅳ型) 很少见的一型。

临床症状及体征:其临床症状及体征与动脉导管未闭患者类似,但一般听诊时,杂音产生的位置较低,在胸骨左缘第3、4肋间,为全收缩期或双期连续粗糙的杂音,多数伴震颤。

二、病理生理学特征

通常与动脉导管未闭相似,但出现肺动脉高压较后者早。长期分流可引起左心容量负荷过重,导致左心扩张及衰竭,肺动脉高压形成及长期作用可导致右心室肥厚、右心扩张及右心衰竭。

三、超声心动图观察的重点

(一) 二维及M型超声心动图

左心房、左心室内径增大;右心室壁肥厚,右心室扩大;肺动脉主干明显增宽;主动脉短轴的左侧壁与肺动脉干之间的分隔回声中断。主动脉瓣与肺动脉瓣的位置及活动正常(图5-1-25A)。

(二) 多普勒超声心动图

彩色多普勒可显示缺损部位的连续性左向右分流信号,合并肺动脉高压时,多普勒于缺损处可检出双向分流(图5-1-25B)。

【专家指点】

1. 临床常用诊断APSD的切面为胸骨旁大动脉短轴切面、胸骨旁左心室长轴切面、胸骨上窝主动脉弓长轴切面、剑突下左心室流出道切面,若有2个以上的切面见缺损残端,且有经过缺损的分流血流,即可诊断。

2. APSD与动脉导管未闭在频谱多普勒检测中的鉴别要点主要表现为:APSD在缺损远端的肺动脉干及分支中均为前向的连续性血流信号,而在近端主动脉弓及降主动脉内显示为舒张期反向血流信号;PDA表现为零线上阶梯状高速血流

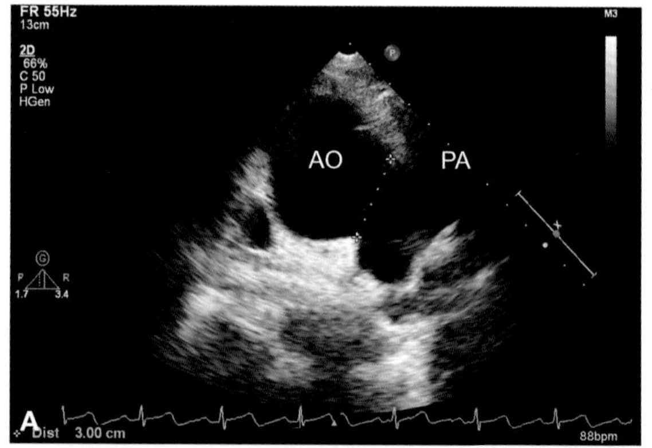

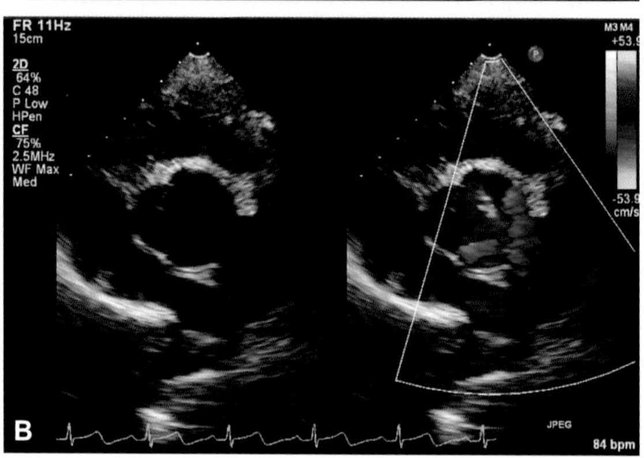

图5-1-25 主-肺动脉间隔缺损超声心动图表现

A. 主-肺动脉间隔缺损二维超声表现;B. 主-肺动脉间隔缺损彩色多普勒超声显像

频谱。

3. 超声检查发现不明原因的肺动脉高压、降主动脉舒张期反向血流，均需考虑此病。

4. 主-肺动脉窗应注意与共同动脉干相鉴别，前者有两组半月瓣，而后者仅能探及一组半月瓣，且半月瓣的数目常为多个，并伴有室间隔缺损，动脉干明显增宽。

第六节　心内膜垫缺损

一、一般特征和临床特点

心内膜垫在胚胎发育期形成房间隔根部、室间隔膜部及二尖瓣前叶、三尖瓣隔叶。胚胎发育过程中，原始心管内前后各出现一心内膜垫，以后两者接近、靠拢融合形成中间隔，中间隔向上与原发隔的下缘接合，封闭原发孔；向下与室间隔及心球下缘接合，封闭室间孔；向左形成二尖瓣前叶；向右形成三尖瓣隔叶。心内膜垫发育障碍，可形成多种先天性心脏畸形。

心内膜垫缺损（endocardial cushion defect，ECD）可分为两类：

1. 部分型心内膜垫缺损　指单纯Ⅰ孔型房间隔缺损（即原发孔型），常伴有二尖瓣前叶裂及三尖瓣隔叶的发育不良等病变。该类患者二尖瓣和三尖瓣均附着于室间隔的上缘，将左、右心室分隔开来，因此只有房间隔水平的左向右分流，常伴有二尖瓣裂口及瓣口反流，该型较为多见。

2. 完全型心内膜垫缺损　除上述部分型心内膜垫缺损的表现外，尚有室间隔膜部缺损，伴有共同房室瓣（图5-1-26），又可分为三类：①A型：共同房室瓣分为二尖瓣和三尖瓣，各自有腱索连于室间隔上缘；②B型：共同房室瓣分为二尖瓣和三尖瓣，腱索连于右室壁；③C型：共同房室瓣不分离，腱索不连在室间隔上。

临床症状和体征：临床表现由于病变程度的不同而差异较大，取决于房室间隔缺损损部位分流量的大小以及房室瓣反流量的多少。完全型心内膜垫缺损者表现可类似于巨大房间隔缺损时的症状和体征，部分型心内膜垫缺损者则表现为房间隔缺损的症状和体征。严重时，在婴儿期即可发生心力衰竭。

二、病理生理学特征

病理生理改变为双侧心腔（尤其是右侧心腔）容量负荷加重，但血流动力学的改变主要取决于房间隔缺损、室间隔缺损、瓣叶畸形程度等。单纯Ⅰ孔型房间隔缺损者的病理生理改变大致与继发孔型房间隔缺损者相似，但血流动力学的改变较后者明显，当左向右分流引起右心室肥厚、肺动脉压增高后，将出现右向左分流。Ⅰ孔型房间隔缺损伴瓣膜畸形时，引起瓣膜反流加重心脏的容量负荷，可提前出现心腔（尤其是右侧心腔）扩大以及肺动脉高压等病变。完全型心内膜垫缺损者各心腔相互交通，大量的左向右分流主要发生在左心室向右心房，右心容量负荷过重，右心房、右心室扩大。

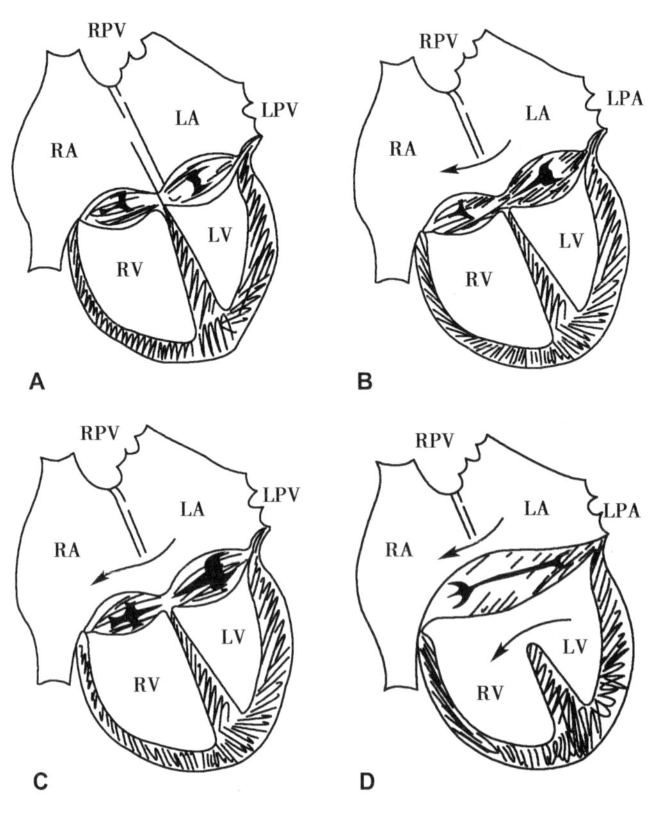

图 5-1-26 ECD 示意图

A. 正常;B. 部分型;C. 过渡型;D. 完全型

三、检 查 方 法

常选取胸旁、心尖及剑突下四腔心切面,可显示房间隔及室间隔缺损,并可区别房室瓣结构类型及瓣叶附着点;左室长轴及短轴切面可观察二尖瓣瓣叶的活动及二尖瓣裂缺,缺口大小,以及二尖瓣口前移与左室流出道的关系,有无左室流出道狭窄。

四、超声心动图观察的重点

(一) 部分型 ECD

1. 二维及 M 型超声心动图 右心房、右心室增大,右室流出道增宽,室间隔与左室后壁呈同向运动,肺动脉内径增宽。房间隔下段回声中断,断端回声增强,并可清晰地观察到缺损的大小(图 5-1-27)。伴有二尖瓣裂的患者,二尖瓣活动幅度明显增大,于左室短轴切面可显示二尖瓣前叶反射中断,出现裂隙(图 5-1-28),舒张期分为两部分,二尖瓣口呈双口状。

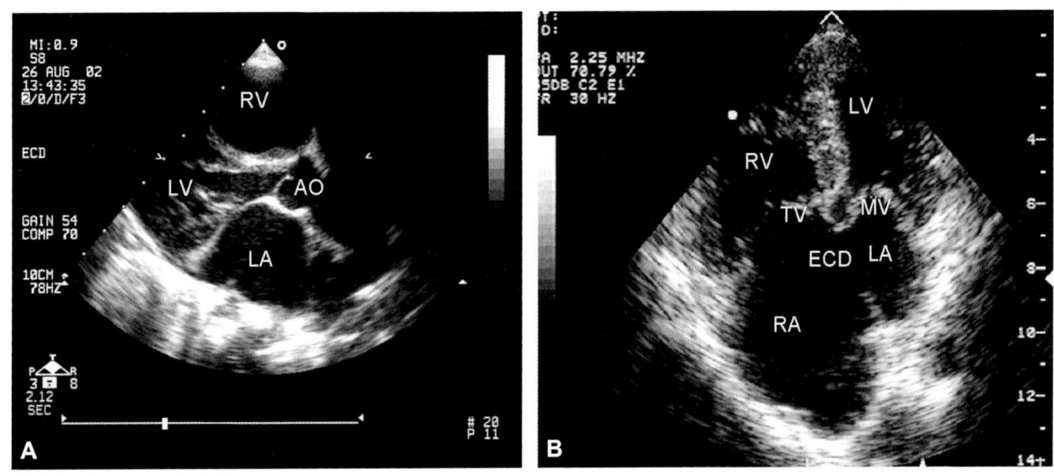

图 5-1-27　部分型心内膜垫缺损二维超声显像

A. 左室长轴切面显示右心室增大，右室流出道增宽；B. 心尖四腔心切面显示右心房、右心室扩大，房间隔下段回声中断。ECD：心内膜垫缺损

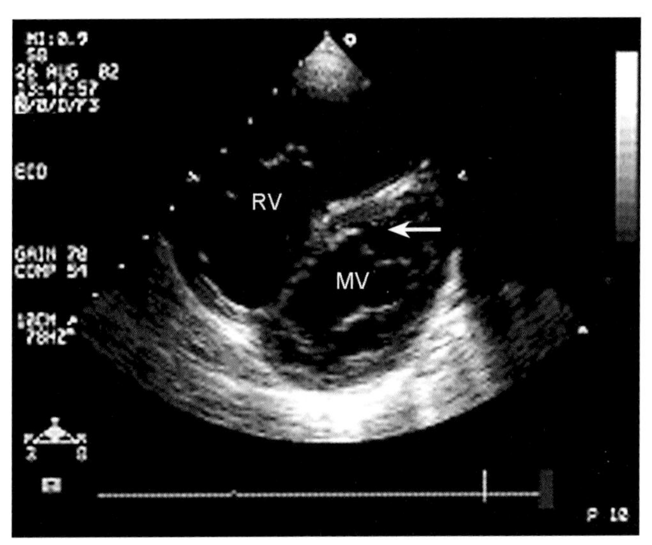

图 5-1-28　心内膜垫缺损二尖瓣二维超声显像

二尖瓣水平左心室短轴切面显示二尖瓣裂，二尖瓣前叶反射中断（箭头所示）

2. 多普勒超声心动图　彩色多普勒可于低位房间隔的右房侧探及以红色为主五彩镶嵌的左向右分流（图 5-1-29），合并肺动脉高压者可出现以蓝色为主五镶嵌色的右向左分流束。脉冲多普勒可于缺损的右心房侧探及位于零线以上、以舒张早期为高峰的血流频谱。

伴有二尖瓣前叶裂者，左心房内可探及源于二尖瓣蓝色五彩镶嵌的反流束。反流量的大小，可根据血流束的面积大小与心房大小的比值确定。

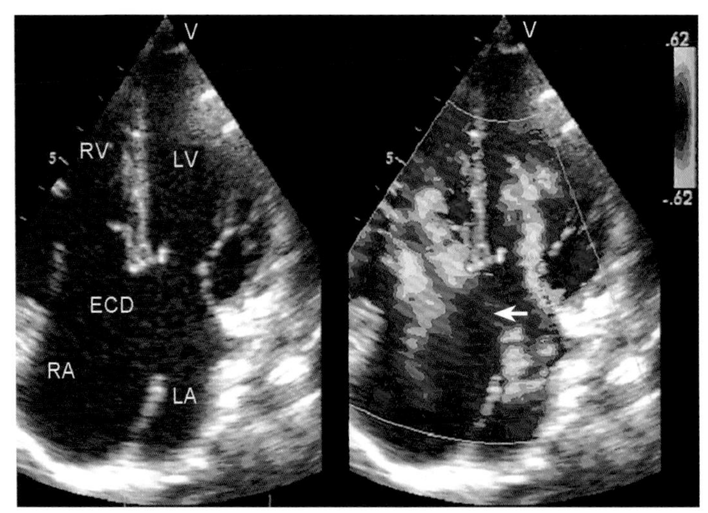

图 5-1-29 部分型心内膜垫缺损彩色多普勒超声显像
心尖四腔心切面显示原发孔部位以红色为主五彩镶嵌的左向右分流。ECD:心内膜垫缺损

（二）完全型 ECD

1. 二维及 M 型超声心动图 心脏十字交叉结构消失，房间隔下部与室间隔上部回声中断，两者不能连接。两侧房室瓣未分化，代之以宽大的横跨房、室间隔缺损的共同房室瓣，活动幅度异常增大。全心腔扩大，以右心为著（图 5-1-30）。

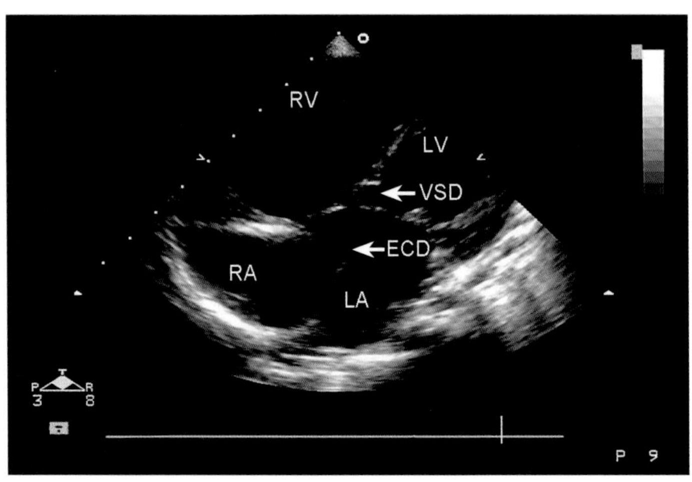

图 5-1-30 完全型心内膜垫缺损二维超声成像
心脏四腔心切面显示：右心腔明显扩大，心脏十字交叉结构消失，房间隔下部与室间隔上部回声中断，仅见一组房室瓣

2. 多普勒超声心动图　除心房水平的分流外，彩色多普勒尚可见心室水平左向右分流（图 5-1-31）。房室水平出现双向分流，左向右分流呈红色，右向左分流呈蓝色，并可在左、右心房内观察到源于共同房室瓣口的蓝色为主的五彩镶嵌的反流性血流束。

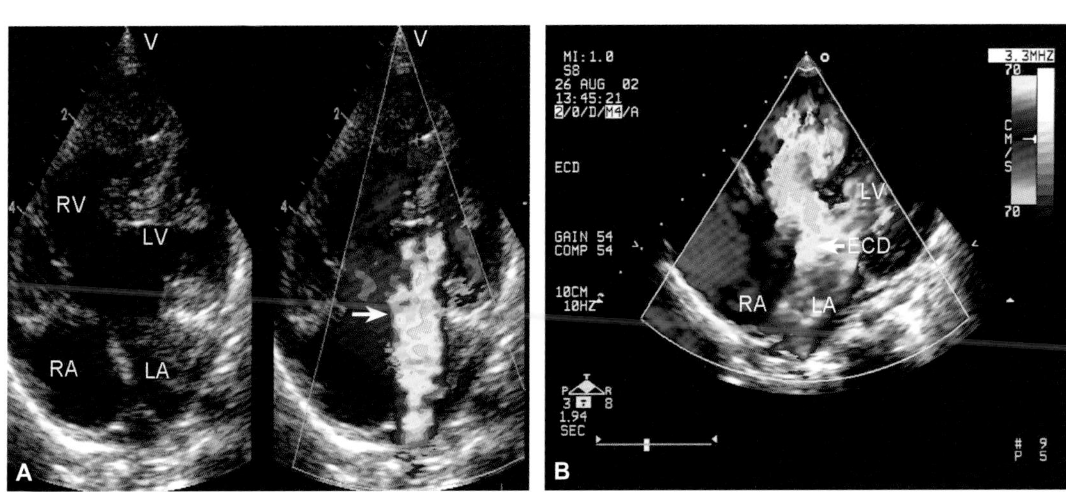

图 5-1-31　完全型心内膜垫缺损彩色多普勒超声显像

显示心尖四腔心切面房、室水平左向右分流（箭头所示）

【专家指点】

1. 心内膜垫缺损常合并瓣叶的畸形，检查时应注意观察房室瓣的增厚、大小及闭合程度，结合多普勒超声估测房室瓣反流程度、反流方向、反流部位，可进一步判断房室瓣的形态改变。

2. 有些部分性 ECD 常合并继发孔型房间隔缺损或卵圆孔未闭，有时缺损巨大，甚至形成共同心房。

3. 原发孔型房间隔缺损应与增大的冠状静脉窦相鉴别，前者心尖四腔心切面可同时显示二尖瓣及瓣环上方的房间隔缺损，后者显示二尖瓣时看不到增大的冠状窦，显示冠状窦时不能显示二尖瓣。

4. 完全型 ECD 病人较早发生器质性肺动脉高压而失去手术机会，因此超声检查应根据心室水平的分流速度、肺动脉瓣或共同房室瓣的反流速度来估测肺动脉压力，判断肺动脉高压的程度。

第七节　主动脉窦瘤破裂

一、一般特征和临床特点

主动脉窦瘤是指主动脉窦壁变薄，呈瘤样扩张。多由于主动脉窦壁先天性发育薄弱，缺乏正常的弹力组织和肌肉组织，在主动脉高压血流的冲击下，形成囊状，窦壁向外膨出，形成瘤样。在某种外因作用下导致窦瘤壁破裂,称为主动脉窦瘤破裂(rupture of aortic sinus aneurysm),又称瓦氏窦瘤破裂,可分为先天性和获得性两大类,前者病因不明,后者可继发于梅毒性主动脉炎、结核性主动脉炎、主动脉夹层和感染性心内膜炎。

窦瘤破裂最常累及右冠状动脉窦,其次为无冠状动脉窦,很少发生在左冠状动脉窦。右冠状动脉窦多破入右心室,右心房次之。无冠状动脉窦多破入右心房。右冠状动脉窦破裂者多伴有室间隔缺损。

主动脉窦瘤通常无症状,仅从超声上能发现,但破裂后出现程度不等的左向右分流,引起血流动力学改变。

窦瘤破裂时,患者突然出现剧烈的胸部或上腹部疼痛,性质多呈撕裂样痛,疼痛可在数小时后减轻,随之出现急、慢性心力衰竭的症状。同时,伴有呼吸困难、心慌、咳嗽等症状,部分患者可不出现疼痛症状(无痛性主动脉窦瘤破裂),胸骨左缘第3、4肋间可闻及响亮的连续性机器样杂音,此杂音传导范围广泛。

二、病理生理学特征

窦瘤破裂时,主动脉内的压力往往高于其所破入的心腔压力,故将出现主动脉破入心腔方向的分流,分流量的大小取决于破口大小、破裂部位等,将直接影响血流动力学的改变。破入右心室流出道可致肺循环血量增加,左心房、左心室容量负荷加重;破入右心房,右心容量负荷加重,可导致急性右心衰竭。

三、检 查 方 法

常选取胸骨旁左室长轴切面、大动脉短轴切面或心尖五腔心切面清晰显示主动脉的三个窦、窦瘤的形态以及破口的情况。观察主动脉的宽度、活动情况、主动脉前壁与室间隔有无连续中断以及在中断处有无囊性肿物突入心室腔,另应注意各房室腔大小于心底短轴切面与五腔图,看主动脉断面主动脉壁有无中断现象及囊性肿物突出。

四、超声心动图观察的重点

(一)二维及M型超声心动图

窦瘤破入不同心腔时,超声表现也各有差异。

1. 右冠窦破入右室流出道时,右冠窦明显扩大,向右室流出道膨出,呈囊袋状,囊袋通常较大,可观察到窦瘤的破口(图5-1-32)。主动脉内径增宽,主动脉前壁回声中断,全心腔扩大,以左心房、左心室为著,室间隔与左室后壁运动增强。

2. 无冠窦破入右心房时,无冠窦明显扩大,向右心房侧膨出,呈乳头状或指状,囊体常位于三尖瓣隔瓣的下方,囊袋通常较小,右心房和右心室明显扩大(图5-1-33)。

(二)多普勒超声心动图

CDFI可检出窦瘤破口处以红色血流为主的五彩镶嵌的连续性血流束,连续多普勒可探及位于零线以上的双期连续性高速血流频谱。伴有室间隔缺损者,于室间隔的右心室侧可

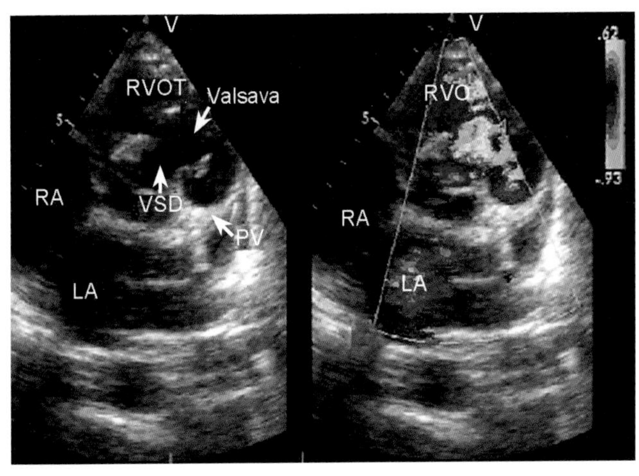

图 5-1-32　主动脉窦瘤破裂二维和彩色多普勒超声显像

大血管短轴切面显示右冠窦破入右室流出道，右冠窦明显扩大，向右室流出道膨出，呈囊袋状，并见破口，主动脉内径增宽，主动脉前壁回声中断，彩色血流显示破口处分流血流；Valsava：主动脉窦瘤；RVOT：右室流出道；VSD：室间隔缺损

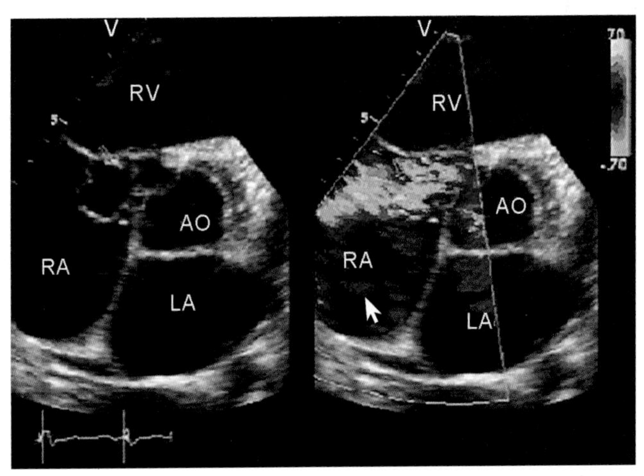

图 5-1-33　主动脉窦瘤破裂大血管短轴切面图像

大血管短轴切面显示无冠窦破入右心房，无冠窦明显扩大，向右心房侧膨出，呈囊状，囊体位于三尖瓣隔瓣的下方，右心房、右心室腔扩大，窦瘤破口处探及以舒张期为主的蓝五彩镶嵌的血流束

探及收缩期以红色血流为主的五彩镶嵌的左向右分流束。

极少数左冠窦破入左心室者，窦瘤破口处探及以舒张期的蓝色血流为主的五彩镶嵌的血流束。

【专家指点】

1. 本病的诊断主要依据二维和多普勒超声心动图，对某些透声差的患者，必要时可行TEE检查。对窦瘤破裂的高速湍流患者，宜选择尽可能小的彩色显示窗口，调节尼奎斯特频率使色彩倒错减轻，以仔细辨认穿过瘤壁的分流束。还应密切注意有无室间隔缺损、主动脉瓣关闭不全、右室流出道狭窄等合并畸形，避免漏诊。

2. 与室间隔膜部瘤伴缺损者鉴别，后者在室间隔右心室面可探及收缩期的左向右分流；主动脉窦瘤破裂在其破口处可检测到双期湍流，且常以舒张期为主。

3. 本病（尤其是右冠窦破入右心室）患者常伴室间隔缺损，故在检查时应仔细观察以免漏诊。

第八节 肺静脉异位引流

一、一般特征和临床特点

肺静脉异位引流（anomalous pulmonary venous drainage，APVD）是指部分或全部肺静脉与左心房没有连接，而直接与右心房或通过其他通道与体循环静脉连接。胚胎发育期，随着原始心房的发育及左心房迅速扩展，原始左心房的后壁将向外突出，形成共同肺静脉干，肺内发育的 4 支肺静脉与之相连，随共同肺静脉的扩张合并入左心房，最终 4 条肺静脉直接开口于左心房，形成成熟的肺静脉系统。当胚胎发育过程中，肺静脉的这种发育、连接过程出现异常，即可导致肺静脉异位引流。

根据肺静脉的引流程度，可分为两类：

1. 部分性肺静脉异位引流 任何 1~3 支未与左心房连接。

2. 完全性肺静脉异位引流 4 支肺静脉均未与左心房连接。

根据引流部位，可分为四类：

1. 心上型 4 条肺静脉相互连接形成共同肺静脉干，连接垂直静脉、无名静脉，然后进入上腔静脉或共同静脉干直接汇入上腔静脉。

2. 心内型 共同肺静脉直接开口于右心房或与冠状静脉窦连接，再汇入右心房。

3. 心下型 共同肺静脉通过门静脉和下腔静脉引流入右心房，预后大多很差。

4. 混合型 肺静脉可同时引流入多个部位。

完全性肺静脉异位引流通常必须有房间隔缺损或卵圆孔未闭的心房水平的分流，否则患者难以生存，部分患者还伴有其他复杂的先天性心血管畸形（如单心室、单心房等）。

部分肺静脉异位引流形式多样，常见的有右肺静脉汇入上腔静脉或下腔静脉、左肺静脉汇入左无名静脉后汇入上腔静脉、右肺静脉汇入右心房等，并且常合并有其他先天性心血管畸形。临床症状及体征无特殊，有时与房间隔缺损相似。

二、病理生理学特征

完全性肺静脉异位引流的患者，由于肺静脉的氧合血引流到右心房与静脉血混合，大部分混合血进入肺动脉导致肺血流量增加，最终将导致肺动脉高压；一部分混合血经房间隔缺损右向左分流入左心房至体循环，引起发绀。心房水平的分流量大小，可影响左心室的发育及左心室的心排血量，进一步影响体循环的供血。

部分性肺静脉异位引流患者的病理生理与房间隔缺损类似。

三、超声心动图观察的重点

（一）二维及M型超声心动图

4支肺静脉均未进入左心房，左心房内径缩小。左心房的后侧壁可见由4支肺静脉汇成的共同肺静脉。右心房、右心室增大，右室流出道增宽（图5-1-34），室间隔与左室后壁呈同向运动。主肺动脉及分支增宽，房间隔处可见回声中断。在部分患者中，还可探查到垂直静脉和左侧无名静脉。当共同肺静脉开口于冠状静脉窦时，可观察到冠状静脉窦明显扩张。

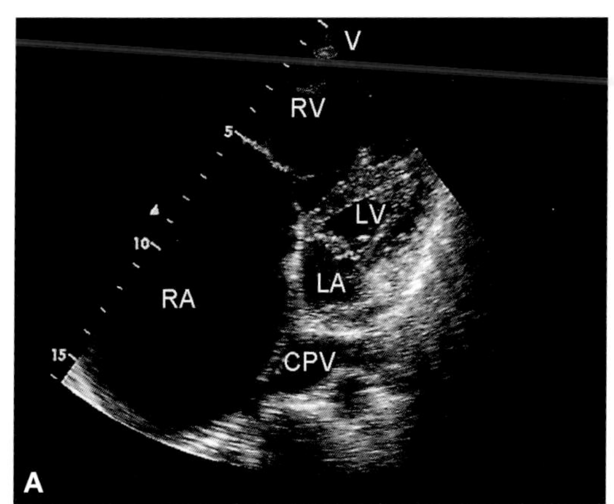

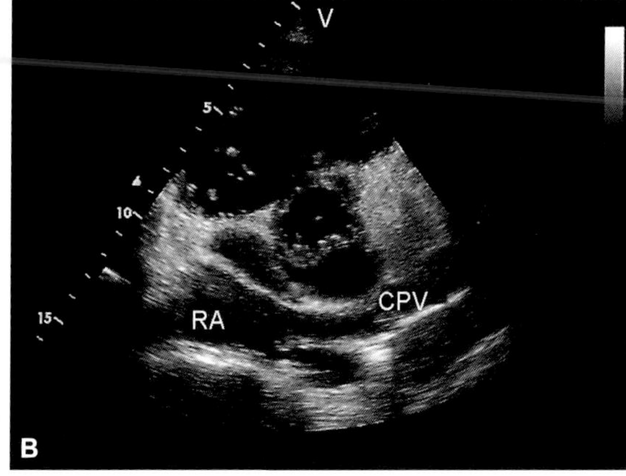

图5-1-34 肺静脉异位引流二维超声显像

A. 心尖四腔心切面；B. 大血管短轴切面。两个切面均显示右心房、右心室扩大，左心房、左心室偏小，左心房的后侧壁可见由4支肺静脉汇成的共同静脉（CPV）开口于右心房内（心内型）

（二）多普勒超声心动图

彩色多普勒可探及心房水平以右向左为主的双向分流，左向右分流显示为红色，右向左分流显示为蓝色，并可见共同肺静脉内的血流引流入右心房。心内型可显示共同肺静脉血流直接引流入右心房（图5-1-35）；心上型于胸骨上窝切面，主动脉短轴的外围可见一共同肺静脉，与左侧的垂直静脉连接，CDFI显示为红色的静脉血流，汇入上方的左无名静脉。

【专家指点】

1. 由于肺静脉回流途径多变，检查时应综合各切面图像做出合理诊断；此外，通过彩色血流多普勒也有利于判断肺静脉的回流路径。若经胸超声检查图像不理想时，可行经食管超声心动图检查明确诊断。

2. 完全性肺静脉异位引流（尤其是心下型）几乎总是合并肺静脉梗阻，可通过脉冲多普勒及彩色多普勒来估计梗阻情况，狭窄处的湍流血流显示为五彩镶嵌的血流信号，梗阻部位血流速度增快，频谱相位性消失而呈持续性。

3. 完全性肺静脉异位引流须与新生儿期原发性肺动脉高压鉴别，两者临床表现非常相似，都有心房水平的右向左分流及右心室扩大，超声检查时应仔细观察每根肺静脉的引流情况。

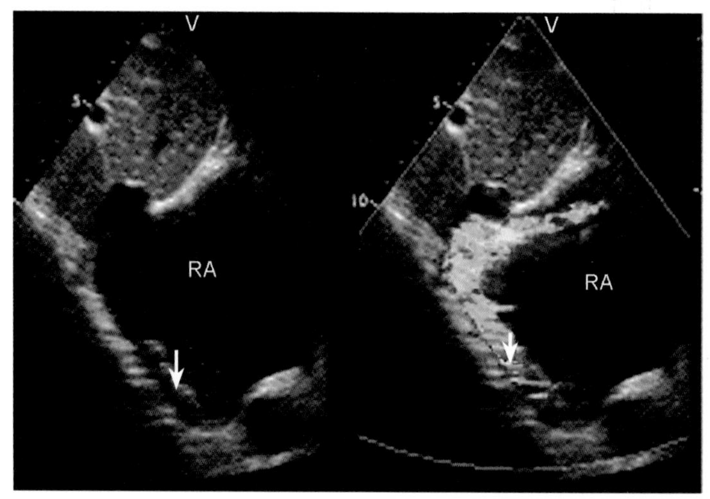

图 5-1-35　肺静脉异位引流二维和彩色多普勒超声显像

剑突下右心房切面显示右心房明显增大，心房顶部有一管道（箭头所示），为 4 条肺静脉共同开口，彩色血流显示血流直接引流入右心房（箭头所示）

4. 部分性肺静脉异位引流几乎无肺静脉梗阻，故血流动力学特征仅为部分肺静脉的左向右分流。单支肺静脉连接异常，其血流量仅占所有肺静脉血流的 20%，因而无明显的临床表现。

第九节　主动脉口狭窄

一、主动脉瓣狭窄

（一）一般特征

主动脉瓣狭窄（aortic stenosis）有先天性和后天性，后天性多由风湿热或动脉粥样硬化等引起。先天性主动脉瓣狭窄多系瓣膜发育异常所致，可分为单瓣、二瓣、三瓣、四瓣畸形，常见的为二瓣畸形。由于瓣膜增厚、活动度差，多合并主动脉瓣关闭不全。

（二）病理生理学特征

由于主动脉瓣狭窄，使左室流出道梗阻，导致左心室心肌向心性肥厚，初期左心室腔容积缩小，久之左心室扩张，舒张末压升高，甚至出现心力衰竭；主动脉瓣严重狭窄时，左心室射血阻力增加，射入主动脉的血液减少，导致重要脏器供血障碍，出现晕厥，胸闷、心绞痛等；升主动脉逐渐形成狭窄后扩张。

（三）超声心动图观察的重点

1. 二维及 M 型超声心动图

（1）二瓣化畸形：左室长轴切面可见主动脉瓣开放呈圆拱状，瓣口开放幅度减小，瓣尖部不能贴近主动脉壁，舒张期关闭线正常或偏离中心；短轴切面主动瓣呈左、右或前、后两叶，开放呈鱼口状，关闭呈一条线（图 5-1-36）。

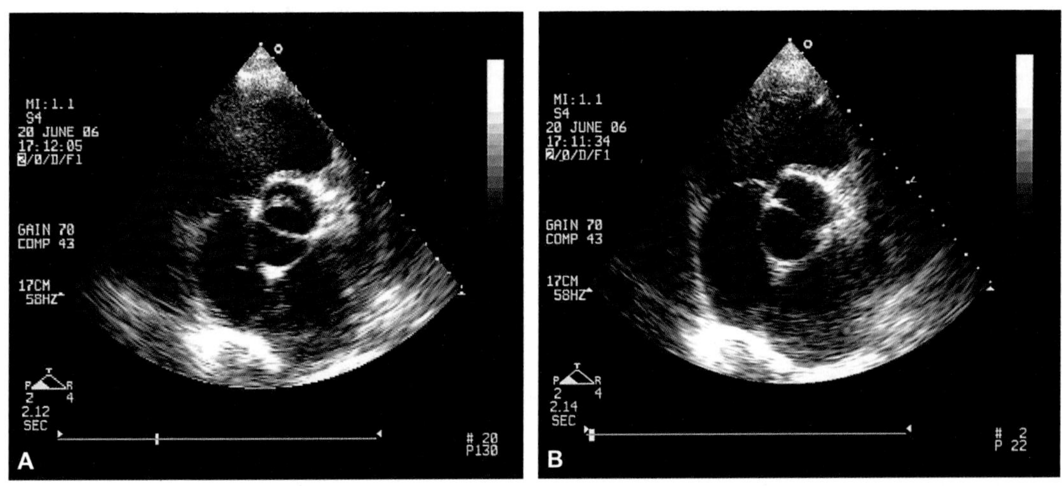

图 5-1-36　主动脉瓣二瓣化畸形二维超声显像

A. 大血管短轴切面主动脉瓣左右两叶，开放呈鱼口状；B. 主动脉瓣两叶关闭呈一条线

(2) 单瓣化畸形：长轴切面开放呈圆拱形，瓣叶的一侧边缘多贴近主动脉壁；短轴切面主动脉瓣开放呈椭圆形，但一个边缘紧贴主动脉壁，关闭时其关闭线似逗号，并偏向一侧主动脉壁。

(3) 四瓣化畸形：短轴切面主动脉瓣叶为四叶，瓣叶开放时似方形，关闭时呈“田”字形(图 5-1-37)。

2. 多普勒超声心动图　彩色多普勒可检出通过瓣口的五彩镶嵌色的收缩期高速血流(图 5-1-38)，连续多普勒可探及收缩期高速湍流频谱。伴有主动脉瓣关闭不全者，可于左心室内检出主动脉瓣的舒张期反流束。

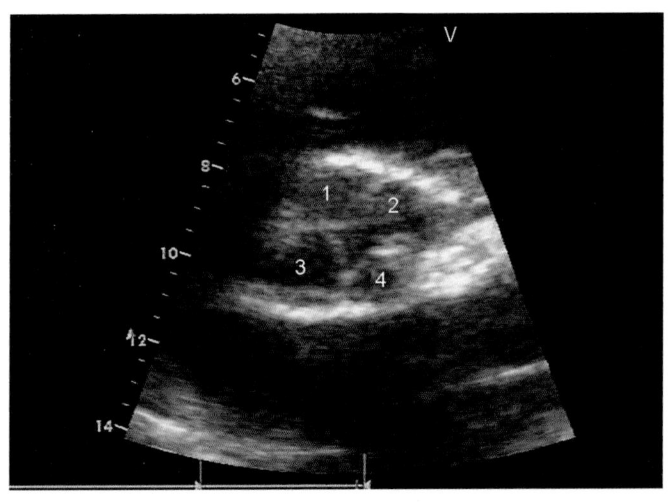

图 5-1-37　主动脉瓣四瓣化畸形二维超声显像

大血管短轴切面显示主动脉瓣叶呈四叶，瓣叶关闭呈“田”字形；瓣叶增厚，回声增强；左心室肥厚，室间隔和室壁运动增强，升主动脉扩张，晚期可出现左心室扩大

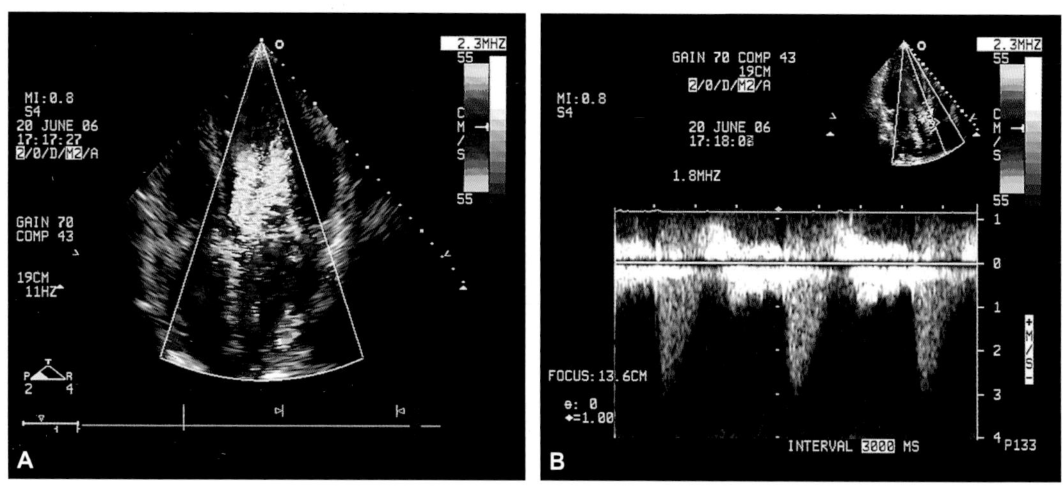

图 5-1-38　主动脉瓣狭窄彩色多普勒超声显像

A. 心尖五腔心切面彩色血流显示通过瓣口的五彩镶嵌色的收缩期血流；B. 主动脉瓣瓣口血流频谱示收缩期高速血流

二、主动脉瓣上狭窄

（一）一般特征

主动脉瓣以上升主动脉部位出现先天性畸形，造成局限性或弥漫性狭窄病变。主动脉瓣上狭窄（supravalvular aortic stenosis）可分为三型（图 5-1-39）：

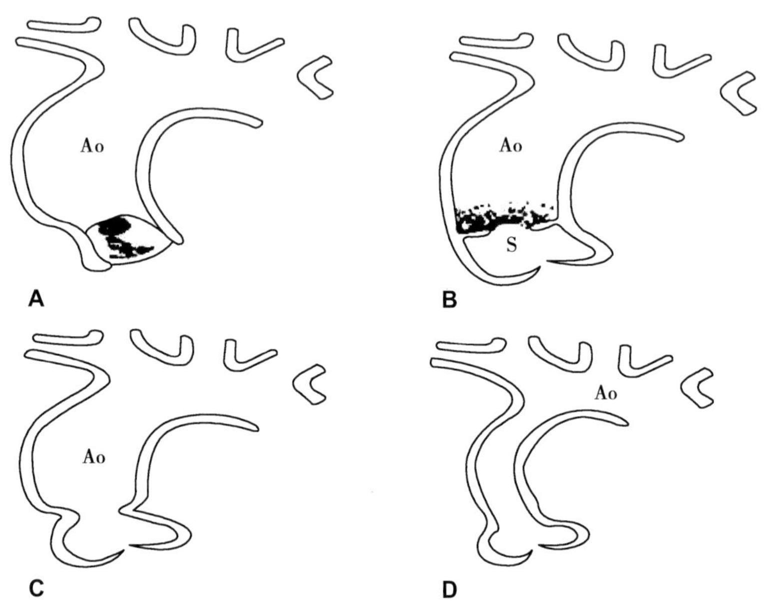

图 5-1-39　主动脉瓣及主动脉瓣上狭窄病理解剖示意图

A. 主动脉瓣狭窄；B. 瓣上狭窄（隔膜型）；C. 瓣上狭窄（壶腹型）；D. 发育不全型

1. 隔膜型　瓣上有一纤维薄膜，中央有大小、形状不同的开口。

2. 壶腹型　由于主动脉内膜及中层明显增厚，局部管壁向腔内凸起，形成环形狭窄。

3. 升主动脉发育不全　主动脉发育不全，管壁内膜增厚，整个主动脉管腔狭小。

（二）病理生理学特征

病理生理改变类似于主动脉瓣狭窄的血流动力学改变，但一般不引起主动脉狭窄后扩张。

（三）超声心动图观察的重点

1. 二维及M型超声心动图

（1）隔膜型狭窄显示主动脉瓣上有两条孤立的线状回声，分别起自主动脉前、后壁，向管腔内突出，中央有口。

（2）壶腹型狭窄显示主动脉瓣上管壁向内隆起，管腔狭窄。

（3）升主动脉发育不全显示升主动脉明显变细，常累及主动脉弓。

2. 多普勒超声心动图　彩色多普勒可见主动脉瓣上狭窄处呈五彩镶嵌色的高速血流。连续多普勒于狭窄处探及高速湍流频谱。

三、主动脉瓣下狭窄

（一）一般特征

主动脉瓣下狭窄（subaortic stenosis）是先天性左心室流出道梗阻的常见原因。可分为两种类型：

1. 隔膜型　为主动脉瓣下约1cm处，有一纤维隔膜，中央有小孔，常伴发室间隔缺损。

2. 隧道型　系由主动脉瓣下1~3cm处环形肌肥厚，形成左室流出道隧道状狭窄。左室心肌肥厚较膜样狭窄明显。

（二）病理生理学特征

病理生理改变与主动脉瓣狭窄极相似。

（三）超声心动图观察的重点

1. 主动脉瓣下有细线状或隆起的肌性回声，一端与室间隔相连，另一端与二尖瓣基部相连，中央有回声失落（图5-1-40）。

2. 左心室流出道最窄处内径与主动脉根部内径的比值小于0.8（正常为0.8~1.5）。

3. 左心室弥漫性肥厚，乳头肌亦显著肥厚，二尖瓣环的前部靠近室间隔。

4. 彩色多普勒显示狭窄口细长高速血流及狭窄远端的五彩湍流（图5-1-41）。

【专家指点】

1. 剑突下左心室流出道切面是确定主动脉瓣狭窄部位的最佳切面；胸骨旁主动脉短轴切面是显示主动脉瓣数目及形态的最佳切面；胸骨旁左心室长轴切面是观察主动脉瓣的开放幅度、心腔大小、室间隔与左室后壁有无增厚等，是评价主动脉瓣狭窄程度最佳切面。

2. 在应用CW测量最大压差时，注意调整声束与血流方向平行，以获得最大血流速度，否则易低估狭窄程度。

3. 影响主动脉血流速度的因素，如左心室功能、主动脉弹性等均可对定量结果产生影

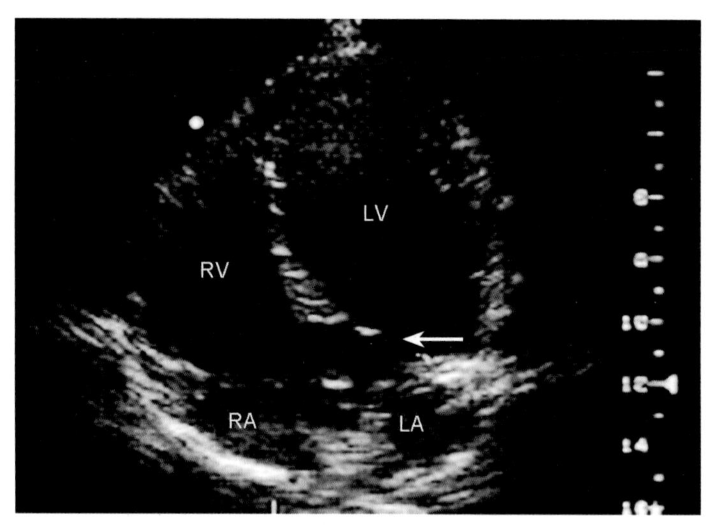

图 5-1-40 主动脉瓣下狭窄二维超声显像
心尖五腔心切面显示主动脉瓣下有一纤维隔膜，中央有小孔（箭头所示）

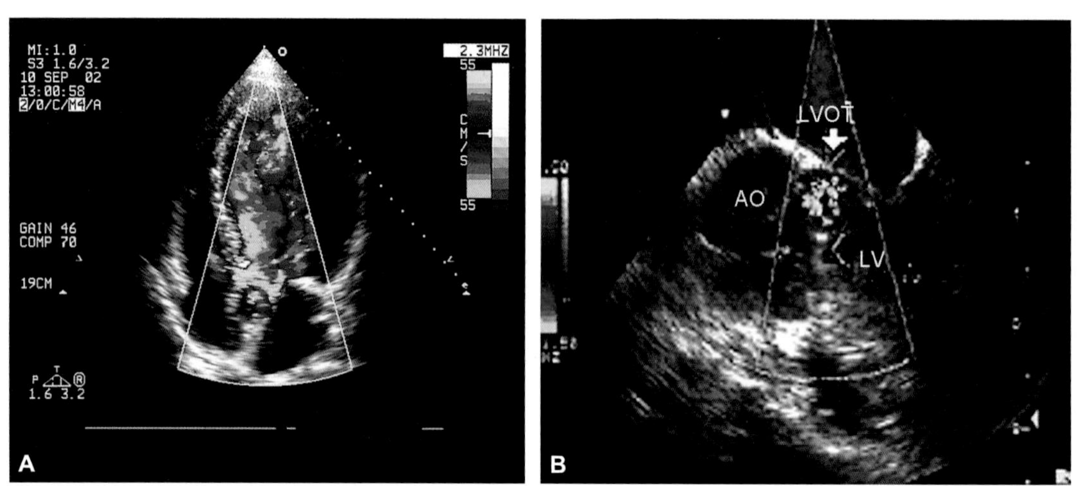

图 5-1-41 主动脉瓣下狭窄的彩色多普勒显像
A. 彩色血流显示左心室流出道狭窄口细长高速血流及狭窄远端的五彩湍流；B. TEE 显示左心室流出道狭窄处五彩湍流。LVOT：左心室流出道

响，合并主动脉瓣反流时可引起主动脉流速增加，导致狭窄程度的高估。

4. 应用简化的伯努力方程，根据瓣口的最高流速，可以估测主动脉瓣的最大跨瓣瞬时压差，最大瞬时压差可反映收缩期主动脉瓣口两侧压力阶差的最大值，简便、实用。但它只能反映收缩期某点的压差，不能反映整个心动周期内主动脉瓣口两端的压差变化，且与瓣口面积间并无固定的关系，不能准确反映狭窄的严重程度。

第十节　冠状动脉瘘

一、一般特征和临床特点

冠状动脉瘘(coronary arterial fistula)是指正常起源的冠状动脉与心脏或大血管之间存在异常交通。冠状动脉瘘可起源于左、右或双侧冠状动脉的主支或分支,以右冠状动脉瘘最多见。根据分流部位的不同,可分为冠状动脉心腔瘘和冠状动静脉瘘。以引流入右心室最为常见,其次为右心房、肺静脉等部位。瘘管的内径及形态也各不相同。

临床症状和体征:出生后可不表现出任何症状,多数患者在成年或中年后表现出明显的症状。一般症状包括活动后胸闷、气短、心慌等心肌供血不足的相应症状,多数出现活动之后的典型或不典型心绞痛。多数患者可出现与冠状动脉瘘部位相一致的连续性或以收缩期为主的杂音,多伴震颤。

二、病理生理学特征

冠状动脉瘘对血流动力学的影响主要取决于瘘口的大小、瘘入的部位及有无合并其他畸形。引流入右心者,将导致右心系统容量负荷加重,右心室扩大,肺血流量增多。若引流入左心,则左心系统的容量负荷加重,出现左心腔扩大及左心衰竭的表现。同时,由于冠状动脉血流分流,冠状动脉内血量减少,心肌的血液灌注减少,出现心肌缺血的相应症状。

三、检查方法

常选取大动脉短轴切面观察,可显示正常左、右冠状动脉的开口,左冠状动脉主干向左行走,可显示左前降支和回旋支,左室长轴切面及心尖五腔心切面可显示右冠状动脉开口,从开口追踪观察其行走方向、内径和血流信息。

四、超声心动图观察的重点

(一) 二维及 M 型超声心动图

可显示右、左冠状动脉起始部位不同程度的扩大,有的扩张明显而形成冠状动脉瘤(图 5-1-42)。变换切面及角度追踪其走行及引流部位,瘘管走行多呈迂曲改变,长短不一。瘘口较大时,心腔增大,呈容量负荷过度表现。

(二) 多普勒超声心动图

彩色多普勒可显示冠状动脉内的血流及经过瘘口处的高速血流(图 5-1-43),血流的色彩变化不一,取决于冠状动脉的走行以及冠状动脉瘘的开口部位。频谱多普勒可显示瘘口

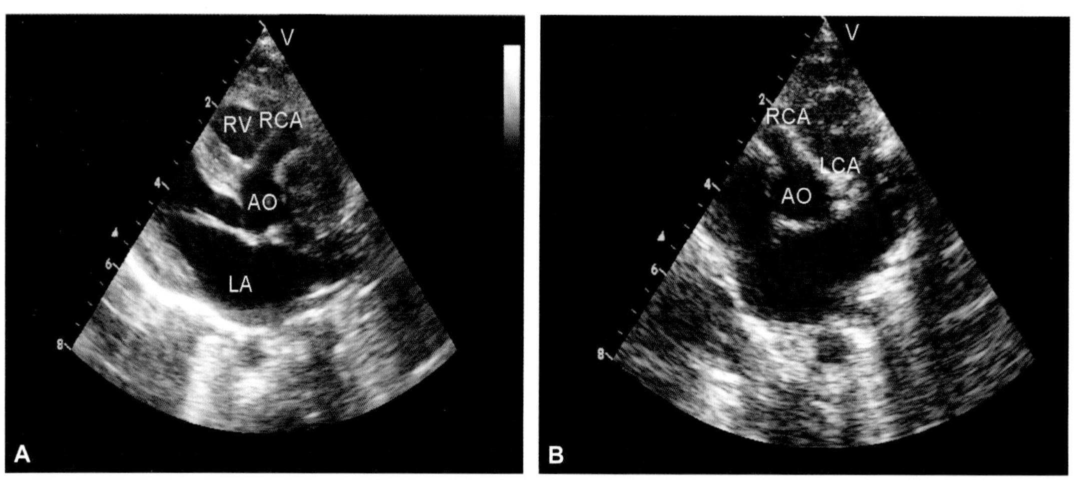

图 5-1-42　冠状动脉瘘二维超声显像

A. 左室长轴切面；B. 大动脉短轴切面；两个切面均显示右冠状动脉起始段明显扩张。RCA：右冠状动脉；LCA：左冠状动脉

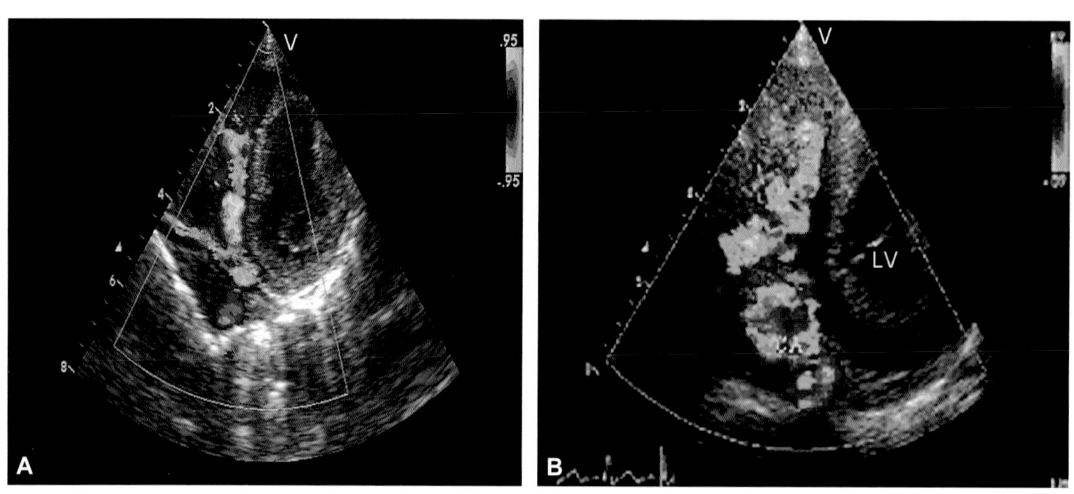

图 5-1-43　冠状动脉瘘彩色多普勒超声显像

显示左室乳头肌水平短轴切面扩张的冠脉内呈五彩镶嵌的血流

处呈双期连续性湍流频谱，开口于左心室的瘘口处显示舒张期频谱（图 5-1-44）。

【专家指点】

1. 二维结合多普勒超声检查是诊断该病的主要手段，可检出冠状动脉瘘的部位、走向、长度、内径和形态，以及其瘘口的分流部位。

2. 与川崎病鉴别：该病可见冠状动脉扩张，但心腔内无异常血流，不存在异常交通。

3. 与主动脉左心室隧道鉴别：可见升主动脉与左心室之间存在的经主动脉瓣旁侧的异常交通，超声心动图检查可显示收缩期血流从左心室经此异常通道进入升主动脉，舒张期血流经此通道返回左心室，但冠状动脉多无明显增宽，该通道的开口与冠状动脉并不相连。

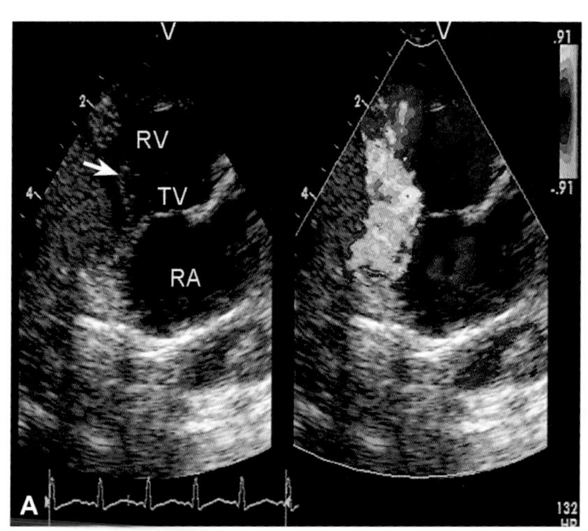

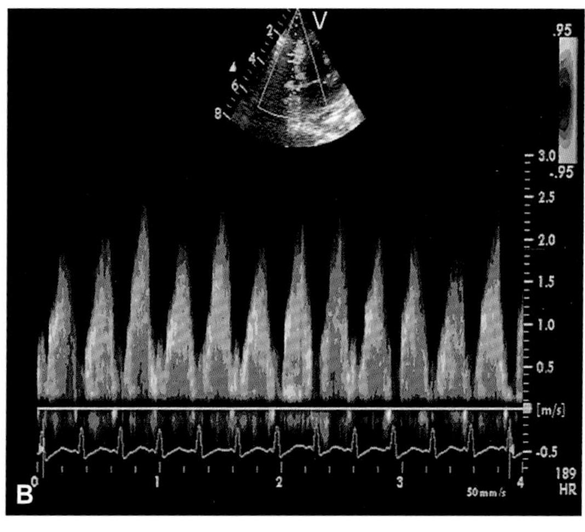

图 5-1-44　冠状动脉瘘多普勒超声显像

A. 冠状动脉瘘彩色多普勒显像：胸骨旁右室两腔心切面显示扩张的右冠状动脉经房室沟开口于右室（箭头所示）；B. 冠状动脉瘘频谱多普勒显像：显示瘘口处呈连续性湍流频谱

第十一节　冠状动脉畸形

冠状动脉畸形（coronary arterial anomaly）是指冠状动脉起源、分布及结构的先天性异常，包括冠状动脉开口位置异常及主要分支在起源和分布上的异常。此类病变较少见，病变主要累及心脏的血供，预后多不佳，可发生心肌缺血及猝死。冠状动脉畸形起源于肺动脉者预后最差，冠脉起源于主动脉其他部位者预后一般亦较差。

一、一般特征和病理改变

冠状动脉畸形起源于肺动脉中，以左冠状动脉畸形起源于肺动脉者最为多见。出生后由于肺动脉压降低，侧支循环尚未完善的患者可出现明显的心肌缺血，甚至急性心肌梗死。随着侧支循环的建立，形成从右冠状动脉到左冠状动脉，再到肺动脉的左向右分流，出项窃血现象导致右冠状动脉供血障碍，加重心肌缺血。而右冠状动脉畸形起源于肺动脉者，随着与左冠状动脉建立侧支循环，形成从左冠状动脉到右冠状动脉，再到肺动脉的左向右分流。左心室可出现不同程度的扩大，可有梗死区、斑片状纤维化和心内膜弹力纤维组织增生。畸形起源的冠状动脉通常较细小，而对侧冠状动脉及其分支多扩张、迂曲。

临床表现差别很大，主要取决于畸形起源的冠状动脉对心脏血液供应的影响程度。有的完全没有症状，有的可出现心肌缺血及充血性心力衰竭的症状；心电图可出现病理性 Q 波、ST 改变和 T 波倒置等；听诊心前区可闻及连续性杂音。

二、超声心动图观察的重点

二维及 M 型超声可有左心房、左心室增大等非特异性表现。起源异常的冠状动脉在正常部位往往不能显示其开口，而其他冠状动脉异常增粗或代偿性扩张，彩色多普勒显示心肌或室间隔内出现连续性五彩镶嵌色血流（图 5-1-45）。左冠状动脉异常起源于肺动脉者，从右室流出道长轴切面观察，可见冠状动脉起源于肺动脉的右侧壁（图 5-1-46），彩色多普勒于开口处可检出舒张期血流（图 5-1-47）。

【专家指点】

1. 超声见左心扩大，在正常部位不能显示冠状动脉的开口，但可显示其他冠状动脉异

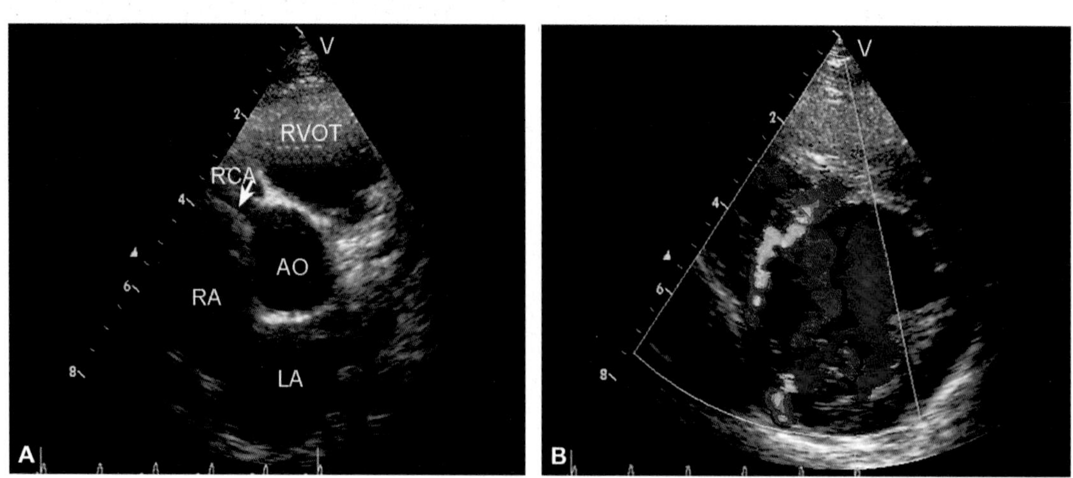

图 5-1-45　冠状动脉起源于肺动脉的超声显像

A. 二维超声显像：大血管短轴切面显示右冠状动脉起始段内径增宽；B. 彩色多普勒超声显像：左室短轴切面乳头肌水平显示室间隔内出现连续性五彩镶嵌色血流；RCA：右冠状动脉；RVOT：右室流出道

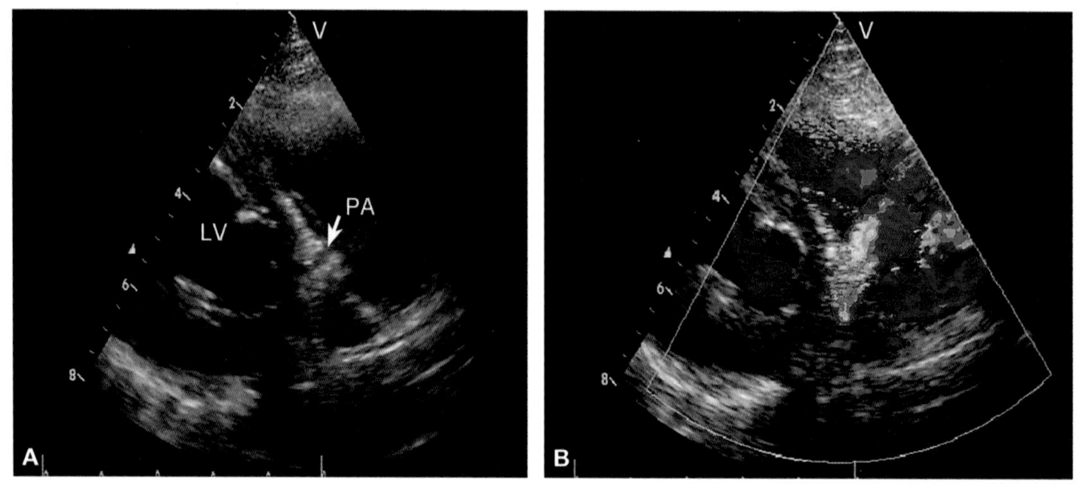

图 5-1-46　冠状动脉起源于肺动脉的超声显像

A. 二维超声显像：右室流出道长轴切面显示冠状动脉开口于肺动脉的右侧壁；B. 彩色多普勒超声显像：彩色多普勒于开口处可检出由左冠状动脉到肺动脉的左向右分流

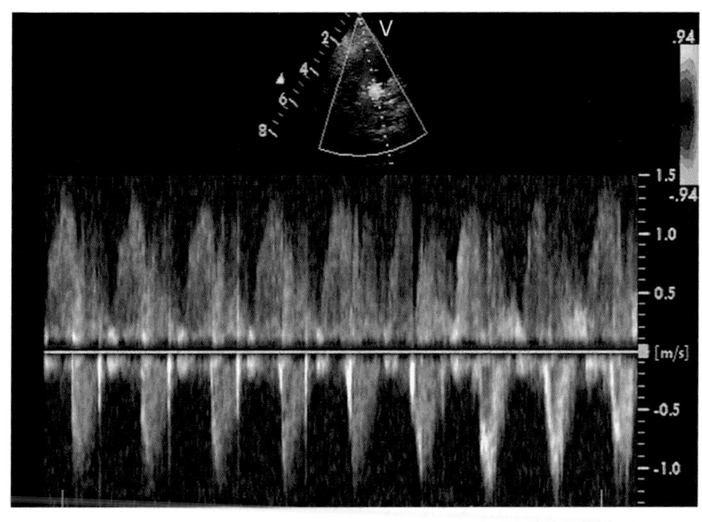

图 5-1-47 冠状动脉起源于肺动脉频谱多普勒显像

PW 显示左冠状动脉起源于肺动脉开口处以舒张期为主的血流频谱

常增粗或代偿性扩张，提示存在冠状动脉畸形起源。

2. 与右冠状动脉 - 肺动脉瘘鉴别：该病的冠状动脉起源正常，右冠状动脉明显扩张，追踪扩张的瘘管，可见血流瘘入肺动脉外侧壁。

3. 冠状动脉起源于肺动脉者听诊可发现连续性杂音，临床应与动脉导管未闭鉴别。后者二维超声可显示降主动脉与左肺动脉之间的异常通道，频谱多普勒显示为高速连续性分流，杂音较响，而冠状动脉开口位置正常，无明显增宽。

4. 经胸超声检查由于受胸壁及肺组织的遮挡，分辨力不够，常常不能准确显示起源异常的冠状动脉开口及走行。由于经食管超声心动图避开了胸壁及肺组织的干扰，并使用较高频率的探头，可清晰显示冠状动脉的起源，并可准确测量左、右冠状动脉的内径。

第十二节 主动脉缩窄

一、一般特征

主动脉缩窄（coarctation of aorta）是主动脉的局限性狭窄或闭塞，在主动脉弓至肾动脉水平以上的降主动脉范围内均可出现缩窄，通常多发生在主动脉峡部。降主动脉可有狭窄后扩张。

根据是否合并动脉导管未闭分为：

1. 单纯型 常见，多见于成年人，缩窄位于发出动脉导管之后的主动脉峡部，大多数患者不合并 PDA。

2. 复杂型 少见，多见于婴儿，缩窄位于发出动脉导管之前的主动脉，病变部位的主动脉多发育不良，多合并 PDA、VSD、大动脉转位等其他心血管畸形。

二、病理生理学特征

在狭窄近端，血容量增加，血压上升，左心室肥厚。在狭窄远端，主动脉内压力降低，血液供应减少，血压降低，可导致有关脏器组织供血不足。合并 PDA 的患者，肺动脉血液通常经 PDA 右向左分流入缩窄远端的主动脉，使血氧饱和度降低，出现差异性发绀，即上半身无发绀，下半身出现发绀。

三、检 查 方 法

常用切面有胸骨旁长轴、胸骨上窝主动脉弓长轴及心尖五腔切面等，主要可观察到主动脉根部、升主动脉和降主动脉起始段，观察缩窄的部位、长度和程度，同时还可显示是否存在动脉导管未闭及与缩窄部位的关系。

四、超声心动图观察的重点

胸骨旁切面显示左心室肥厚、室壁运动增强等继发性改变。胸骨上窝切面，可显示主动脉弓局限性狭窄、内径局限性变窄。彩色多普勒可显示狭窄处血流束变细及远侧多彩湍流，CW 可显示收缩期的高速湍流频谱（图 5-1-48）。若伴有 PDA，则有相应的超声心动图表现。TEE 可清晰显示狭窄部位，并可测量狭窄部位的内径和狭窄段的长度（图 5-1-49）。

【专家指点】

1. 胸骨上窝切面是探查该病的重要切面，对二维超声观察到左心室心肌明显肥厚而无高血压、主动脉瓣狭窄等病变者，应高度怀疑主动脉缩窄。高位胸骨旁切面可以看到动脉导

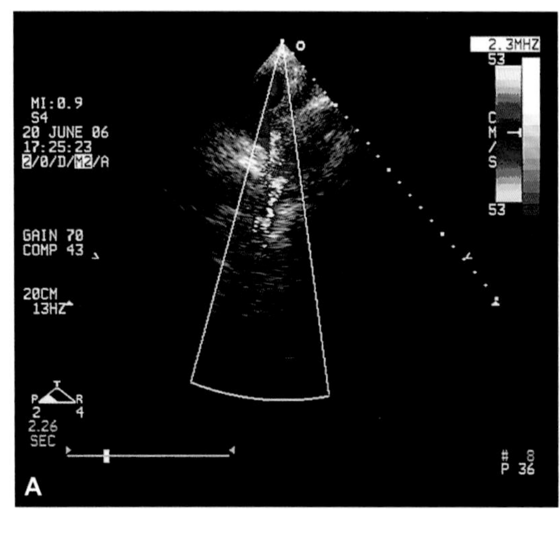

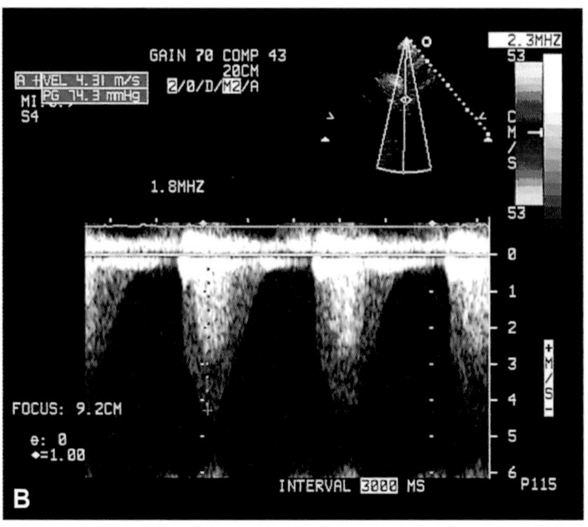

图 5-1-48　主动脉缩窄的多普勒超声显像

A. CDFI 显示狭窄处高速血流，流束变细；B. CW 显示收缩期的高速湍流频谱

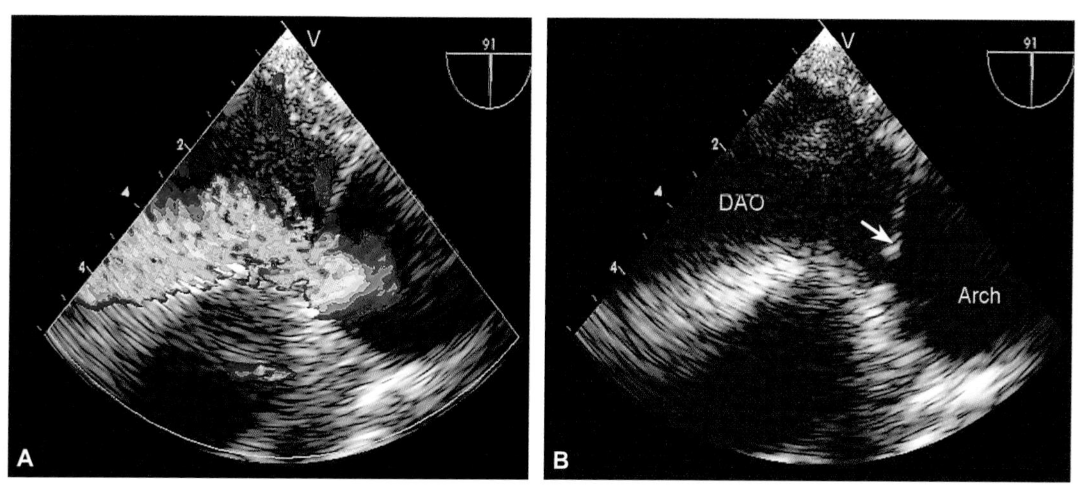

图 5-1-49 主动脉缩窄 TEE 超声显像

A. TEE 显示降主动脉管腔内的隔膜样回声，并可测量狭窄部位的内径；B. 彩色多普勒显示狭窄处高速血流（箭头所示）。Arch：主动脉弓；DAO：降主动脉

管及降主动脉的连接部位，也有助于发现主动脉缩窄。如存在动脉导管未闭，应注意观察缩窄部位与动脉导管的关系，动脉导管血流呈明显右向左分流者多为导管前缩窄。

2. 彩色血流显像有助于检测主动脉内血流，测定狭窄段的压差。此外，本病应与主动脉瓣瓣上狭窄及主动脉瓣粥样硬化所致的狭窄相鉴别。

3. 应仔细观察主动脉的其他部位有无狭窄，必要时行 TEE 进一步明确诊断。

4. 检查主动脉弓时，除了要确定主动脉弓的位置，还应检查主动脉弓的分支动脉的起始部位，特别是左、右锁骨下动脉。要注意左锁骨下动脉是否受到缩窄的影响及与缩窄部位的距离。若左颈总动脉与左锁骨下动脉的间距超过无名动脉与左颈总动脉的间距 1.5 倍，常提示主动脉缩窄。

5. 假性主动脉缩窄：也称为亚临床主动脉缩窄，是指主动脉弓降部异常的延长或迂回，局部的扭结类似缩窄，但该病不存在压力阶差或仅有轻微压力阶差，无侧支血管形成。

第十三节 永存左上腔静脉

一、一 般 特 征

永存左上腔静脉（persistent left superior vena cava）是最常见的先天性静脉畸形，占先天性静脉畸形的 85%~95%。在正常心脏发育过程中，左上腔静脉逐渐退化成一个韧带。正常左上部的静脉回流经左无名静脉入右上腔，回流入右心房（图 5-1-50）。

病理特征：以左上腔静脉引流入冠状静脉窦致冠状静脉窦扩大，并开口于右心房者多见。单纯者血流动力学无异常，临床可无症状，不需治疗。但永存左上腔静脉常与其他心脏疾患并存，尤其是需体外循环心内直视手术或行心导管插管者，术前诊断尤为重要。

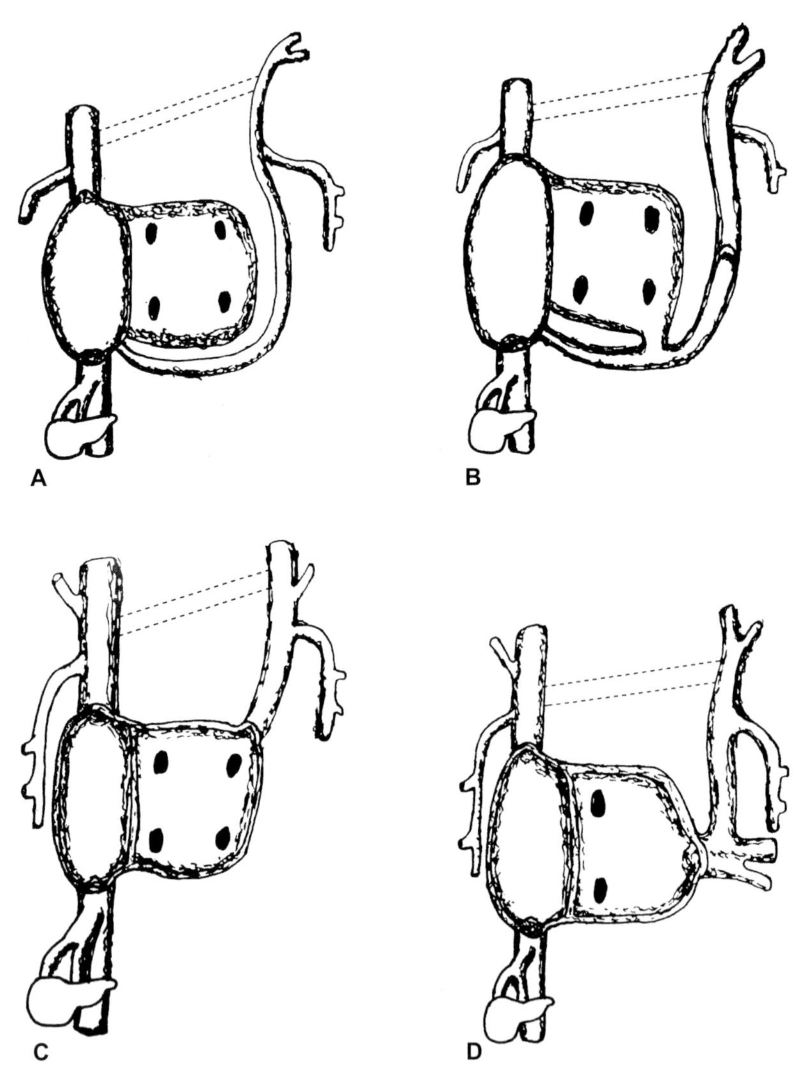

图 5-1-50 永存左上腔静脉分型

A. 永存左上腔静脉汇入冠状静脉窦；B. 永存左上腔静脉经冠状静脉窦开口于左心房和右心房（无顶冠状静脉窦综合征）；C、D. 永存左上腔静脉直接引流入左心房和肺静脉

经左上肢静脉心脏声学造影，冠状静脉窦先于右心房显影。

二、超声心动图观察的重点

正常情况下，胸骨旁左室长轴切面位于左房室交界处的冠状静脉窦因较小（内径在5mm以下），通常不显示。

冠状静脉窦扩张时，胸骨旁左室长轴及不典型四腔心切面可探及扩张的冠状静脉窦（图5-1-51）。胸骨上窝切面降主动脉旁显示一管腔，多普勒显示为静脉血流。

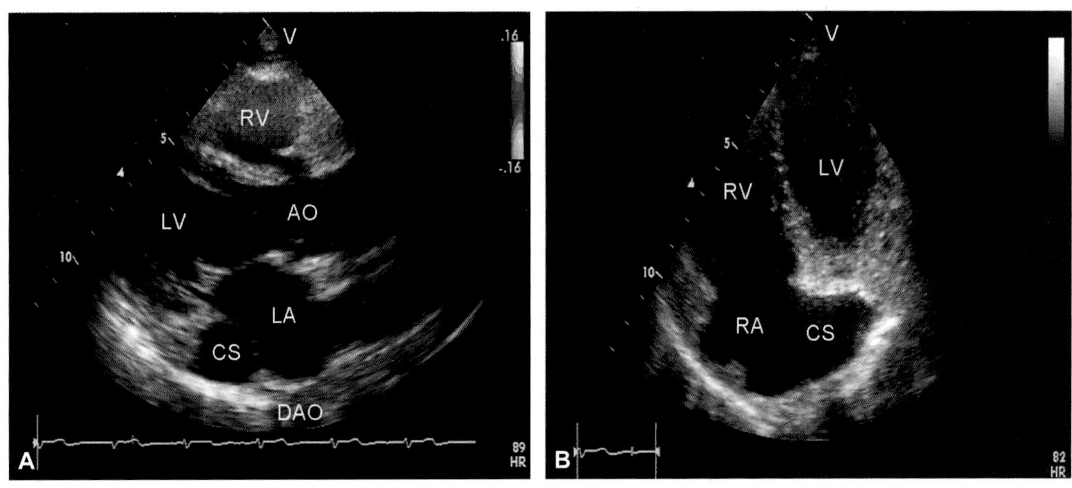

图 5-1-51 永存左上腔静脉二维超声显像

A. 左室长轴切面显示冠状静脉窦扩张；B. 不典型四腔心切面显示扩张的冠状静脉窦与右心房相通。CS：冠状静脉窦；DAO：降主动脉

短轴切面表现为左房室交界处紧贴二尖瓣后叶根部有一圆形暗区，并随房室环略有移动，其长轴为管状暗区，窦口与右心房相通。

【专家指点】

1. 胸骨旁左室长轴及不典型四腔心切面探及扩张的冠状静脉窦是超声诊断永存左上腔静脉的基础依据。

2. 由于超声心动图受声窗质量、二维图像分辨力所限制，对部分患者难以清晰、确切地显示到永存左上腔静脉本身的结构，诊断带有一定的推测性等缺点，但目前对于检测冠状静脉窦的内径、解剖结构和走行，经胸二维超声检查具有无创、简单、经济、易重复等优点，是诊断永存左上腔静脉的首选方法

3. 应与引起冠状静脉窦扩张的其他疾病，如右心房高压、肺静脉异位引流入冠状静脉窦、冠状动静脉瘘引流至冠状静脉窦、异常的肝静脉引流至冠状静脉窦、无冠顶综合征、冠状窦口狭窄等鉴别。

发绀型先天性心脏病

发绀型先天性心脏病种类很多且病变复杂，这里仅对几种比较常见的疾病作一论述。

第一节　法洛四联症

一、一般特征和临床特点

法洛四联症（tetralogy of Fallot）是一组先天性心血管的复合畸形。1988 年由 Fallot 将其归纳为肺动脉狭窄、室间隔缺损、主动脉骑跨及右心室肥厚等四种典型的病理改变，其中肺动肺狭窄与室间隔缺损是引起患者一系列临床症状和体征的主要病理改变。发病机制尚未完全清楚。肺动脉狭窄可发生于漏斗部、肺动脉瓣或肺动脉干，亦可为合并型，该疾病是发绀型先天性心脏病最常见的一种畸形。

一般将法洛四联症分为：

1. 典型的法洛四联症　指右室流出道梗阻较严重，心室水平以右向左分流为主，是很常见的一型（图 5-2-1）。

2. 无发绀的法洛四联症　指右室流出道梗阻较轻，心室水平有左向右的分流，是很少见的一型。

3. 假性永存动脉干　指肺动脉瓣闭锁，但肺动脉干存在，肺部血供依靠动脉导管、支气管动脉或侧支循环。

临床症状和体征：患儿出现发绀（出生后数月因动脉导管未闭可无发绀），发育差，有气急、乏力、蹲踞、晕厥等症状，可并发感染性心内膜炎及肺部感染等。有不同程度的发绀、杵状指，胸骨左缘第 3、4 肋间可闻及肺动脉狭窄的收缩期喷射性杂音，其响度常与发绀程度呈反比，杂音历时短且常伴有震颤，肺动脉瓣第二心音可减弱，故肺动脉瓣听诊区心音常呈单音，室间隔缺损杂音不典型。

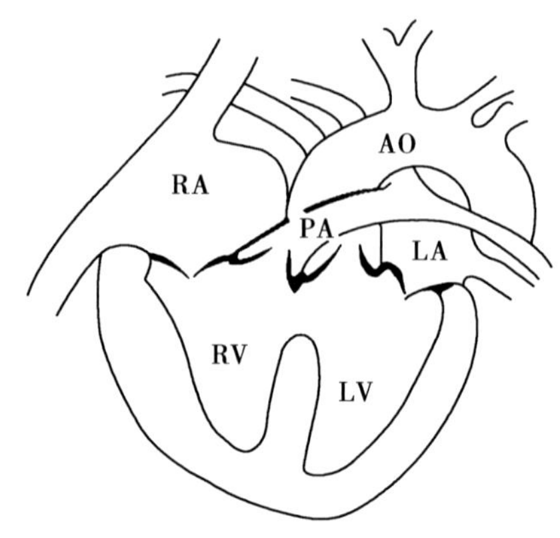

图 5-2-1　法洛四联症的病理解剖示意图

二、病理生理学特征

法洛四联症的血流动力学改变主要取决于肺动脉狭窄的程度。肺动脉狭窄程度严重时，右心室压力可超过左心室，此时右心室的血液通过室间隔缺损和骑跨的主动脉流入左心室和主动脉，导致体循环血氧饱和度降低，临床出现发绀；由于肺血流量减少，心脏不大，甚至偏小；肺动脉狭窄程度较轻时，左心室压力仍超过右心室，血流仍以左心室向右心室分流为主，肺血可偏多，临床上表现为左心房、左心室增大，发绀可不明显。

由于肺血流量减少，氧合血红蛋白减少，长期的低氧血症、组织缺氧红细胞和血红蛋白可代偿性增多，导致血液黏滞度增加，易形成血栓。若血栓脱落，可引起栓塞。发绀的严重程度取决于肺血流量的多少、主动脉与肺动脉的阻力差、血红蛋白增高程度，以及是否合并动脉导管未闭、侧支循环建立情况等。

三、检查方法

重点观察左室长轴、大动脉短轴及心尖四腔心等切面，注意心脏形态、各房室大小及各结构的连续关系，右室流出道及肺动脉主干及其分支、肺动脉瓣情况。

剑突下右室流出道切面是观察流出道狭窄的重要切面。

四、超声心动图观察的重点

（一）二维及M型超声心动图

室间隔回声连续性中断，典型的缺损位于膜周部，通常缺损较大，主动脉明显增宽，前壁前移，室间隔位于主动脉前、后壁之间，形成主动脉骑跨的特征性表现（图 5-2-2A）。多数主动脉骑跨属于轻至中度，主动脉骑跨率等于主动脉前壁到室间隔右心室面的距离除以整个主动脉的内径，骑跨率 >75% 为右心室双出口。

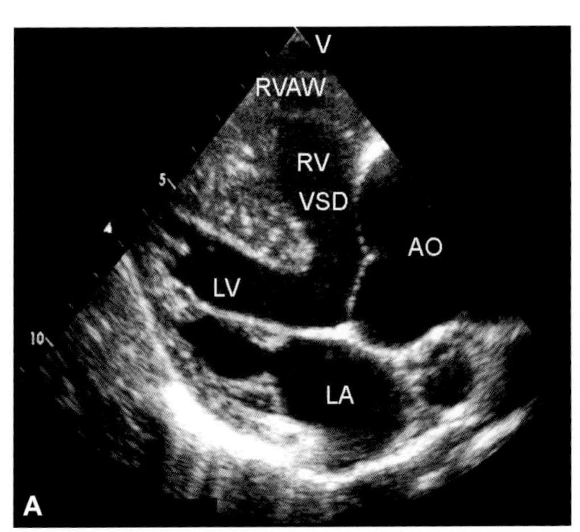

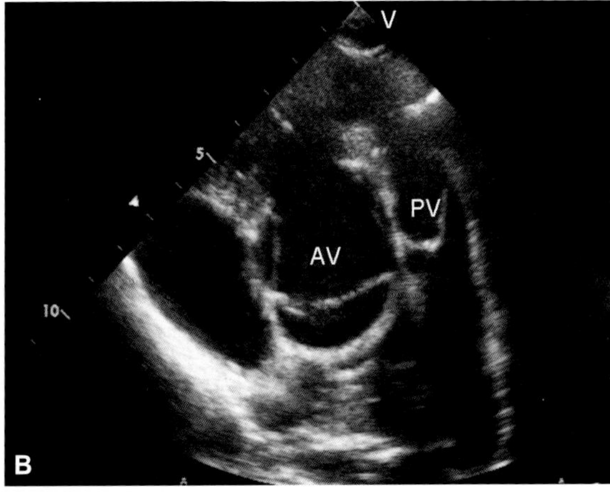

图 5-2-2 法洛四联症二维超声表现

第五篇

右室前壁及室间隔增厚，右室流出道变窄，肺动脉主干常狭窄或发育不良，肺动脉分支近端亦较正常者狭窄。肺动脉瓣发育畸形，瓣膜可增厚、钙化、开放受限，呈穹隆状改变(图 5-2-2B)或显示不清。左心房、左心室显示正常或偏小，右心房和右心室可正常或稍大。

(二) 多普勒超声心动图

频谱多普勒可观察到心室水平以右向左为主的双向分流，由于双侧心室压力接近平衡，因此分流速度较低(图 5-2-3)。右室流出道及肺动脉呈五彩镶嵌的高速花色血流。肺动脉内可探及位于零线下的高速血流频谱(图 5-2-4)，狭窄程度越重，则血流速度越高，压差越大。右室流出道狭窄时，其频谱形态呈特异的“倒匕首状”。

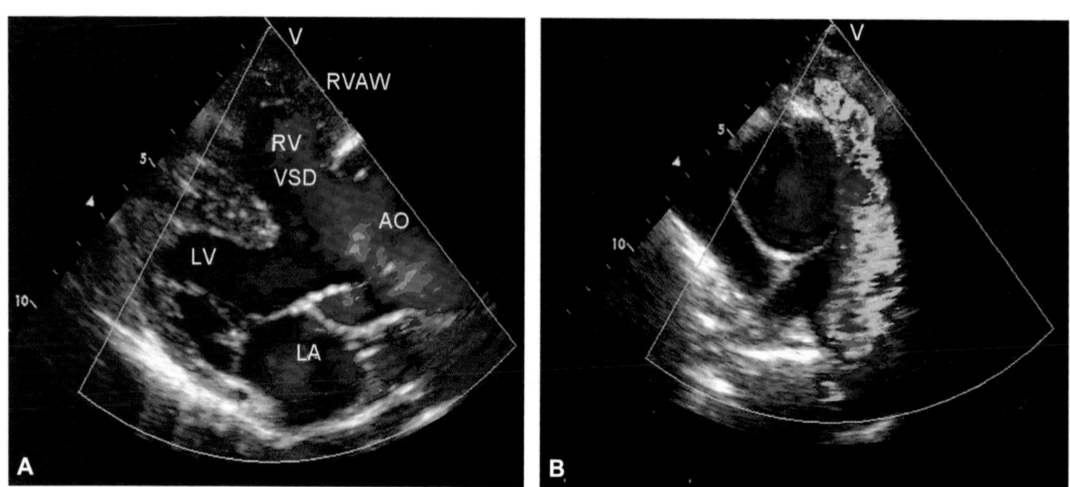

图 5-2-3 法洛四联症彩色血流超声表现

A. 左室长轴切面彩色多普勒显示右向左的低速分流；B. 大血管短轴切面彩色多普勒显示肺动脉内呈五彩镶嵌的高速花色血流；VSD：室间隔缺损；RVAW：右心室前壁

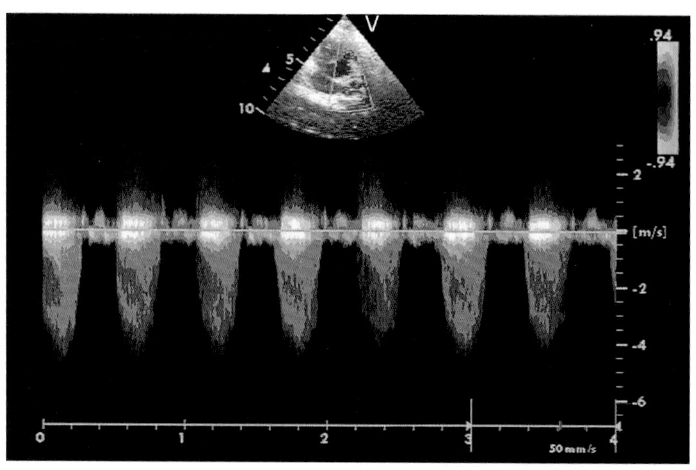

图 5-2-4 法洛四联症肺动脉狭窄血流频谱

【专家指点】

1. 应用多普勒检查时，需注意观察分流的部位，频谱的性质、方向、时相、持续时间及速度，必要时应改变帧频、灵敏度，提高分辨力，以期获得最佳的图像。结合彩色多普勒、脉冲及连续多普勒，可以评估右室流出道及肺动脉不同部位的狭窄程度。彩色血流显像对判断肺动脉闭锁有重要帮助。

2. 漏斗部间隔向右、前移位，导致右室流出道狭窄是法洛四联症的基本病理特征。评估肺动脉的发育情况对手术治疗有重要意义，肺动脉总干和左、右肺动脉内径及其连续情况是评估肺动脉发育情况的主要内容。测量左、右肺动脉内径时，应尽可能选择较远端的部位。左、右肺动脉内径相加与横膈水平降主动脉内径的比值(即 McGoon 指数)>1.5 时，可考虑进行法洛四联症根治手术。

3. 由于左、右心房压力相近，分流速度低，彩色多普勒超声显像困难，若合并房间隔缺损，常易漏诊。检测时需降低速度标尺，才可显示较低速的双向分流信号。

4. 肺动脉严重狭窄趋于闭锁时，由于血流信号少，可能测不到肺动脉内的高速血流，仅根据压差评估肺动脉的狭窄程度会造成低估。此时，应结合肺动脉主干及分支的直径来评估肺动脉的发育情况。

5. 与右心室双出口鉴别，后者主动脉骑跨程度常超过 70%，主动脉后壁与二尖瓣前叶之间无纤维连续性，而出现圆锥肌的回声。

第二节　大动脉转位

一、一般特征和临床特点

大动脉转位(transposition of the great arteries，TGA)是指主动脉和肺动脉之间位置关系发生异常，从而导致主动脉连接解剖学右心室(即形态、位置、结构正常的右心室)、肺动脉连接解剖学左心室(即形态、位置、结构正常的左心室)，而房室连接一致或不一致的先天性心血管畸形。TGA 是婴幼儿最常见的一种发绀型心脏病，约占 20%，易发生心力衰竭，死亡率高，占先天性心脏病患者的 5%~10%。

致病原因：在胚胎发育过程中，动脉球未按螺旋形进行分割，造成其扭转不全或未按螺旋形进行扭转，从而导致大动脉与心室之间的连接发生异常。

根据房室之间连接关系的正常与否，可将大动脉转位分为两大类：

(一) 完全型大动脉转位

指房室之间的连接关系正常(即左心房连左心室，右心房连右心室)但心室与大动脉连接不一致者，即解剖学左心室连接肺动脉，解剖学右心室连接主动脉，主动脉位于肺动脉的右前方，此型患者多见(图 5-2-5)。心脏多为正常左位心，即心脏大部分位于左侧胸腔，心尖指向左下方，心房正位即双侧心房解剖学位置正常，心室右襻即正常的解剖学心室关系，右心室位于右前，左心室位于左后，少部分患者为右位心、心房反位、心室左襻。

该型患者的肺循环和体循环完全被分割成两个互不关联的独立体系，其血循环的方向为：

体静脉回流(非氧合静脉血)→右心房→三尖瓣→右心室→主动脉→全身(非氧合静脉血)。

肺静脉回流(氧合血)→左心房→左心室→肺动脉→肺(氧合血)。

通常合并室间隔缺损、房间隔缺损或动脉导管未闭等其他畸形,使得两个独立的循环体系相通,否则患者无法存活。

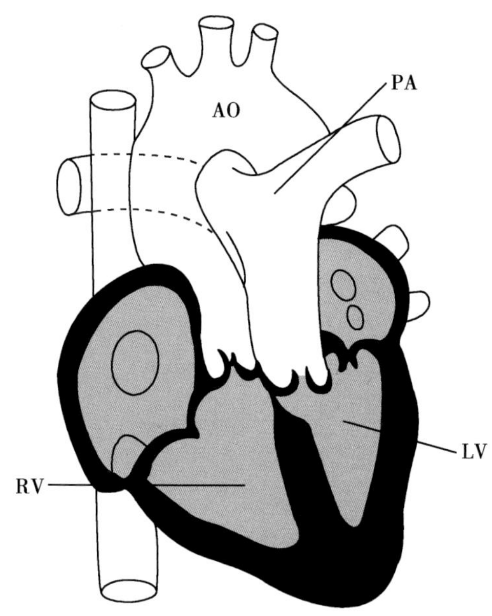

图 5-2-5 完全型大动脉转位的病理解剖示意图

分型:

1. 完全型右位型 TGA(完全型 D-TGA, SDD) 主动脉在主肺动脉之前,通常为心房正位、心室右襻、房室关系协调。

2. 完全型左位型 TGA(完全型 L-TGA, ILL) 主动脉在左肺动脉左前侧,通常为心房反位、心室左襻、房室关系协调。

(二) 矫正型大动脉转位

指心房与心室连接以及心室与大动脉连接均不一致,即左心房 - 右心室 - 主动脉;右心房 - 左心室 - 肺动脉,血流动力学在生理上或功能上得到矫正。其血循环的方向为:体静脉回流血→右心房 →二尖瓣 →功能右心室(形态学左心室)→肺动脉→肺静脉→左心房→三尖瓣→功能左心室(形态学右心室)→主动脉→体循环。因此,此型患者虽然心室与大动脉间连接关系以及心室大动脉的位置关系发生了异常改变,但血液循环路径却未受影响。若没有合并其他心血管畸形者,其血流动力学无异常。本病患者的病理生理状态主要取决于所合并的其他畸形。

分型:

1. 矫正型左位型 TGA(矫正型 L-TGA,SLL) 心房正位,心室左襻,大动脉左转位,右心室位于室间隔左侧,主动脉位于主肺动脉左侧,约占 95%。

2. 矫正型右位型 TGA(矫正型 D-TGA,IDD) 心房反位,心室右襻,大动脉右转位,右心室位于室间隔的右侧,主动脉位于主肺动脉的右前方,约占 5%。

临床症状和体征:完全型大动脉转位的患儿出生后多有程度不同的呼吸困难和发绀,随其生长、发育,缺氧表现进行性加重并出现心力衰竭的相应症状。体检时,此类患儿可有杵状指,如发生心力衰竭时可有肝大等相应体征。听诊时胸骨左缘第 3、4 肋间第二心音多亢进,如合并室间隔缺损或动脉导管未闭等其他先天性心血管畸形时,可于各自的听诊部位闻及相应的特征性杂音。

矫正型大动脉转位的患者临床症状和体征因其伴随的其他心血管畸形的不同而差异较大,但大多数患者可于左侧第 2 肋间闻及增强、单一的第二心音。

二、病理生理学特征

完全型大动脉转位时,由于体循环和肺循环成为两个完全隔离、各自独立的循环体系,故患者的存活与否将完全依赖于是否伴有房间隔缺损、室间隔缺损以及动脉导管未闭等心血管畸形,从而形成分流且必须是双向分流,使得独立体循环的静脉血形成右向左分流、肺循环氧合血形成左向右分流且双向分流血量基本保持平衡，患者才可得以存活。因此，该型患者主动脉与肺动脉内流动的都是血氧饱和度较低的混合血，分流量的大小将直接决定患者缺氧的程度并与之呈反比关系。但分流量大时，心脏前负荷将随之加重，这也成为影响心脏血流动力学发生改变的主要因素。

矫正型大动脉转位者，由于其血液循环在功能上得到了纠正，故不合并其他心血管畸形时，血流动力学一般不发生异常改变；但若合并其他畸形时，血流动力学改变与否及其轻重将主要取决于合并畸形所产生的分流量大小。

三、检查方法

常规切面探查仔细观察心房、心室、大动脉的位置、形态、功能、连接关系和血流动力学改变等，判断各结构有无转位、严重畸形及心内分流。由于大动脉转位的类型繁多、病变复杂，超声心动图检查时应严格按照三节段分析法进行。

四、超声心动图观察的重点

（一）二维及 M 型超声

超声心动图探查时应采用节段性分析诊断法，确定心房位、心室袢、大动脉的位置及其相互之间的连接关系等，而识别房室瓣和心室形态结构是诊断本病的关键，同时注意内脏和心房位置关系之间是否发生异常。

1. 左室长轴切面　两条大动脉平行排列由心底发出，主动脉在前，内径较粗大，向上延伸为主动脉弓，并可见主动脉弓三个分支；肺动脉在后，内径较细小，较短并向后分叉为左、右肺动脉。主动脉位于主肺动脉的前方，自解剖学右心室发出，主动脉与二尖瓣前叶之间没有纤维连接，右心室心肌变厚，右心房可增大（图 5-2-6，图 5-2-7）；肺动脉位于主动脉的后方，

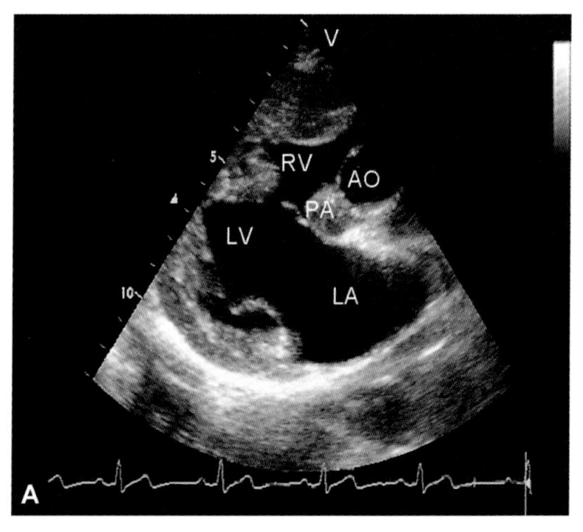

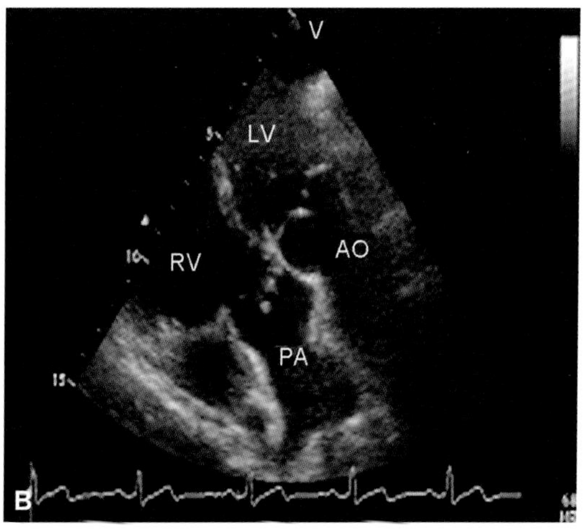

图 5-2-6　大动脉转位二维超声表现

A. 左室长轴切面显示两条大动脉平行排列由心底发出，主动脉与二尖瓣前叶之间没有纤维连接，右心室心肌变厚，室间隔缺损；B. 双心室流出道切面显示主动脉在前，肺动脉在后，较短并向后分叉为左、右肺动脉

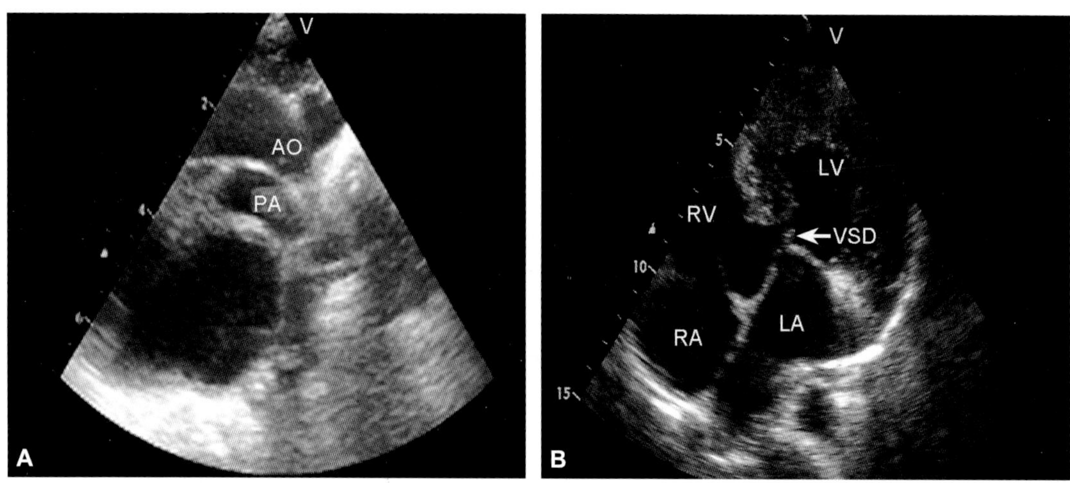

图 5-2-7　大动脉转位二维超声表现

A. 大动脉短轴切面显示主动脉位于肺动脉左前方；B. 肺静脉连接左心房，位于心脏的左侧，VSD 为室间隔缺损

起自解剖学左心室。辨别主动脉和肺动脉时，要注意在动脉远端是否可以观察到分叉及分支，有分叉及两条分支者为肺动脉，部分患者常合并有肺动脉瓣狭窄。

大动脉短轴可显示出主动脉位于肺动脉左前方（亦称左位型大动脉转位）或右前方（亦称右位型大动脉转位）。若合并房间隔缺损、室间隔缺损等，可观察到相应的超声表现。

在心尖四腔心切面、大动脉短轴等切面，可观察到肺静脉连接左心房，位于心脏的左侧，上、下腔静脉连接右心房，位于心脏的右侧，即心房正位；右心室腔内有调节束，心内膜粗糙，肌束和肌小梁较多、较粗大，三尖瓣的附着点低于二尖瓣，而左心室内膜光滑，通过以上几点可区分左、右心室。

（二）多普勒超声心动图

合并房、室间隔缺损时，可观察到房、室水平分流（图 5-2-8）；合并肺动脉瓣狭窄时，肺动脉内可检出五彩镶嵌的高速血流（图 5-2-9）。

【专家指点】

1. 完全性大动脉转位而室间隔完整时，若不合并肺动脉狭窄，由于左心室压力下降，室间隔突向左心室面，容易形成动力性梗阻，检查时应对左室流出道进行详细的评估。

2. 完全性大动脉转位常伴室间隔缺损，室间隔缺损常见于流出道间隔及膜周部。圆锥间隔向前移位可导致主动脉瓣下狭窄，此时可伴有主动脉缩窄或主动脉弓离断；此外，圆锥间隔前移与小梁部间隔对位不良，可形成肺动脉骑跨于小梁部间隔上及右室流出道狭窄。肺动脉瓣下室间隔缺损肺动脉骑跨超过 50%，则类似右心室双出口，但是完全性大动脉转位的肺动脉瓣与二尖瓣直接连接，主动脉与肺动脉多呈前后位，而右心室双出口的主动脉与肺动脉并列。

3. 矫正性大动脉转位大多伴有其他心内结构异常，临床表现取决于伴发畸形的种类和程度。常见合并畸形有室间隔缺损、肺动脉狭窄、三尖瓣关闭不全、进行性房室传导阻滞以

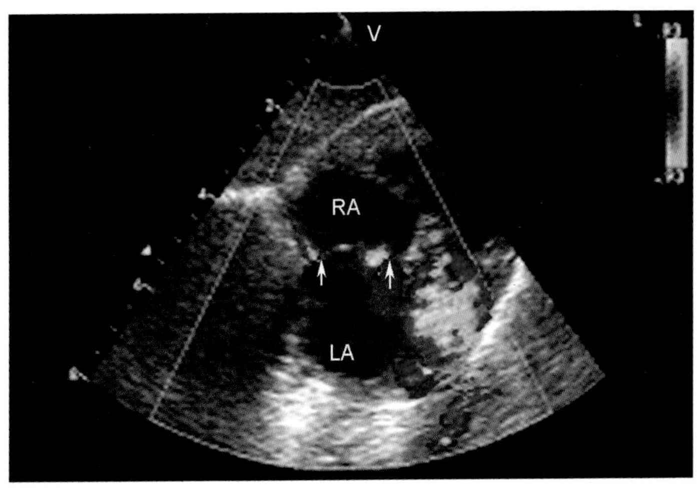

图 5-2-8　大动脉转位彩色血流表现

剑突下双房切面显示房间隔缺损(箭头所示)

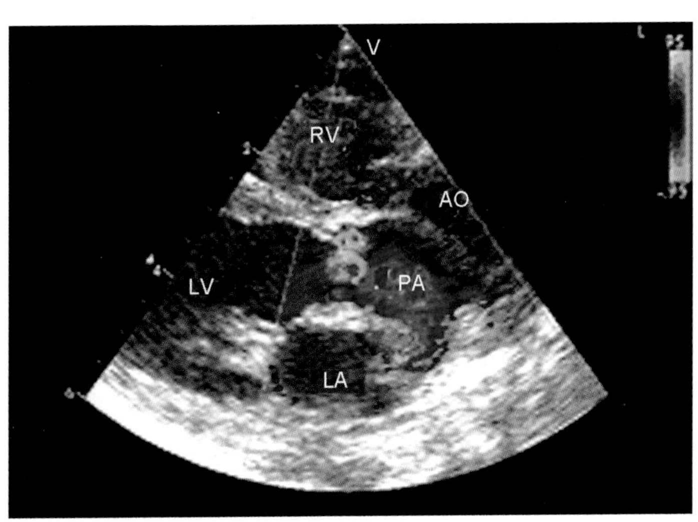

图 5-2-9　大动脉转位彩色血流表现

左室长轴切面显示肺动脉位于主动脉的后方,分叉为左、右肺动脉,彩色血流显示肺动脉内五彩镶嵌的高速血流

及预激综合征等。

4. 应用二维超声心动图剑突下短轴切面,根据横膈水平腹主动脉、下腔静脉与脊柱的相对位置,可以确定心房的位置。根据左、右心室的解剖特征,确定心室的位置。胸骨旁短轴切面中,可以确定主动脉与肺动脉的空间位置关系。

第三节 右心室双出口

一、一般特征和临床特点

右心室双出口(double outlet right ventricle,DORV)是指主动脉和肺动脉都由右心室发出或两者中的一条及另一条的大部分起自右心室,室间隔缺损是左心室的唯一出路,室间隔完整者极其罕见,病变较复杂且少见。右心室双出口者常见,而左心室双出口者比较罕见。

一般认为疾病发生的解剖学基础是在胚胎发育期,圆锥动脉干分割成主动脉和肺动脉的过程中发生异常。心房及内脏位置多数正常,少数患者可发生心房或心室转位。

右心室双出口的分类方法很多,经典的分型方法为:

(一)大动脉关系正常或接近正常

1. 法洛四联症型右心室双出口 与法洛四联症极为相似。肺动脉起自右心室,合并肺动脉瓣狭窄,但主动脉骑跨程度≥75%,室间隔缺损多位于主动脉瓣下,二尖瓣前叶与主动脉瓣之间无纤维连续性。

2. 艾森曼格型右心室双出口 与室间隔缺损合并肺动脉高压相似。肺动脉起自右心室,主动脉骑跨于室间隔之上,但主动脉骑跨程度≥75%,室间隔缺损多位于主动脉瓣下,二尖瓣前叶与主动脉瓣之间无纤维连续性,主肺动脉及左、右肺动脉扩张,合并有肺动脉高压。

(二)大动脉关系异常

1. 右位型大动脉异位型右心室双出口 亦称Tussing-Bing综合征,主动脉起自右心室,位于肺动脉的右前或正前方,肺动脉骑跨于室间隔上,骑跨程度≥75%,室间隔缺损多位于肺动脉瓣下,可合并有肺动脉高压或肺动脉瓣狭窄。

2. 左位型大动脉异位型右心室双出口 指主动脉位于肺动脉左侧或左前,肺动脉完全起自右心室,主动脉大部分或全部起自右心室骑跨于室间隔缺损之上者,室间隔缺损多位于主动脉瓣下(图5-2-10)。

临床症状和体征:症状多样且差异大,但一般患者都有体循环供血不足症状,如活动后气促、蹲踞现象等。患儿发育差,多有不同程度的发绀,可出现杵状指。肺动脉瓣区第二心音亢进、分裂,可有特征性全收缩期杂音及震颤。部分患者心尖部可闻及由血流增多所致的二尖瓣相对狭窄引起的舒张中期杂音。

二、病理生理学特征

病理生理差异大,由于室间隔缺损是左心室血流的唯一出路,左心室血液将通过缺损部位,由左心室流向右心室形成室水平左向右分流,同时由于肺动脉狭窄时右心腔内压力增高,一部分血流将通过室间隔缺损口产生右向左的分流,故室水平将由此产生双向分流。因主动脉和肺动脉两条大动脉均由或基本由右心室发出,右心室内回流而来的体循环静脉血也将有一部分进入主动脉。因此,无论肺动脉还是主动脉内,都将是动、静脉的混合血,故患者都将有一定程度的缺氧症状和发绀。分流的方向、分流量和发绀的程度,取决于室间隔缺

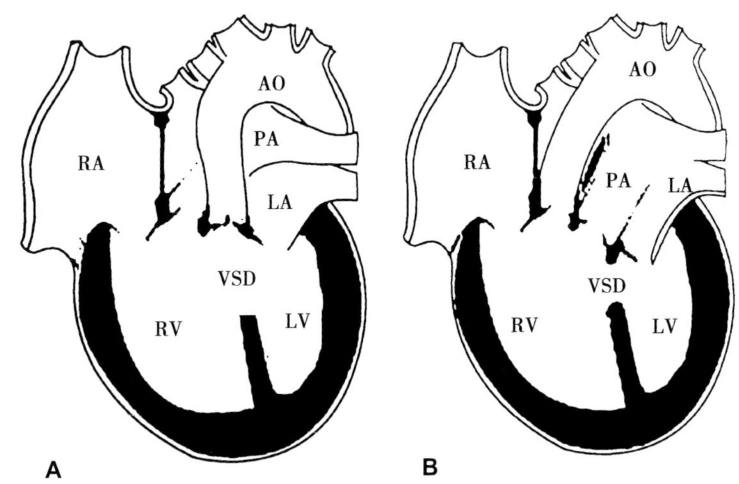

图 5-2-10　右心室双出口解剖示意图

A. 大动脉关系正常的右心室双出口型;B. 大动脉关系异常的右心室双出口型

损与大动脉的关系、室间隔缺损的位置以及肺动脉瓣的狭窄。

三、检 查 方 法

重点观察左室长轴、大动脉短轴、心尖五腔心及剑突下切面等,注意探查大动脉的起源、位置、骑跨程度及室间隔缺损的大小。

四、超声心动图观察的重点

(一) 二维及 M 型超声

各型右心室双出口的二维超声表现各有不同。法洛四联症型者难以与法洛四联症的超声表现相区别,但前者引起右侧心腔扩大的程度较后者明显(图 5-2-11);艾森曼格型者二维超声表现与艾森曼格综合征加室间隔缺损患者的表现基本类似,但其主动脉骑跨程度大;大动脉位置异常型者表现与大动脉转位者相似(图 5-2-11)。

(二) 多普勒超声心动图

血流多普勒可显示室间隔缺损口处右向左为主的过隔血流,一般呈蓝色(因该类患者室间隔缺损口通常大,过隔血流束流速一般较低),但有时也可探及左向右分流的红色为主的血流束(肺动脉狭窄较轻时)。此外,肺动脉狭窄的可探及收缩期五彩镶嵌的高速血流。

频谱多普勒主要用于检测肺动脉狭窄处的血流频谱及室间隔缺损处的分流频谱。

【专家指点】

1. 在确定心房、心室位置后,检查心室与大动脉的连接是右心室双出口的诊断关键。心尖流出道切面、剑突下长轴及短轴流出道切面、胸骨旁左心室及右心室流出道切面是检查心室流出道最常用的切面。在检查过程中,应仔细分辨和寻找肺动脉及左、右肺动脉分叉,以便与主动脉相鉴别,确定骑跨的动脉是主动脉还是肺动脉。

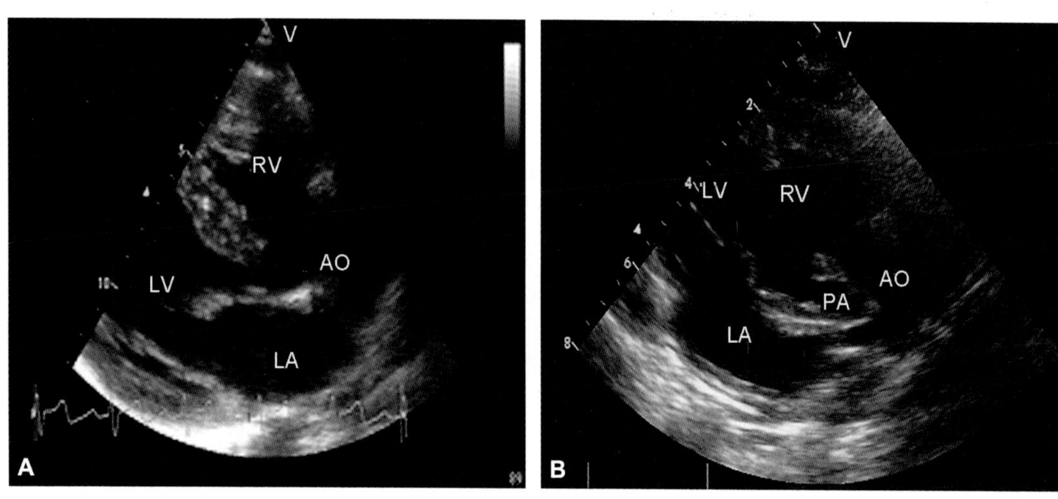

图 5-2-11 右心室双出口二维超声表现

A. 左室长轴切面显示法洛四联症型右心室双出口，主动脉骑跨程度≥75%，室间隔缺损多位于主动脉瓣下，二尖瓣前叶与主动脉瓣之间无纤维连续性；B. 双心室流入道切面显示左位型大动脉异位型右心室双出口，主动脉在左前，肺动脉在右后，两者呈平行排列，主动脉及肺动脉的大部分开口于右心室

2. 应注意观察大血管的位置及起源，房、室连接关系是否正常，室间隔缺损的位置及大小，肺动脉血流有无梗阻。

3. 右心室双出口合并肺动脉瓣狭窄最常见。胸骨旁、心尖及剑突下切面可检查肺动脉狭窄的部位，结合多普勒超声检查测量血流速度，估测狭窄的程度。右心室双出口合并主动脉瓣下狭窄或主动脉缩窄的较少见，多见于肺动脉下室间隔缺损的右心室双出口。

第四节 左心室双出口

一、一般特征和病理生理

左心室双出口（double outlet left ventricle，DOLV）是指两条大动脉或一条大动脉及另一条大动脉的大部分开口于左心室，一般均有室间隔缺损（图 5-2-12）。缺损多较大，极少数室间隔完整。多数合并肺动脉狭窄、右心室发育不良等，通常两组半月瓣与房室瓣之间均无纤维连续。

病理生理及临床表现与右心室双出口有类似之处，体循环的回流血和肺静脉的血液在左心室混合，肺动脉口无狭窄者，肺血流量明显增加，可早期出现左心衰竭；伴有肺动脉狭窄者，多有明显的发绀。

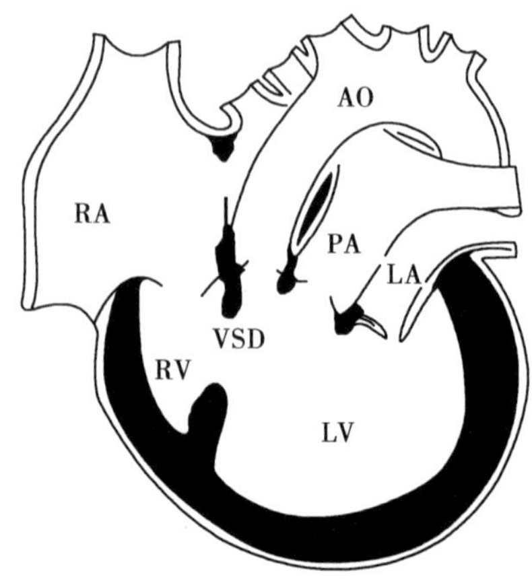

图 5-2-12 左心室双出口解剖示意图

二、超声心动图观察的重点

心尖五腔心断面是观察本病的最佳切面，可观察到肺动脉位于主动脉左侧，肺动脉与主动脉呈平行关系，室间隔缺损较大，两条大动脉均起自左心室，左心室增大的表现。如胸骨旁切面显示不清者，可采用剑突下五腔心切面观察。

彩色多普勒可显示室水平双向分流，左向右分流为红色，右向左分流为蓝色。部分患者还可显示房水平的双向分流。

【专家指点】

1. 左心室双出口是心室与大动脉连接异常，经过检查确定心房、心室位置后，要检查大动脉与心室的连接关系。

2. 左心室双出口的心房位置可正常或反位，房、室连接一致或不一致。但是左心室双出口中以心房位置正常，房、室连接一致最常见，心房反位的很少见。

3. 绝大部分左心室双出口均合并室间隔缺损，室间隔完整者很少，均伴有右心室发育不良。按室间隔缺损与大动脉关系，可分为主动脉下缺损、肺动脉下缺损、双动脉下缺损及远离大动脉缺损。肺动脉流出道梗阻多见于伴主动脉下室间隔缺损的左心室双出口，而主动脉流出道梗阻多见于伴肺动脉下室间隔缺损的左心室双出口，且常合并主动脉缩窄或主动脉弓离断。

4. 左心室双出口的血流动力学改变与是否存在肺动脉流出道或主动脉流出道梗阻有关，大部分病例合并肺动脉瓣或瓣下狭窄，均有发绀表现；如无肺动脉流出道梗阻，则肺血流量增多，发绀轻而出现充血性心力衰竭。

第五节 永存动脉干

一、一般特征和临床特点

永存动脉干（persistent truncus arteriosus，PTA）是指心底部的两支大动脉干被仅有的一根单独的共同大动脉干取代，是较少见的先天性心脏病，发病率仅占先心病的1%~3%。因在胚胎发育过程，圆锥动脉干的动脉干部分在其发育和分隔过程中较早地停止分隔，导致动脉干分隔不全，使得原本应该发育成两支大动脉干的原始动脉干成为单独的共同动脉干。患者只有一组半月瓣（即共同动脉干的半月瓣），该组半月瓣发育可正常，也可出现瓣叶的畸形如增厚、粘连等，瓣叶多从2个到6个不等，多为3个瓣叶，瓣叶的发育大小也可不等。此类患者的冠状动脉、肺动脉和周围动脉均由此大动脉干发出。

永存动脉干通常骑跨于两心室之上，多数患者共同动脉干骑跨的程度为左、右心室两边各占一半，有一部分患者骑跨时共同动脉干偏于左心室或右心室，室间隔缺损是常见的合并畸形且缺损位置较高。除此以外，患者还可合并有其他畸形改变，有近乎半数的患者可有冠状动脉（尤其是右冠状动脉）的畸形，其他还包括动脉导管未闭、单心房、单心室、房室瓣的畸形等。

根据肺动脉起源部位的不同，一般可将永存动脉干分为四型（图5-2-13）：

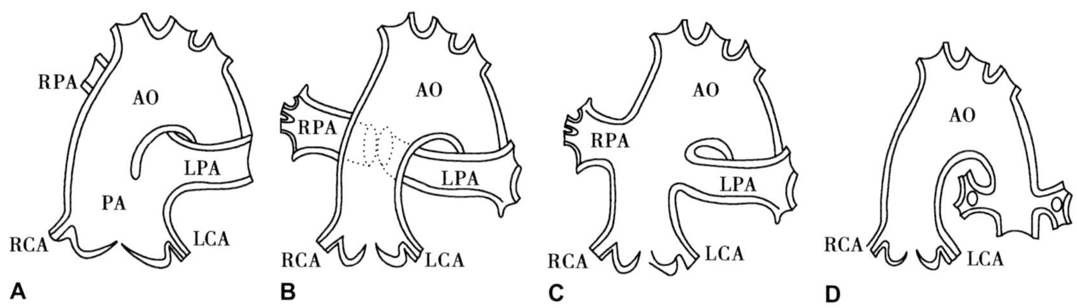

图 5-2-13　永存动脉干病理解剖及分型示意图
A. Ⅰ型；B. Ⅱ型；C. Ⅲ型；D. Ⅳ型

1. Ⅰ型　肺动脉主干及升主动脉由总干分出，肺动脉主干再分出左、右肺动脉，多数患者属于此型。

2. Ⅱ型　没有肺动脉干，左、右肺动脉均由共同动脉干的后壁发出，两分支之间很接近，此型患者也比较多见。

3. Ⅲ型　没有肺动脉干，肺动脉的左、右两分支起自共同动脉干的侧壁。

4. Ⅳ型　左、右肺动脉均缺如，肺循环由总干上的支气管动脉供血。此型少见。

临床症状和体征：症状多明显，出生后即可在短时间内出现气急、呼吸道感染、发育差等症状，严重者可有心力衰竭的相应表现。体格检查时可观察到患者有发绀表现，听诊可于胸骨左缘闻及全收缩期粗糙的杂音。

二、病理生理学特征

主要与肺动脉解剖及功能改变(包括肺循环阻力、肺血流量、有无肺动脉器质性病变等)、共同动脉干的病变程度（狭窄或关闭不全）及其他伴发的心血管畸形有关。由于共同肺动脉干与两个心室都有联系，故它接受的是来自右心室回流来的体循环静脉血和左心室的肺循环氧合血的混合血，故患者的血供会受到影响，这与左心室氧合血及右心室非氧合血进入体循环的比例有关。

由于肺动脉内的血流亦来自共同动脉干，故肺动脉内承受的压力与主动脉内承受的压力相当，久之肺动脉压将增高。一般情况下，若肺循环阻力增高，则肺血流减少，发绀严重。合并共同动脉干瓣膜关闭不全时，心室容量负荷进一步加重，症状也相对重些。

三、超声心动图观察的重点

（一）二维及 M 型超声

只有一条大动脉干，骑跨于左、右心室之上，多数患者骑跨比例为左、右心室各骑跨50%，右室流出道形成盲端，肺动脉从共同动脉干发出，与右心室没有直接的联系，右室流出道及肺动脉包绕主动脉根部的正常结构消失（图 5-2-14)，可伴有一侧肺动脉缺如、肺动脉开口处狭窄或肺动脉发育不良等病变。只有一组半月瓣起源于共同干的起始部，半月瓣可有

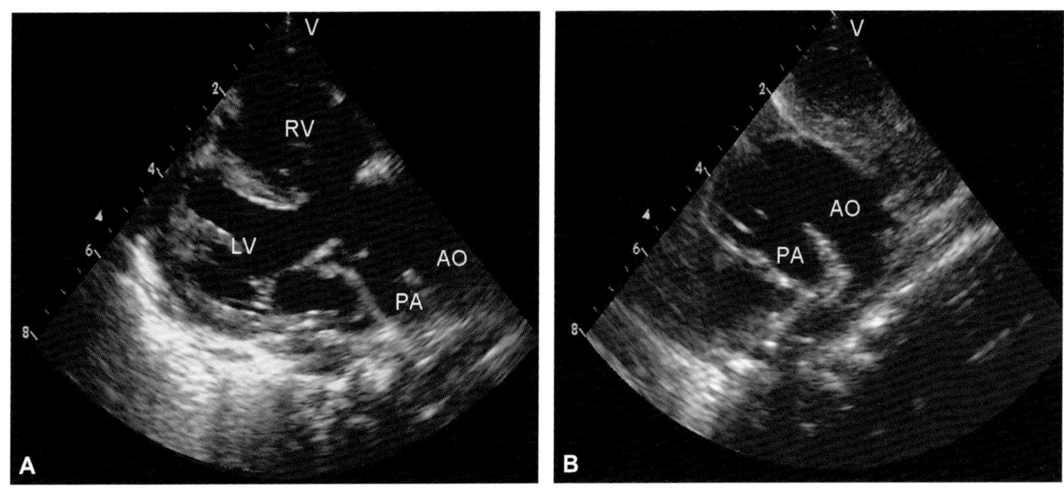

图 5-2-14　永存动脉干二维超声表现

A. 心底部仅可见一条大动脉，骑跨于室间隔上，室间隔缺损较大，肺动脉由共同动脉干发出；B. 主动脉位于肺动脉的左前方，主动脉弓上可见 3 个分支

2~5 叶畸形，部分患者瓣叶可增厚、冗长、粘连、松软和变形。室间隔缺损一般较大，多位于膜周部，偶伴肌部缺损。

（二）多普勒超声

可见左心室及右心室的血液通过共同半月瓣进入粗大的共同动脉干，同时还可观察到室间隔缺损处的分流血，多呈双向分流；若存在共同半月瓣关闭不全，可观察到舒张期瓣口的反流束，多呈五彩镶嵌色（图 5-2-15）。

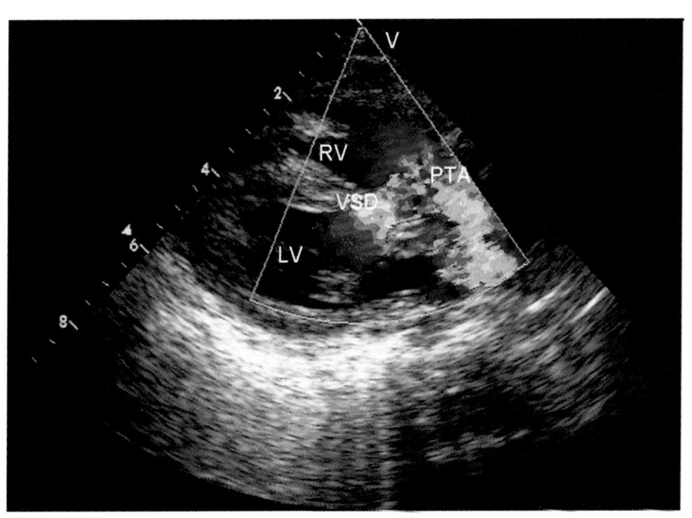

图 5-2-15　永存动脉干彩色血流表现

左室长轴切面显示左心室及右心室的血液共同进入共同动脉干及通过室间隔缺损的过隔血流。PTA：永存动脉干

【专家指点】

1. 永存动脉干是心室与大动脉连接异常的一种类型，房、室连接不一致的很少见，由于漏斗间隔缺如，几乎所有永存动脉干均合并大的室间隔缺损。

2. 胸骨旁长轴、心尖及剑突下四腔切面时，将探头朝上偏斜均可看到动脉干骑跨于室间隔上的征象，该种征象也可见于法洛四联症、肺动脉闭锁伴室间隔缺损。胸骨旁长轴、短轴及剑突下切面对检查肺动脉起始部位及永存动脉干分型诊断有帮助，亦可观察动脉干瓣叶的数目、瓣膜形态及活动情况，多普勒超声可检测动脉干瓣膜的血流速度及反流，进一步可估测狭窄及反流的严重程度。

3. 与肺动脉闭锁伴室间隔缺损鉴别：该病肺动脉瓣或主肺动脉闭锁，内径极细，超声往往不易显示，但本病多伴有 PDA。

4. 与重型法洛四联症鉴别：该病主肺动脉显著狭窄，肺动脉瓣开放明显受限，超声往往较难显示，极易误诊为永存动脉干。

5. Ⅳ型永存动脉干应注意在降主动脉各段的所有部位，仔细寻找有无动脉性分支，尤其是合并主动脉弓离断者，应仔细扫查主动脉弓部位，以识别肺动脉、降主动脉及动脉导管。可以观察到在发出肺动脉后，原血管腔内径明显变窄，此结构组织即为 PDA，如降主动脉与 PDA 相连，应考虑到主动脉弓离断的可能性（图 5-2-16）。

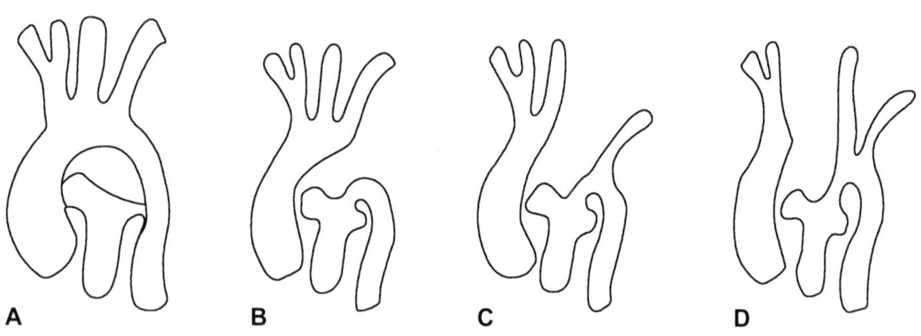

图 5-2-16 主动脉弓不同形态

A. 正常主动脉弓；B. A 型主动脉弓离断；C. B 型主动脉弓离断；D. C 型主动脉弓离断

第六节 单 心 室

一、疾病的一般特征和临床特点

单心室（single ventricular）是指室间隔缺如，左、右心室共腔，即只有一个功能心室，是一种特殊类型的室间隔缺损，属于很少见的发绀型先天性心脏畸形，常合并有房、室及大动脉连接关系的异常。单心室与两组房室瓣或一组共同房室瓣相连接，接受左、右心房的血。

根据心室形态，可分为四型：

1. 左心室型 右室流入道或右心室窦部缺如，形成单一的左心室结构，多数患者属于此型，常伴右位型大动脉转位。

2. 右心室型 左心室窦部缺如，形成单一的右心室结构，可伴有左位型大动脉转位，此型患者不多见。

3. 混合型 单心室由左、右心室肌各半组成，但室间隔缺如，类似巨大室间隔缺损。

4. 未分化型 左、右心室窦部及室间隔均未发育，保持原始心球壁结构。

临床症状和体征：临床表现差异很大，可无任何症状，亦可出现严重的心力衰竭症状，多数可有自幼年而发的气急、乏力、反复呼吸道感染等症状，与患者的病理生理状态有关。患者可有发绀，听诊可闻及增强的第一心音，伴肺动脉高压时可闻及亢进的肺动脉瓣第二心音。

二、病理生理学特征

两侧心房的血液在舒张期经二尖瓣、三尖瓣或共同房室瓣进入单心室，即单心室同时接受体循环和肺循环血。因此，收缩期泵入主动脉或肺动脉内的血都是氧饱和度较低的混合血。同时，单心室两个流出道的通畅与否也将影响血流动力学的改变，当肺动脉口严重狭窄时，肺血流量将显著减少，故舒张期回流入左心的氧合血也大大减少，这将直接影响体循环的氧供，因此患者缺氧症状明显；反之，患者发绀等症状不明显，但由于肺血流量的增多，心力衰竭症状出现相对较早。

三、超声心动图观察的重点

（一）二维及 M 型超声

心腔内无室间隔回声，只有一个心室，心脏十字交叉结构消失。心室腔内可见两组房室瓣或共同房室瓣开口于单一心腔（图 5-2-17，图 5-2-18）。部分患者在共同室腔一侧可见一小腔，为发育不良腔，该小腔可与大动脉连接。患者多伴有大动脉转位，如果主动脉位于肺动脉的右前方，提示右位大动脉转位；如主动脉位于肺动脉左前方，提示左位大动脉转位。

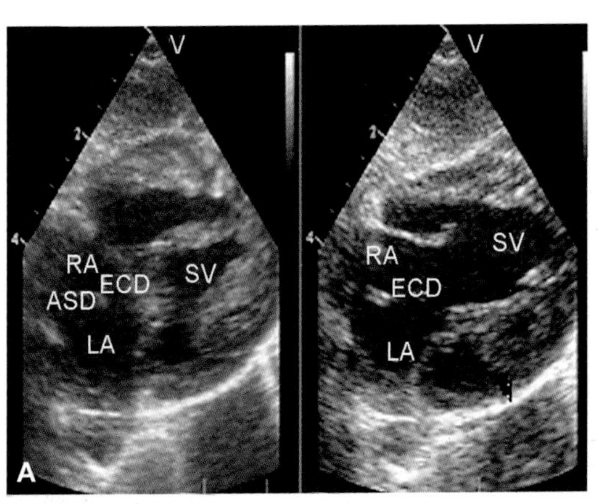

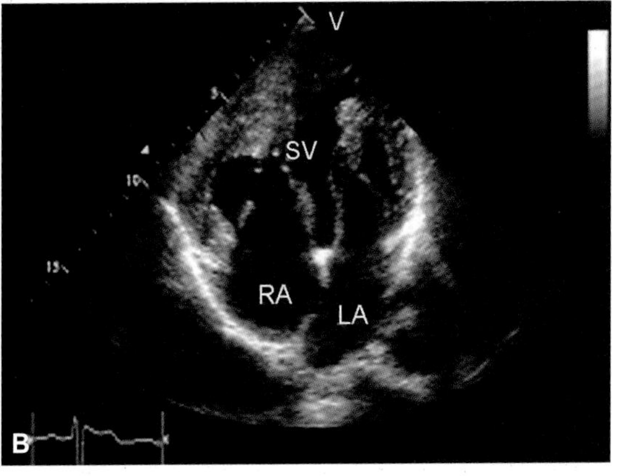

图 5-2-17 单心室二维超声表现

A. 剑突下四腔心切面显示心腔内无室间隔回声，只有一个心室，心脏十字交叉结构消失，心室腔内可见一组房室瓣开口于单一心腔，并合并有原发孔型 ASD；B. 心尖四腔心切面显示心腔内无室间隔回声，只有一个心室，心室腔内见两组房室瓣开口于单一心腔。ECD：心内膜垫缺损；SV：单心室；ASD：房间隔缺损

第五篇

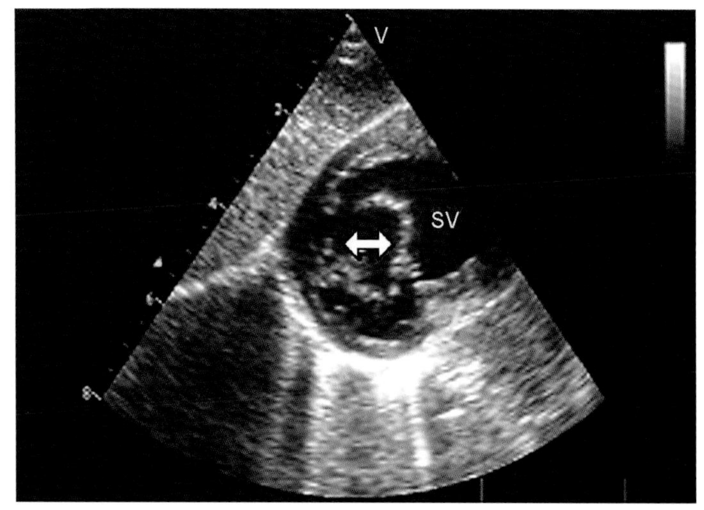

图 5-2-18 单心室二维超声表现(剑突下切面)
剑突下心室短轴切面显示心室腔内仅见一组房室瓣(箭头所示)。SV:单心室

(二) 多普勒超声

可见两侧心房内血流均于舒张期汇入单心室内,伴有肺动脉狭窄时,可见收缩期血流通过肺动脉瓣口时呈五彩镶嵌的高速血流。连续波频谱多普勒可测得狭窄处的血流速及压力阶差(图 5-2-19)。

【专家指点】

1. 胸前及剑突下心室短轴切面是观察有无室间隔回声及房室瓣组数的最佳切面,并可观察房室瓣环骑跨、房室瓣叶跨越的征象。

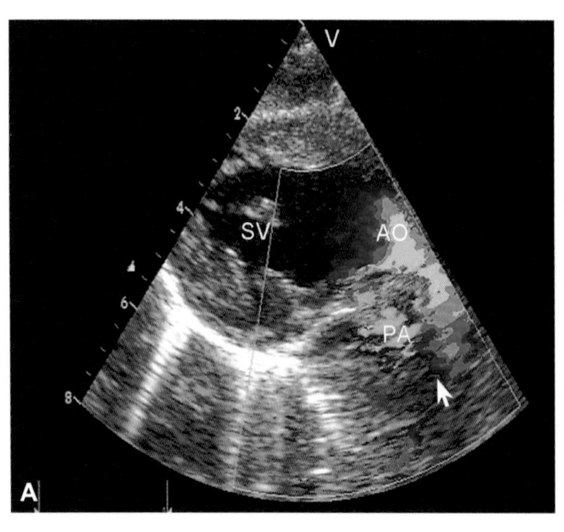

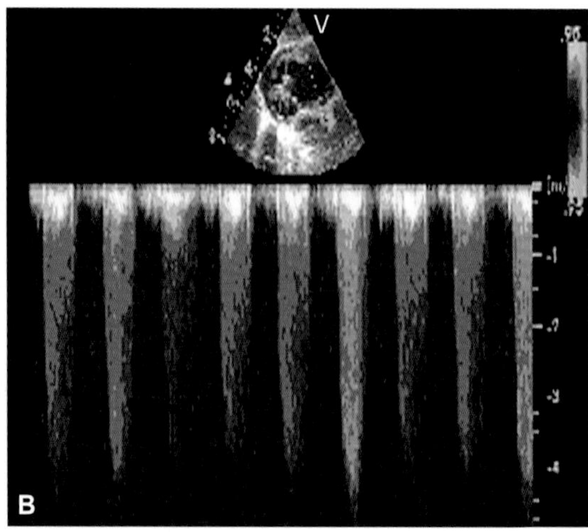

图 5-2-19 单心室多普勒超声表现
A. 彩色血流表现:左室长轴切面显示主动脉及肺动脉均由单一心室腔并行发出,主动脉位于肺动脉左前方(右位大动脉转位);B. 频谱表现:肺动脉内见五彩镶嵌的高速血流,CW 测最大压力阶差为 77mmHg。SV:单心室

第五篇

2. 有两组房室瓣的单心室应注意与合并大动脉转位的巨大室间隔缺损相鉴别,后者有室间隔的残端,室间隔一般位于心腔中部,而单心室内的乳头肌通常位于心室游离壁,并与腱索和瓣叶相连。

3. 主要根据心室心内膜粗糙程度、调节束多少等结构特征,可判断主心室腔是左心室还是右心室形态。左心室型单心室心内膜较光滑,心腔内一般仅有一组房室瓣为二尖瓣;右心室型单心室房室瓣应为三尖瓣,心内膜较粗糙。

4. 在检查心室大动脉连接关系时,要注意有无主动脉下及肺动脉下狭窄,应用多普勒超声测量血流速度及压力阶差,估计狭窄程度。

第七节　三尖瓣下移畸形

一、一般特征和临床特点

1866 年 Ebstein 首先描述三尖瓣下移畸形,故又称 Ebstein 畸形(Ebstein anomaly/syndrome),是罕见的三尖瓣的先天性畸形。本病系胚胎发育早期原始瓣膜内结缔组织和肌肉的发育障碍所致。

主要病理改变是三尖瓣的下移和三尖瓣的发育畸形。三尖瓣的下移是指三尖瓣隔叶和后叶的基部离开三尖瓣环,向右心室下移,附着于右心室壁的不同部位,将右心分为两部分。三尖瓣环至下移的三尖瓣以上为房化右心室,该右心室壁很薄;下移的三尖瓣至心尖部为功能右心室,该处的右心室壁可代偿性肥厚,功能右心室腔的大小取决于三尖瓣的下移程度,三尖瓣下移越严重,功能右心室越小。下移的瓣叶多有畸形或发育不全,三尖瓣的前叶位置一般仍属正常。

根据三尖瓣的下移程度及瓣的发育情况,可分为三型:

1. 轻型　三尖瓣的三个瓣叶发育较好,只有隔瓣和后瓣下移 2~3cm。

2. 中间型　三尖瓣隔瓣发育不全或缺如,前瓣和后瓣经常融合在一起,形成一个大的瓣叶,隔瓣和后瓣下移的最低点直达心尖,前瓣也有部分下移,有的瓣下装置为小的扁平肉柱,无腱索和乳头肌。

3. 重型　瓣膜畸形严重,瓣下装置缺如或发育不全,三尖瓣下移到肺动脉瓣下 2~3cm。

二、病理生理学特征

由于三尖瓣的畸形,常出现关闭不全或狭窄,右心房压升高,容积扩大,与室壁很薄的房化右心室相连,形成一巨大的右心房腔,两者功能一致,均无收缩性。功能右心室较正常者明显缩小,收缩能力差,在收缩期不能射出正常容量的血液,进入肺循环的血流量减少;同时右心房和房化右心室负荷加重,使右心房和房化右心室明显扩张,心脏扩大,体循环淤血。多数患者常合并房间隔缺损或卵圆孔未闭,当右心房压超过左心房压时,可产生心房水平的右向左分流,从而出现发绀。

三、超声心动图观察的重点

（一）二维及 M 型超声

三尖瓣隔叶下移，附着于室间隔的不同部位，与二尖瓣前叶附着点的距离超过 1.0cm，前叶增宽、变长呈船帆状，隔叶和后叶下移严重时，前叶也有下移（图 5-2-20）。大动脉短轴切面三尖瓣隔瓣附着点从正常位的 9~10 点钟位移位到 11~12 点钟位。右心房和房化右心室明显增大，功能右心室显著缩小。室间隔运动异常，与左室后壁呈同向运动。

TEE 可以更清晰地显示三尖瓣前叶的形态，隔叶和后叶下移的程度、瓣叶的形态，尤其是瓣下腱索的发育情况以及房化右心室（图 5-2-21）。

（二）多普勒超声

彩色多普勒可显示收缩期自三尖瓣反流入房化右心室和右心房的多彩镶嵌的异常湍流，反流束位置较低，常自右心室发出，反流束较宽，反流面积较大（图 5-2-22）。当合并房间隔缺损时，可检出由右向左为主的双向分流。

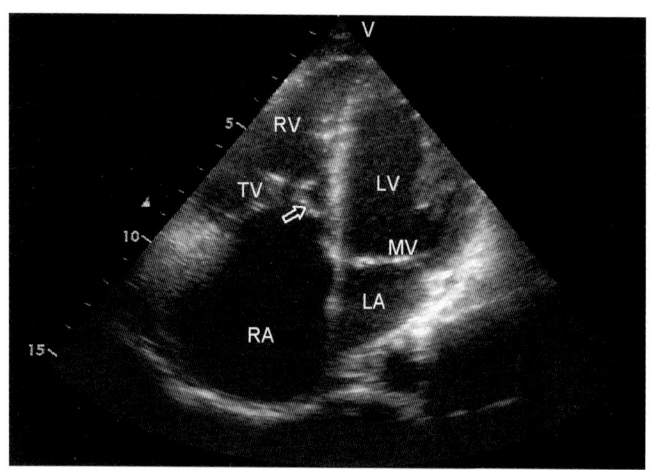

图 5-2-20　三尖瓣下移畸形二维超声表现
心尖四腔心切面显示三尖瓣前叶增厚、增宽变长，隔叶明显低于二尖瓣前叶，右心房和房化右心室增大。TV：三尖瓣；MV：二尖瓣

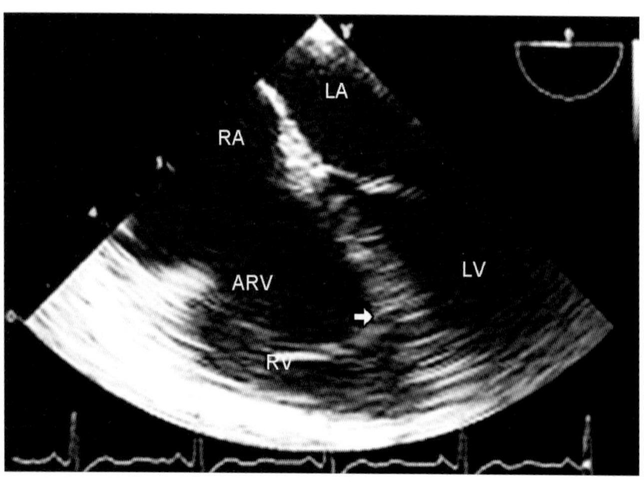

图 5-2-21　三尖瓣下移畸形 TEE 表现
TEE 四腔心切面显示右心房和房化右心室明显增大，功能右心室显著缩小，三尖瓣隔瓣下移（箭头所示）。ARV：房化右心室

第五篇

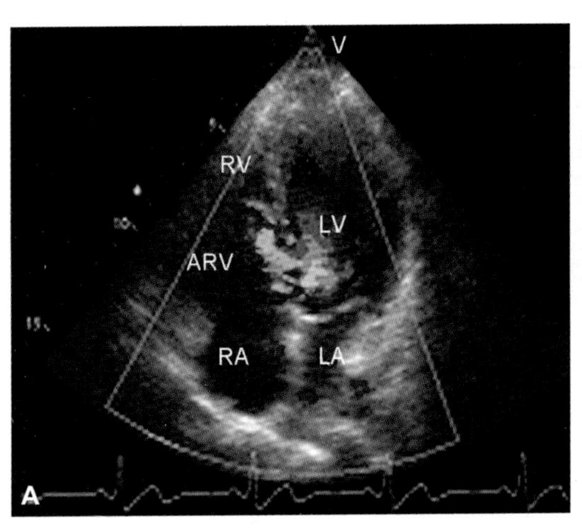

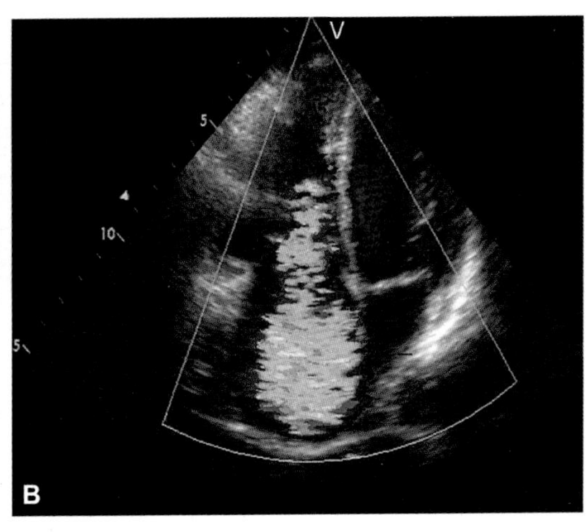

图 5-2-22 三尖瓣下移畸形彩色血流表现

彩色多普勒显示收缩期自三尖瓣反流入房化右心室和右心房的血流束，反流束自位置较低的右心室发出。ARV：房化右心室

【专家指点】

1. 胸骨旁大动脉短轴及四腔心切面是观察三尖瓣叶的重要切面，右室流入道切面可观察三尖瓣的后叶及前叶，特别是在心尖四腔切面中可以测量下移的距离。

2. 应用多普勒超声及彩色血流显像可观察三尖瓣反流的程度。由于三尖瓣口朝向右室流出道，心尖四腔切面中可能观察不到明显的反流征象。此外，右心室功能减低，亦会低估三尖瓣的反流程度。

3. 三尖瓣隔叶下移（≥8mm/m^2）及前叶冗长是与三尖瓣发育不良、三尖瓣脱垂、右心室发育不良及三尖瓣环扩大引起三尖瓣反流所致的右心腔扩大鉴别的关键。

4. 大多数患者经胸超声心动图检查时，可对三尖瓣下移畸形做出明确诊断，但遇年龄较大、图像质量较差以及合并较多的畸形患者，可行经食管超声心动图进一步明确病变性质。

第八节 三尖瓣闭锁

一、一般特征和病理生理

三尖瓣闭锁（tricuspid atresia）是发绀型心脏病中比较少见的一种，占先天性心脏病的1%~3%，主要病变为右侧房室瓣缺如或无孔。此类患者三尖瓣不发育，由心肌组织形成隔膜，封闭瓣口（图 5-2-23），将右心房、右心室分开，血液不能通过。因此，常伴有其他畸形患者才可存活，常见的畸形有：

1. 房间隔缺损或卵圆孔未闭 右心房血液不能通过三尖瓣口，必经房间隔缺损进入左心房，与来自肺静脉的含氧血混合，使血氧饱和度降低。

2. 室间隔缺损 多数患者伴有室间隔缺损，收缩期左心室的血大部分进入主动脉，另有一部分经缺损进入右心室，经过肺循环进行气体交换后，携带氧合血回左心房。

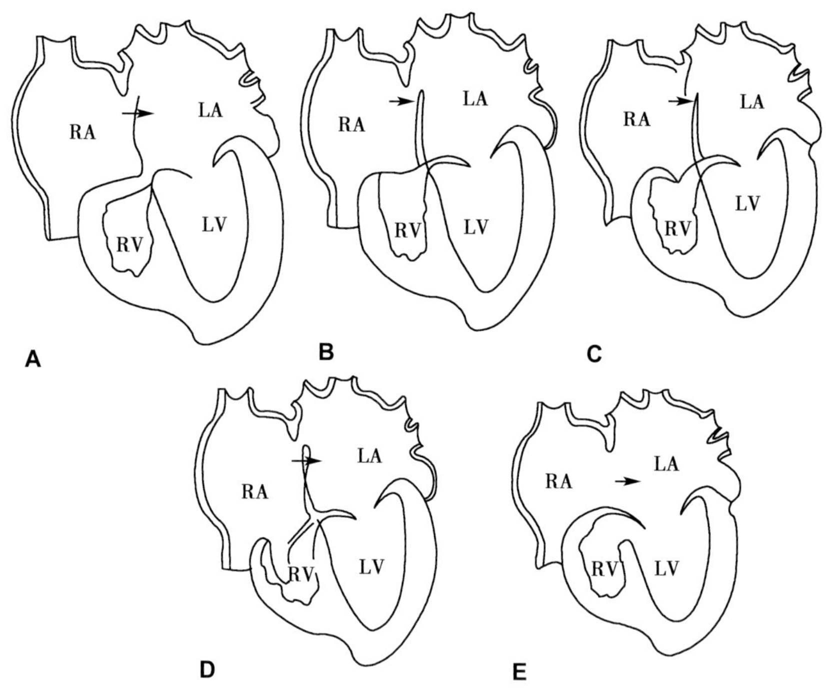

图 5-2-23 三尖瓣闭锁病理解剖类型示意图
A. 肌肉型；B. 膜型；C. 瓣型；D. Ebstein 型；E. 房室同道型

3. 动脉导管未闭 少数不伴室间隔缺损的患者，左心室血液进入主动脉后，可经未闭的动脉导管分流至肺动脉或经支气管动脉进入肺部，此类患者右心室常发育不良，几乎呈一潜在的腔室。

二、超声心动图观察的重点

（一）二维及 M 型超声

三尖瓣位置不能显示正常的三尖瓣叶形态及活动，而是一纤维组织样增厚的强光带（图 5-2-24）。左心房及左心室腔增大，由于左心腔同时接受右心房及肺静脉的回流血液，较正常者大。右心室腔明显缩小，如室间隔完整，则右心室腔仅为一潜在的腔隙，不易显示。

（二）多普勒超声

三尖瓣口无血流信号通过。彩色多普勒可检出心房水平的右向左分流。伴有室间隔缺损或 PDA 的患者，彩色多普勒可检出心室水平或大动脉水平的左向右分流。

【专家指点】

1. 三尖瓣闭锁患者大多合并继发孔型房间隔缺损或卵圆孔未闭，原发孔型房间隔缺损少见，需要从心尖四腔或剑突下四腔切面中观察。若未见房间隔缺损或卵圆孔未闭，应注意是否存在冠状静脉窦隔缺损。

2. 三尖瓣闭锁心室大动脉连接不一致时，多见主动脉血流梗阻，合并主动脉缩窄占到 60%，而且室间隔缺损多为限制性。应用多普勒超声及彩色血流观察血流梗阻部位，并可根据流速估计狭窄的严重程度。

第五篇

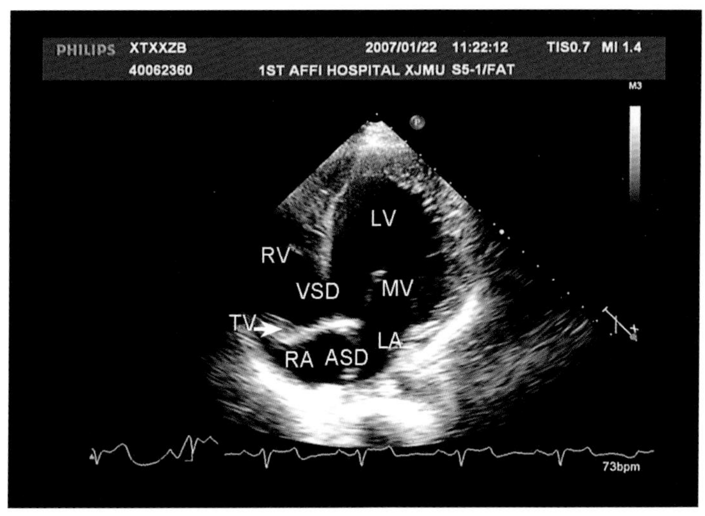

图 5-2-24　三尖瓣闭锁二维超声表现

三尖瓣位置无正常的三尖瓣叶形态及活动，仅见一纤维组织样增厚的强光带

3. 室间隔缺损的有无及大小不仅与右心室发育有关，且与右心室发出的大血管的发育有关。室间隔完整者或缺损不明显者，右心室呈狭缝状，右心室发源的大动脉通过室间隔缺损接受的血液少而发育低下。超声对于右心室形态及发育的评价，有助于手术方案的选择。

4. 应注意与严重的三尖瓣狭窄鉴别，后者舒张期有三尖瓣的开闭活动，尽管开口很小，但仍有血流信号通过，且通常不合并房间隔缺损。

第九节　肺动脉闭锁伴室间隔缺损

一、一般特征和病理生理

肺动脉瓣闭锁（pulmonary atresia）是指右心室和肺动脉之间没有直接连通的一种发绀型先天性心脏病，发病率低，如不治疗有很高的死亡率，表现与法洛四联症极为相似。心室与肺动脉之间没有直接的血液通路，回流入右心室的体循环静脉血经室间隔缺损进入左心室，左心室的血氧饱和度降低，再经主动脉支配全身，患者出现缺氧和发绀，其程度主要取决于肺循环的血流量和室间隔缺损的大小。肺循环血流量大，其缺氧和发绀的程度相对较轻，否则因肺部血流量少，影响血液的气体交换，加重缺氧和发绀的程度。肺循环的血流多来自未闭的动脉导管及侧支循环。

二、超声心动图观察的重点

（一）二维及 M 型超声

主动脉内径明显增宽，前壁前移，与室间隔连续性中段，主动脉骑跨于室间隔上。右室流出道及肺动脉内径极窄，呈条索状或闭塞，左、右肺动脉发育差，肺动脉瓣无启闭运动，呈闭锁状。全心腔增大，以右心为著，右心室壁肥厚、运动增强。

（二）多普勒超声

彩色多普勒超声可显示心室水平右向左的分流，在降主动脉与肺动脉之间，可探及五彩镶嵌的高速血流，连续多普勒可显示连续性高速血流频谱。

【专家指点】

1. 心尖五腔、胸骨旁左室长轴及剑突下切面中，均可见主动脉增宽，骑跨于室间隔上，室间隔缺损对位不良，彩色血流显像可显示室间隔缺损处的双向分流，这种表现与法洛四联症及永存动脉干相似。但法洛四联症的右室流出道及肺动脉尽管狭窄，仍然有血流通过；而永存动脉干的肺动脉由共同动脉干发出。

2. 胸骨上窝切面及胸骨旁切面是观察动脉导管及主动脉 - 肺侧支动脉最常用的检查切面。肺动脉闭锁伴 VSD 的肺循环血液可来自动脉导管及不同部位体循环侧支动脉，详细了解动脉导管的位置及起始部位，主动脉 - 肺侧支动脉的起始处、位置及数目均非常重要。

第十节 肺动脉闭锁伴室间隔完整

一、一般特征和病理生理学特征

右心室与肺动脉之间无沟通，同时室间隔保持结构完整的一种肺动脉发育异常的先天性心血管疾病，是一种很少见的发绀型先天性心脏病。以肺动脉瓣的闭锁最为多见，肺动脉三个瓣叶虽有发育，但三者未形成一整体，从而造成右心室与肺动脉主干间的隔离。患者右心房血液经房间隔缺损或卵圆孔进入左心房，再经体循环到全身，肺部的血液供应多数来自未闭的动脉导管或其他侧支循环，常伴有右心室以及三尖瓣的发育不良。三尖瓣关闭不全的程度和窦状隙与冠状动脉交通的血流量，影响右心室的发育。右心室内的部分血液在收缩期，经冠状动脉逆行进入主动脉。三尖瓣关闭不全时，将导致右心系统增大；无三尖瓣关闭不全的右心室形成盲端。

二、超声心动图观察的重点

（一）二维及 M 型超声心动图

右心室内径极小或正常，右心室壁通常明显增厚，右室流出道内径狭小，其远端闭塞成盲端。不能探及肺动脉瓣的活动，肺动脉瓣处呈条索状强回声带。 主动脉增宽，主动脉前壁与室间隔的连续性完整，无室间隔回声中段。部分右室壁可出现大小不等的多个无回声区，为扩张的窦状隙，右冠状动脉增宽（图 5-2-25）。

（二）多普勒超声心动图

多普勒超声可检出心房水平右向左的蓝色分流；合并有三尖瓣关闭不全的患者，于右心房侧可探及蓝色为主的五彩镶嵌样反流束。

合并动脉导管未闭者，在降主动脉与肺动脉之间，可探及五彩镶嵌色高速血流，连续多

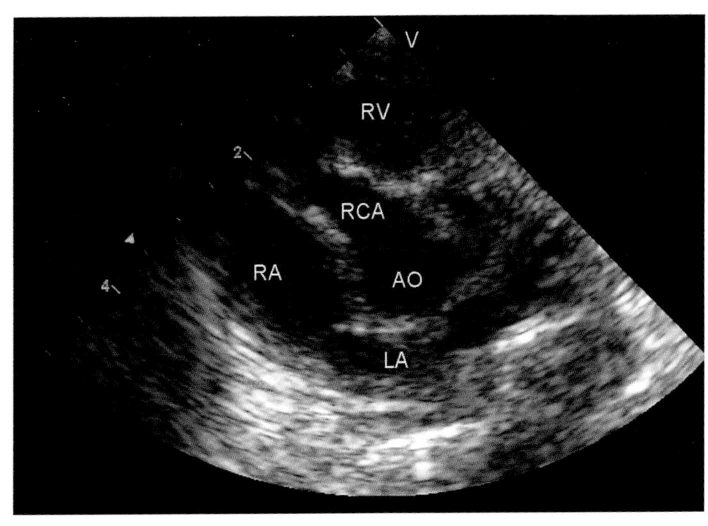

图 5-2-25 肺动脉闭锁伴室间隔完整二维超声表现
右室流出道内径狭小，其远端闭塞成盲端，肺动脉瓣处呈条索状强回声带，右冠状动脉增宽。RCA：右冠状动脉

普勒可显示连续性高速血流频谱。

部分患者可观察到收缩期右心室的血流进入心肌内扩张的窦状隙，呈五彩镶嵌色的血流，随后进入冠状动脉（图 5-2-26）。

【专家指点】

1. 胸骨旁大动脉短轴切面及剑突下右室流出道长轴切面是观察肺动脉瓣及肺动脉主

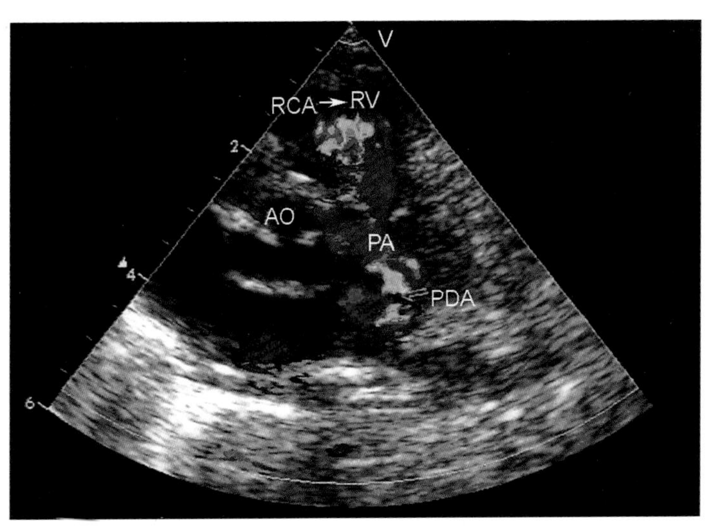

图 5-2-26 肺动脉闭锁伴室间隔完整彩色血流表现
大动脉短轴切面显示右冠状动脉 - 右室漏（箭头所示），收缩期肺动脉瓣无血流通过，肺动脉内可见自降主动脉分流来的五彩镶嵌色血流。RCA：右冠状动脉；PDA：动脉导管未闭；PA：肺动脉

干的重要切面。

2. 该病常合并右心室发育不良，心腔小，流出道呈盲腔，腔内压力较高，常合并心肌窦样间隙开放，右心室与冠状动脉间保持交通。若冠状动脉近端缺如，冠状动脉的血液供应全来源于窦样间隙。因此，检查时应注意冠状动脉的起源及走行。

3. 与重度肺动脉瓣狭窄相鉴别。重度狭窄时，瓣膜开放活动幅度小或不明显，通过瓣口的血流少，发绀明显。多普勒超声检查时仔细调整声束角度，可发现通过瓣口的细束射流，而肺动脉瓣闭锁者肺动脉内多可探及低速双期血流，偶可测及动脉导管分流的连续性血流。

4. 功能性肺动脉瓣闭锁时，肺动脉瓣叶结构存在，但开放活动不明显，无明显过瓣血流，经过动脉导管进入肺动脉总干的血流在闭锁的肺动脉瓣水平折返，易与前向血流混淆，但前向血流一般为高速血流。

第十一节 肺动-静脉瘘

一、一般特征和病理解剖

肺动静脉瘘（pulmonary arterio venous fistula）是指肺内动脉和静脉有直接沟通。在血流动力学上，属心外的右向左分流性疾病。肺动脉与肺静脉之间有血管沟通，交通的血管呈囊状或瘤样扩张。管壁常由动脉或静脉或两者共同构成，内有一层内皮细胞，壁薄，极易破裂入肺组织和支气管内，管腔呈弯曲状或直线状。瘘管可单发，也可多发，但以单发多见。病变可局限在一个肺叶，也可在两侧肺内呈广泛弥漫性病变。

病理生理改变为肺动脉内不饱和血经瘘管直接达肺静脉，未经肺毛细血管的氧合，故有不同程度的发绀。瘘管较小者多没有明显的症状，瘘管较大者可出现心悸、气短、胸痛、咯血、头晕、发绀，甚至出现晕厥、缺氧性发作或心力衰竭等症状。多数患者的瘘管部位可听到较粗糙的连续性血管杂音。超声心动图对本病的检出有一定的局限性，主要依靠心血管造影。

二、超声心动图观察的重点

本病的超声诊断无特异性，部分患者可显示右心房、右心室增大，多普勒可检出由于三尖瓣、肺动脉瓣的相对性关闭不全所致的反流。对口、唇发绀及杵状指（趾）的患者，检查时如心内结构未能探及异常表现，应考虑到本病的可能性，可行右心声学造影检查协助诊断。

【专家指点】

1. 临床有发绀症状而常规超声心动图检查无任何特殊异常，应高度怀疑本病，并进行声学造影检查。

2. 本病常合并遗传性出血性毛细血管扩张症，常有家族性，与遗传因素有关，临床表现有颜面及口腔黏膜毛细血管扩张及消化道出血等。

附录

常用名词中英文对照

A

abdominal aorta, AbAO　腹主动脉
acoustic densitometry, AD　声学密度定量
acoustic quantification, AQ　声学定量
American Society of Echocardiography, ASE　美国超声心动图协会
aneurysm, AN　动脉瘤
anomalous pulmonary venous drainage, APVD　肺静脉异位引流
anterior, A　前侧
anterior mitral leaflet, AML　二尖瓣前叶
anterior tricuspid leaflet, ATL　三尖瓣前叶
anterior wall, AW　前壁
aorta, AO　主动脉
aortic arch, ARCH　主动脉弓
aortic dissection, AD　主动脉夹层
aortic pulmonary septal defect　主 - 肺动脉间隔缺损
aortic regurgitation, AR　主动脉瓣反流
aortic root, AR　主动脉根部
aortic sinus, AS　主动脉窦
aortic stenosis, AS　主动脉瓣狭窄
aortic valve, AV　主动脉瓣
aortic valve prolapse, AVP　二尖瓣脱垂
aortic vegetation, AV　主动脉瓣赘生物
apex　心尖
ascending aorta, AAO　升主动脉
atrial septal defect, ASD　房间隔缺损

C

cardiac index　心指数
cardiac output, CO　心输出量
chordae tendineae, CT　腱索
coarctation of aorta　主动脉缩窄
color Doppler flow imaging, CDFI　彩色多普勒血流显像
color Doppler flow mapping, CDFM　彩色多普勒血流成像
color kinesis, CK　彩色动力成像技术
common ventricle, CV　共同心室
constrictive pericarditis　缩窄性心包炎
continuous wave Doppler, CW　连续型多普勒
cor triatriatum　三房心
coronary arterial anomaly　冠状动脉畸形
coronary artery aneurysm　冠状动脉瘤
coronary artery fistula　冠状动脉瘘
coronary sinus, CS　冠状静脉窦

D

descending aorta, DAO　降主动脉
dilated cardiomyopathy, DCM　扩张型心肌病
dobutamine stress echocardiography, DSE　多巴酚丁胺负荷超声心动图
Doppler echocardiography　多普勒超声心动图
Doppler tissue imaging, DTI　组织多普勒成像技术
double outlet left ventricle, DOLV　左心室双出口
double outlet right ventricle, DORV　右心室双出口

E

E velocity, EV　E 峰速度
Ebstein anomaly/syndrome　Ebstein 畸形(三尖瓣下移畸形)
ejection fraction, EF　射血分数
ending diastolic volume, EDV　舒张末期容积
ending systolic volume, ESV　收缩末期容积
endocardial cushion defect, ECD　心内膜垫缺损
endocardium, EN　心内膜
epicardium, EP　心外膜

F

false chordae tendineae, FCT　假腱索
false lumen, FL　假腔
flail mitral valve　连枷二尖瓣
foramen ovale, FO　卵圆孔
four dimensional, 4D　四维

H

hammock　二尖瓣收缩期吊床样改变
hepatic vein, HV　肝静脉
hertz, Hz　赫兹

hypertrophic cardiomyopathy, HCM 肥厚型心肌病

I

idiopathic hypertrophic subaortic stenosis, IHSS 特发性肥厚型主动脉瓣下狭窄
inferior vena cava, IVC 下腔静脉
inferior wall, IW 下壁
innominate artery, IA 无名静脉
interatrial septum, IAS 房间隔
interventricular septum, IVS 室间隔

K

Kawasaki disease, KD 川崎病

L

lateral wall, LW 侧壁
left atrial appendage, LAA 左心耳
left atrium, LA 左心房
left coronary artery, LCA 左冠状动脉
left coronary cusp, LCC 左冠状动脉瓣
left pulmonary artery, LPA 左肺动脉
left ventricle, LV 左心室
left ventricular inflow tract, LVIT 左心室流入道
left ventricular outflow tract, LVOT 左心室流出道
left ventricular posterior wall, LVPW 左心室后壁

M

malposition of the great artery, MGA 大动脉异位
Marfa syndrome 马方综合征
MHz 兆赫
main pulmonary artery, MPA 主肺动脉
mitral atresia, MA 二尖瓣闭锁
mitral calcification 二尖瓣钙化
mitral incompetence, MI 二尖瓣关闭不全
mitral regurgitation, MR 二尖瓣反流
mitral stenosis, MS 二尖瓣狭窄
mitral valve, MV 二尖瓣
mitral valve prolapse, MVP 二尖瓣脱垂
mitral vegetation, MV 二尖瓣赘生物
motion mode, M-mode M 型(超声心动图)
myocardial contrast echocardiography, MCE 心肌声学造影

N

non coronary cusp, NCC 无冠瓣

P

papillary muscle, PM 乳头肌
patent ductus arteriosus, PDA 动脉导管未闭
patent foremen ovale, PFO 卵圆孔未闭
pentalogy of Fallot, F5 法洛五联症
pericardial effusion, PE 心包积液
persistent left superior vena cava 永存左上腔静脉
persistent truncus arterious, PTA 永存动脉干
portal vein, PV 门静脉
posterior mitral valve, PMV 二尖瓣后叶
posterior tricuspid valve, PTV 三尖瓣后叶
pressure gradient, PG 压差
prosthetic cardiac valve 人工心脏瓣膜
pulmonary arterio-venous fistula, PAVF 肺动静脉瘘
pulmonary artery, PA 肺动脉
pulmonary artery bifurcation, PA Bif 肺动脉分叉
pulmonary artery regurgitation, PR 肺动脉反流
pulmonary atresia, PA 肺动脉瓣闭锁
pulmonary stenosis, PS 肺动脉狭窄
pulmonary valve proplase 肺动脉瓣脱垂
pulsed repetition frequency, PRF 脉冲重复频率
pulsed wave Doppler, PW 脉冲型多普勒

R

regional wall motion abnormality, RWMA 阶段性室壁运动异常
regurgitation 反流
right atrium, RA 右心房
right coronary artery, RCA 右冠状动脉
right coronary cusp, RCC 右冠状动脉瓣
right pulmonary artery, RPA 右肺动脉
right ventricle, RV 右心室
right ventricular anterior wall, RVAW 右心室前壁
right ventricular outflow tract, RVOT 右心室流出道
rupture of aortic sinus aneurysm 主动脉窦瘤破裂

S

sampling volume, SV 取样容积
shunt 分流
strain rate imaging, SRI 应变率显像
superior vena cava, SVC 上腔静脉
systolic anterior motion, SAM 二尖瓣收缩期向前运动

T

tetralogy of Fallot, F4 法洛四联症
thoracic aorta, ThAO 胸主动脉
three dimensional, 3D 三维
thrombosis, TH 血栓形成
transesophageal echocardiography, TEE 经食管超声心动图
transposition of the great artery, TGA 大动脉转位
transthoracic echocardiography, TTE 经胸超声心动图
tricuspid incompetence, TI 三尖瓣关闭不全
tricuspid regurgitation, TR 三尖瓣反流
tricuspid valve, TV 三尖瓣
tricuspid valve prolapse, TVP 三尖瓣脱垂
trilogy of Fallot, F3 法洛三联症
true lumen, TL 真腔
two dimensional, 2D 二维

V

vegetation, V 赘生物
velocity vector imaging, VVI 速度向量成像技术
vena cava, VC 腔静脉
ventricular septal defect, VSD 室间隔缺损